《临床药学监护》丛书

国家卫生健康委医院管理研究所药事管理研究部
国家医院药事管理质量控制中心 组织编写

吴永佩 颜青 高申 总主编

重症疾病
药物治疗的药学监护

主 编 卜一珊 高红梅

编 委（按姓氏笔画排序）
卜一珊 付 强 边 原 李 寅 杨 梅 汪 洁
张 弋 张瑞霞 陈 凡 徐彦贵 高红梅

人民卫生出版社

图书在版编目(CIP)数据

重症疾病药物治疗的药学监护 / 卜一珊，高红梅主编. —北京：人民卫生出版社，2020
(《临床药学监护》丛书)
ISBN 978-7-117-29315-0

Ⅰ.①重… Ⅱ.①卜… ②高… Ⅲ.①险症 - 临床药学 Ⅳ.①R452

中国版本图书馆 CIP 数据核字（2019）第 270296 号

人卫智网	www.ipmph.com	医学教育、学术、考试、健康， 购书智慧智能综合服务平台
人卫官网	www.pmph.com	人卫官方资讯发布平台

版权所有，侵权必究！

《临床药学监护》丛书
重症疾病药物治疗的药学监护

组织编写：国家卫生健康委医院管理研究所药事管理研究部
国家医院药事管理质量控制中心
主　　编：卜一珊　高红梅
出版发行：人民卫生出版社（中继线 010-59780011）
地　　址：北京市朝阳区潘家园南里 19 号
邮　　编：100021
E - mail：pmph @ pmph.com
购书热线：010-59787592　010-59787584　010-65264830
印　　刷：北京铭成印刷有限公司
经　　销：新华书店
开　　本：710 × 1000　1/16　印张：17
字　　数：314 千字
版　　次：2020 年 5 月第 1 版　2020 年 5 月第 1 版第 1 次印刷
标准书号：ISBN 978-7-117-29315-0
定　　价：49.00 元
打击盗版举报电话：010-59787491　E-mail：WQ @ pmph.com
质量问题联系电话：010-59787234　E-mail：zhiliang @ pmph.com

《临床药学监护》丛书

编 委 会

总 主 编 吴永佩 颜 青 高 申

副总主编 缪丽燕 王长连

编 委 会（以姓氏笔画为序）：

丁 新 卜一珊 万自芬 王建华

卢晓阳 包明晶 冯 欣 齐晓涟

闫峻峰 劳海燕 苏乐群 杜 光

李 妍 李喜西 李智平 杨 敏

杨婉花 张 峻 张 健 张毕奎

陆 进 陆方林 陈 英 林英忠

罗 莉 胡 欣 姜 玲 高红梅

游一中 谢 娟 裘云庆 翟晓文

樊碧发

《临床药学监护》丛书
分册目录

书名	分册主编
1. 质子泵抑制剂临床应用的药学监护	高　申
2. 血栓栓塞性疾病防治的药学监护	高　申　陆方林
3. 疼痛药物治疗的药学监护	陆　进　樊碧发
4. 免疫抑制剂药物治疗的药学监护	王建华　罗　莉
5. 营养支持疗法的药学监护	杨婉花
6. 调脂药物治疗的药学监护	杨　敏　劳海燕
7. 糖皮质激素药物治疗的药学监护	缪丽燕
8. 癫痫药物治疗的药学监护	齐晓涟　王长连
9. 糖尿病药物治疗的药学监护	李　妍　苏乐群
10. 肿瘤药物治疗的药学监护	杜　光
11. 高血压药物治疗的药学监护	陈　英　林英忠
12. 止咳平喘药物临床应用药学监护	谢　娟　万自芬
13. 吸入制剂药物治疗的药学监护	胡　欣　游一中
14. 感染性疾病药物治疗的药学监护	卢晓阳　裘云庆
15. 重症疾病药物治疗的药学监护	卜一珊　高红梅
16. 精神障碍疾病药物治疗的药学监护	张　峻　张毕奎
17. 儿童肾病综合征药物治疗的药学监护	姜　玲
18. 骨质疏松症药物治疗的药学监护	闫峻峰　包明晶
19. 儿科常见疾病药物治疗的药学监护	李智平　翟晓文
20. 妇科疾病雌、孕激素药物治疗的药学监护	冯　欣　丁　新
21. 静脉药物临床应用药学监护	张　健

丛书序

第二次世界大战后，欧美各国现代经济和制药工业迅速发展，大量新药被开发、生产并应用于临床。随着药品品种和药品临床使用量的增加，不合理用药现象也逐趋加重，严重的药物毒副作用和过敏反应也不断增多，患者用药风险增加。同时，人类面临的疾病负担愈加严峻，慢性病及其他疾病的药物应用问题更加复杂，合理用药成为人类共同关心的重大民生问题。为充分发挥临床药师在药物治疗和药事管理中的专业技术作用，提升药物治疗水平，促进药物安全、有效、经济、适当的合理使用，西方国家于20世纪中叶前后在高等医药院校设置6年制临床药学专业Pharm D.课程教育，培养临床型药学专业技术人才。同期，在医院建设临床药师制度，建立药师与医师、护士合作共同参加临床药物治疗，共同为患者临床药物治疗负责，共同防范医疗风险，提高医疗工作质量，保障患者健康的优良工作模式，这在西方国家已成为临床药物治疗常规，并得到社会和医药护理学界的共识。

1997年我们受卫生部委托起草《医疗机构药事管理暂行规定》，经对国内外医院药学技术服务情况调研分析，提出了我国"医院药学部门工作应该转型""药师观念与职责必须转变"和医院药学专业技术服务扩展发展方向，并向卫生部和教育部提出三点具体建议：一是高等医药院校设置临床药学专业教学，培养临床应用型药学专业技术人才；二是在医院建立临床药师制，药师要直接参与临床药物治疗，促进合理用药；三是为提高成品输液质量、保障患者用药安全和保护护理人员免受职业暴露，建议对静脉输液实行由药学部门管理、药学人员负责的集中统一调配与供应模式。卫生部接受了此建议，在2002年1月卫生部公布《医疗机构药事管理暂行规定》，首次规定要在医院"逐步建立临床药师制"。为此，在2005年和2007年卫生部先后启动"临床药师培训基地"和"临床药师制"建设两项试点工作，并于2009年和2010年作了总结，取得了很大的成功，目前临床药师岗位培训制度和临床药师制建设已日趋规范化和常态化。随着临床药学学科的发展和临床药师制体系建设的深化，临床药师队伍迅速成长，专业技术作用逐渐明显，但临床药师普遍深感临床药学专业系统知识的不足，临床用药实践技能的不足。为提升临床药师参加临床药物治疗工作的药学监护能力，我们邀请临床药学专家和临床药师以及临床医学专家共同编写了《临床药学监护》丛书。本丛书将临床药物治疗学理论与药物治疗监护实践相结合，反映各分册临床疾病药物治疗的最新进展，以帮助临床药师在药物治疗实践活动中实施药学监护措施，提升运用临床药学专业知识解决临床用药中实际问题的能力。本丛书主要内容为依据不同疾病的药物治疗方案，设计药学监护措施，明确药学监护重点：对药物治疗方案的评价与正确实施；遴选药品的适宜性和随着疾病治疗的进展调整药物治疗意见；对药物治疗效果的评价；监测与杜绝用药错误；监测与防范药品不良反应；对患者进行用药教育等。

《临床药学监护》丛书的编写与出版，体现了国内外临床药物治疗学和临床实践活动最新发展趋势，反映了国际上临床药学领域的新的药学监护技术。本丛书可满足广大医疗机构药师学习、实践工作的需要，也可作为医疗机构医护人员和高等医药院校学员的参考用书，但撰写一部系统的《临床药学监护》丛书我们尚缺乏经验，不足之处在所难免，希望临床药师和广大读者批评指正，为再版的修订与完善提供条件。

我们衷心感谢为本丛书编写和出版付出辛勤劳动的专家、临床药师和相关人员并向其致以崇高的敬意！

吴永佩　颜　青　高　申

2018年3月

前　言

2008 年，国家标准化委员会正式批准重症医学为临床二级学科，并将重症医学科定位为我国医疗机构的一级诊疗科目，使我国重症医学的发展进入了一个新阶段。

重症医学是研究任何损伤或疾病导致机体向死亡发展过程的特点和规律，并对其进行治疗的学科。重症医学科的主要业务范围为急危重症患者的抢救和延续性生命支持、发生多器官功能障碍患者的治疗和器官功能支持、防治多脏器功能障碍综合征。重症监护病房，也称 ICU（intensive care unit），是集中收治各种重症疾病的临床实践场所。近年来，随着生命科学对疾病研究的进展、多种监测和支持设备的广泛应用、ICU 病房的普及与规范，重症疾病的抢救成功率明显提高。

药物治疗是临床实践的重要手段，也是临床药师实施药学服务的基础与工具。重症患者往往病情危重，存在多脏器衰竭或多种并发症，其药物治疗具有涉及药物种类多、给药方式复杂、患者个体差异大、各种治疗手段对药物在体内的处置影响较大等特点。重症患者治疗过程中，更需要临床药师与医师、护士、营养师等共同组成一个全面的治疗团队，发挥临床药师专业特长，参与药物治疗方案的制订、给药方式的优化、药物不良反应的防治等工作。

然而，与重症医学的发展相比，重症医学专业的临床药师是一支新生力量，这支队伍需要学习、掌握的内容繁多，包括患者瞬息万变的病理生理特点、多种治疗手段和几乎所有类别的药物知识。本书就重症医学专业临床药师日常工作中经常涉及的疾病种类、特殊人群、专科治疗与药物等的药学监护内容进行介绍，旨在指导重症医学专业临床药师为患者提供精准、恰当的药学监护。

面对脆弱的生命，面对社会巨大需求的呼唤，迎接艰难的挑战，克服面前的困难，是我们重症医学专业临床药师工作的意义所在，也是医学的魅力和生命的魅力。感谢临床医师对临床药师的支持与帮助，感谢药学同仁的支持。初次编写此类书籍水平有限，本书仍存在许多缺点和遗憾，与读者的真正需求还有差距。对此，敬请读者不吝赐教，多给予批评和指正，以利于我们修正和提高。

编 者

2020年2月

目　录

第一章　重症疾病概述

第一节　重症疾病的特点

重症是指由于各种疾病或创伤等所引起的以机体内环境严重失衡、生命体征已经不稳定或潜在不稳定、单个或多个器官系统功能障碍或衰竭，已经或潜在危及生命为主要特征的疾病。随着老龄化进程加快，医疗手段愈发先进，尤其是住院患者生存期延长，重症患者在住院患者中的比例逐渐增加。重症医学是研究任何损伤或疾病导致机体向死亡发展过程的特点和规律，注重疾病的病理生理演变过程和治疗的整体性，应用先进的诊断和监测技术，对病情进行连续、动态和定量的观察，复苏及稳定病情、改善患者的生理指标，以防止器官功能衰竭、保证复杂手术患者围手术期的顺利过渡、器官系统功能衰竭的支持治疗。

一、重症疾病的临床特点

重症疾病的临床特点表现为生理功能不稳定，重要器官可以因为各种打击（比如感染、脱水、缺氧等）造成不可逆的功能损害，由于机体各器官或系统之间的关系极为密切，既相辅相成，又相互制约，有时又互为因果，单一器官损害如果没有得到及时有效纠正，可能会进入恶性循环将累及多器官的功能，甚至最终导致患者死亡。相比轻症患者，重症患者病情凶险，进展迅速，治疗困难。因此，去除病因，阻断相互间恶性影响，维持脏器功能，并使障碍或衰竭的脏器或系统功能得以恢复就成为危重患者诊治中具有特征性的重要工作内容。

二、重症患者的病理生理基础

机体在遭受多个因素（如感染、疼痛、失血、休克、缺氧、酸中毒、低温等）的严重打击后，同时或先后通过多种途径引起复杂的神经 - 内分泌及免疫炎症反应，导致机体内稳态发生改变并导致生理功能及代谢紊乱，即称为“应激反应”（stress response）。适度的应激反应有利于提高机体对严重打击的适应能力，维持内环境稳定。但是，应激反应一旦过于强烈和 / 或持久，超过机体的负荷限度，可导致内环境平衡失调，对机体造成损害，引起严重的并发症，使病情加重，甚至死亡。

（一）应激后神经 - 内分泌反应

各种刺激通过不同的途径，将遭受打击的反应信号传到中枢神经系统，引起中枢与外周间一系列的神经内分泌反应。该反应使体内的儿茶酚胺、糖皮质激素、胰高血糖素及甲状腺素水平明显增加，使血糖浓度增加，但糖氧化直接供能减少，糖无效循环增加，组织对糖的利用也发生障碍。

（二）应激后免疫炎症反应

机体遭受创伤 / 感染等急性打击后激活免疫系统，引发全身性免疫炎症反应，表现为炎症反应过度、低下和免疫失调。其起源往往是由内毒素和 / 或其他病原菌代谢产物导致。这种免疫反应包括促炎反应和抗炎反应 2 个方面，是促炎与抗炎介质共同参与及调节的结果。它可以是过度调节使促炎因子大量释放，继发性介质的生成以及随后的细胞损伤（全身炎症反应综合征 system inflammatory response syndrome，SIRS），也可能是抗炎介质的释放导致机体免疫功能降低和对感染易感性增加（代偿性抗炎反应综合征 compensated anti-inlflammatory response syndrome，CARS），或者表现为细胞对打击刺激的调节反应紊乱（混合性拮抗反应综合征 mixed antagonist respone syndrome，MARS）。依据疾病的不同时期、不同进程以及不同的患者而有所不同。

（三）应激后代谢改变

应激后神经 - 内分泌系统与免疫应答反应是体内出现一系列代谢变化的基础，能够导致机体的代谢状态乃至机体组成迅速发生变化。具体表现为能量消耗增加，蛋白质分解增加，尤其是骨骼肌分解明显增加，瘦体组织群明显减少，机体内的肌酐、尿素生成量增加，呈明显的负氮平衡。重症患者的糖代谢为糖异生，血糖浓度升高，胰岛素的分泌量正常甚至增高，但却因胰岛素受体的作用抑制，糖的氧化直接供能减少，组织对糖的利用受限。应激状态下脂肪动员增加，氧化加速，其脂肪氧化速度为正常时的 2 倍，血液中的极低密度脂蛋白、甘油三酯及游离脂肪酸浓度增加。游离脂肪酸浓度增加又可在肝内重新转变成甘油三酯，如果甘油三酯转运障碍，则在肝内堆积形成脂肪肝导致脂肪分解加速，形成酮酸血症，并因糖无氧酵解增加，出现乳酸血症，两者均可以引起代谢性酸中毒。

三、重症患者各器官功能的改变

创伤、感染、大手术等可诱发机体产生快速反应，如体温升高、血糖升高、分解代谢增强、负氮平衡及血浆中的某些蛋白质浓度快速变化和器官功能障碍等。由于器官功能的变化会使重症患者的药动学和药效学发生改变，因此，重症患者的药物治疗中必须考虑到这些器官功能的改变并相应调整药物剂量和给药方式，以期达到最佳疗效。重症患者与药动学相关的器官功能发生改变具体表现为：

（一）凝血系统改变

半数以上的重症患者有不同程度的止血功能障碍。据统计，约16%的重症患者可因凝血功能缺陷而导致出血，血小板减少可见于25%以上的患者。患者的出血表现可从轻度皮肤青紫到各种致死性内脏和颅内出血。重症患者的多种原发疾病都可以导致凝血系统紊乱，表现为凝血系统异常激活，全身小血管内纤维蛋白广泛沉积形成微血栓，使器官的血液循环受阻，进而发生功能障碍。随着病情发展，凝血蛋白和血小板被消耗，纤维蛋白溶解（纤溶）活性增强，诱发严重的出血和循环衰竭。因此，了解导致患者收入ICU的基础疾病对于寻找止血功能缺陷的病因极为重要。例如存在多器官功能障碍的患者出现血小板减少，常常提示弥散性血管内凝血（DIC）或血栓性血小板减少性紫癜（TTP）的可能性。对于ICU长期住院患者新发的血小板减少，需首先排除肝素或其他药物致血小板减少、潜在全身性感染或菌血症的可能性。

（二）循环系统改变

应激后早期即使有效循环血量减少，机体仍可通过交感-肾上腺素能反应，使心率加快、心肌收缩力增强及血管收缩来维持心排血量和血压。机体还可以通过部分血管收缩或动静脉短路的开放，使血流非均衡性再分配，这将减少部分组织或器官（例如皮肤、胃肠及肾等）的血流，以保证重要器官（如心、脑）的血液灌注。某些重症患者由于血管活性介质的释放，代谢调节机制受损，体液再分布异常，主要表现为第三间隙体液潴留、非功能性细胞外液增多，以及体液伴随大分子物质从血管内流至组织间隙。因此，虽然水钠潴留，出现局部或全身水肿，但机体仍可能处于低血容量状态。根据病因不同，全身血管阻力可能增高、心排出量降低，但在严重脓毒症患者全身血管阻力明显下降和心排血量上升，会出现高动力循环状态。

（三）呼吸系统改变

创伤应激后由于儿茶酚胺分泌增多，使支气管扩张，潮气量增大，呼吸频率加快，改善肺泡通气，从而提高机体的氧输送。但是如果发生全身炎症反应综合征，内毒素可导致肺毛细血管内皮细胞和肺泡上皮细胞损伤造成弥漫性肺间质纤维化及肺泡水肿，可引起急性肺损伤，严重者可导致急性呼吸窘迫综合征。

（四）消化系统改变

应激时最重要的消化系统病理变化是应激性溃疡，它是指机体在遭受严重应激如严重创伤、大手术等情况下，出现胃、十二指肠黏膜糜烂，浅溃疡，渗血等，严重时可穿孔和大出血，发病率高达 75%~100%。发病原因是由于应激后交感 - 肾上腺髓质系统兴奋，胃肠血管收缩，血流量减少，胃肠黏膜缺血，造成胃肠黏膜损害。应激时糖皮质激素、β- 内啡肽分泌增多，黏膜缺血使黏膜内生性前列腺素及上皮生长因子产生减少，以及酸中毒引起黏膜屏障作用减弱，导致黏膜发生糜烂、溃疡、出血，甚至发生胃扩张、肠鸣音减弱等表现。此外胃肠黏膜缺血，造成胃黏膜损害、肠黏膜屏障破坏，肠道内的细菌和毒素移位入血导致全身性感染或脓毒症，是发生多器官功能障碍综合征（MODS）的重要基础。肝脏是多种炎症介质的来源和作用靶位，肝血流量和细胞组分的功能变化是重症患者肝功能损害的主要病理生理基础。

（五）泌尿系统改变

重症患者由于全身低血压状态或血流再分布、肾血管收缩、毒素和细胞因子对肾血管内皮系统的影响及激活的炎症介质参与损害肾功能，使肾脏的自身调节机制失去代偿能力，肾小球滤过率、尿量或两者同时出现突然和持续下降，产生氮质血症，体液、水和电解质代谢异常等内环境紊乱，严重情况下可引起急性肾小管坏死。此外，在低灌注条件下肾脏对某些常用药物的毒性会更加敏感，亦容易出现肾衰竭。重症患者的肾脏功能改变可严重影响预后，我国的一项多中心研究发现，急性肾损伤（AKI）患者的 ICU 病死率可达 35.9%，90 天的病死率达 41.9%。因此，重症患者肾功能临床监测在优化 ICU 患者的管理中是必不可少的。

（六）中枢神经系统改变

中枢神经系统是应激反应的调控中心，与应激最密切相关的中枢神经系统包括边缘系统的皮质、杏仁体、海马、下丘脑和脑干蓝斑等结构。严重创伤和重大手术不但可以引起躯体的功能、代谢变化，还可能引起心理反应，可表现为创伤后抑郁和创伤后应激障碍。此外，严重脓毒症患者的脓毒性脑病是非常常见的，其原因是多个方面的，包括血 - 脑屏障异常、脑血流量变化、脑细胞生理异常和神经递质组成的变化。ICU 谵妄也是最常见的一种脑病，在约 80% 的接受机械通气的患者中可以出现。

第二节　重症患者的药动学特点

重症会引起患者机体内环境的变化，从而影响药物的药动学情况。病情严重程度、个体差异、低蛋白血症、肝肾功能障碍及连续性肾脏替代治疗、体外膜氧合等器官支持手段均可能影响重症患者的药动学参数。

一、重症患者的病理生理改变对药物分布的影响

（一）表观分布容积

表观分布容积（V_d）是指药物在体内达到动态平衡时给药剂量与药物血浆浓度的比值，主要反映药物在体内分布的程度。V_d 越大说明药物在体内组织分布越广泛，而在血浆中的浓度越低。

感染常导致重症患者存在全身炎症反应，全身炎症反应可导致内皮损伤和毛细血管渗漏。液体复苏时，复苏的液体会继续分布到组织间隙，明显增加组织间隙容量。多种原因导致的水肿也能明显改变药物的组织分布。大量的液体复苏、全肠外营养、胸腹腔渗出液均可导致细胞外间隙液体积聚，使药物的表观分布容积发生明显变化。

在暖休克阶段，重要脏器灌注不足，外周组织及次要器官由于外周血管扩张和心排血量增加而导致灌注增加。重要脏器低灌注使药物分布及靶器官或靶组织的药物浓度降低。脓毒症休克第二阶段，外周组织灌注降低，低灌注导致组织浓度降低。脓毒症休克后期，由于显著的血液分流会导致肾衰竭或肝衰竭。组织的低灌注可能会影响药物分布，引起一些药物的 V_d 降低。

此外，血浆中一些蛋白含量的变化、组织器官重量的变化等也会对药物分布产生一些影响。

（二）血浆蛋白结合率

血浆蛋白结合率（binding rate of plasma protein，BRPP）系指药物吸收入血液后，多数与血浆蛋白结合，治疗剂量的药物与血浆蛋白结合的百分率。在正常情况下，各种药物以一定的比率与血浆蛋白结合，在血浆中常同时存在结合型与游离型，而只有游离型药物才具有药物活性。ICU 常用的高血浆蛋白结合率药物见表 1-1。药物进入体内，只有未结合的药物（游离部分）才能发挥作用。药物在组织中的分布取决于未结合药物的浓度。白蛋白 - 药物复合物与未结合药物形成动态平衡，在条件改变时，白蛋白 - 药物复合物可进一步解离以增加未结合药物的浓度。只有未结合的药物可以被肝脏或肾脏清除，因此，血清白蛋白水平对高血浆蛋白结合率药物的 V_d 和清除均有显著影响。

表 1-1　ICU 常用的高血浆蛋白结合率药物

药物	血浆蛋白结合率 /%	药物	血浆蛋白结合率 /%
苯唑西林	88~94	头孢西丁	75
头孢唑林	85	厄他培南	95
头孢曲松	90	替考拉宁	90
头孢哌酮	90	替加环素	73~89

续表

药物	血浆蛋白结合率 /%	药物	血浆蛋白结合率 /%
达托霉素	93	丁丙诺啡	96
克林霉素	90	布托啡诺	80~83
泊沙康唑	98.2	芬太尼	80
伊曲康唑	99.8	舒芬太尼	93
米卡芬净	＞99	瑞芬太尼	92
卡泊芬净	97	奥氮平	93
阿尼芬净	99	丙戊酸钠	80~85
两性霉素 B	90	卡马西平	76
米力农	70	氯硝西泮	80
咪达唑仑	96	地西泮	99
右美托咪定	94	劳拉西泮	85
丙泊酚	98		

重症患者的低蛋白血症发生率高达 40% 以上。低蛋白血症使血浆蛋白结合率高的药物在血中的游离浓度升高，进而清除增加且分布也加快。因此，低蛋白血症时药物的血浆蛋白结合率越高，低蛋白血症对该药物的药动学参数影响就越大。低蛋白血症引起血浆胶体渗透压降低，导致液体漏出、组织间药物稀释，使药物的游离分数增加、分布容积增加而降低药物的血浆浓度。重症患者低蛋白血症经验性应用高血浆蛋白结合率抗菌药物的推荐剂量见表 1-2。

表 1-2　重症低蛋白血症经验性应用高血浆蛋白结合率抗菌药物的推荐剂量

药物	标准剂量	调整后的负荷剂量	调整后的维持剂量
氨曲南	1g q8h.	2g q8h. ×3 次	1g q6h.
头孢曲松	1g q.d.~q12h.	2g	1g q12h.~q8h.
厄他培南	1g q.d.	2g	1g q12h.
万古霉素	1g q12h.	20~30mg/kg	1.5g q12h. 或持续静脉滴注（3g/24h），监测谷浓度
替考拉宁	负荷剂量 6mg/kg q12h. ×3，维持剂量 6mg/kg q.d.	6mg/kg q12h. ×3 次	3~6mg/kg q12h.，监测谷浓度＞ 15mg/L（FPIA）或 10mg/L（HPLC）
达托霉素	4~6mg/kg q.d.	6~8mg/kg	6mg/kg q.d.

（三）组织穿透性变化

重症感染导致血管功能异常，如微循环功能障碍，将影响抗菌药物向组织输送。上述变化经常发生在治疗初期，特别是感染性休克且应用血管升压药物的重症患者。

对亲水性药物，组织间隙容量的增加将导致药物的分布容积增加明显；而亲脂性药物本身就具有较大的分布容积，因此受液体再分布和液体复苏的影响较小。

二、重症患者的病理生理改变对药物消除的影响

脓毒症休克第一阶段，即动脉血管扩张、心排血量增加而外周血管阻力降低。伴随心排血量增加，其药物的 Cl 增加。在脓毒症休克后期，随着脏器衰竭，药物的 Cl 降低，从而引起药物浓度升高和 / 或代谢产物积累，将产生潜在毒性。

药物与蛋白的结合也会影响药物的 Cl。低蛋白血症患者在应用高血浆蛋白结合率的药物时，由于游离型药物浓度增加，药物的 Cl 会出现不同程度的增加。

对主要经肝脏代谢的药物，重症患者会由于肝血流的变化及对肝脏中药物代谢酶的影响等而降低药物的代谢和消除。目前，伴有肝功能障碍的重症患者，其药物剂量调整的研究还比较少。肝脏功能的评估如 Child-Pugh 评分所反映的是慢性肝功能不全的情况，而重症患者出现的肝功能损害往往是急性损伤，因而并不适用。

肾脏是重要的药物消除器官，也参与某些药物的代谢过程。重症患者体内释放的一些因子能够诱发急性肾损伤（AKI）。药物在 AKI 时药动学的最主要的变化在于肾脏消除药物的功能受损，导致经肾脏消除的药物半衰期延长，药物原型或代谢产物在体内蓄积。Ccr 作为肾小球滤过率的替代指标在重症患者时应小心解读，因为血浆肌酐浓度变化除了肾功能外，还有许多因素引起其变化。对肾小球滤过率不恰当的评估，会导致药物剂量方案不适当。

AKI 时为避免药物不良反应，往往会减少药物剂量。但一些重症患者，例如创伤、烧伤等早期患者，特别是年龄＜ 55 岁的创伤、脓毒症、烧伤、血液系统恶性肿瘤和胰腺炎的重症患者（APACHE Ⅱ评分较低、SOFA 评分≤ 4 分），会出现高代谢状态，心排血量增加，肾血流灌注增加，肾小球滤过率不是减少而是增加，此时药物在肾脏的消除也增加。此外，由感染引起的高动力循环及一些处理措施，如液体复苏、应用血管活性药物等早期可增加心排血量和主要脏器的灌注，血肌酐正常的重症患者也会出现肾脏清除率增加的情况。因此，如果条件允许，对重症患者，可使用 24 小时尿肌酐估算肾小球滤过率

或许更为恰当。

然而，由于药物代谢是一个复杂的过程，同时可以经几条代谢途径消除，故在急性肾损伤时，并不需要大幅减少药物剂量，特别是在抗感染治疗中。

（李　寅　卜一珊　高红梅）

参考文献

[1] 中国医药教育协会感染疾病专业委员会. 抗菌药物药代动力学/药效学理论临床应用专家共识. 中华结核和呼吸杂志，2018，41(6)：409-446.

[2] 张娟娟，王莹，张睢扬. 危重患者抗生素的药代动力学. 国际呼吸杂志，2013，33(20)：1547-1550.

[3] 黄英姿，邱海波. 药代动力学导向的重症感染患者抗生素个体化与精准化治疗. 中华内科杂志，2016，55(6)：425-427.

第二章　常见重症疾病的药物治疗及药学监护

第一节　急性心力衰竭

急性心力衰竭是指心力衰竭症状和体征迅速发生或恶化。临床上以急性左心衰竭最为常见，而急性右心衰竭较少见。急性左心衰竭是指急性发作或加重的左心功能异常所致的心肌收缩力明显降低、心脏负荷加重，造成急性心排血量骤降、肺循环压力突然升高、周围循环阻力增加，从而引起肺循环充血而出现的急性肺淤血、肺水肿，以及伴有组织器官灌注不足的心源性休克的一种临床综合征。

一、急性心力衰竭概述

急性心力衰竭的常见病因包括慢性心力衰竭急性加重；急性心肌坏死和/或损伤，如广泛AMI、重症心肌炎；急性血流动力学障碍。ICU收治的患者中，急性心力衰竭往往继发于原发疾病，以急性血流动力学障碍为主要原因，因此积极治疗原发病是ICU急性心力衰竭的重要治疗措施。

急性心力衰竭发作迅速，可以在几分钟到几小时（如AMI引起的急性心力衰竭）或数天至数周内恶化。患者的症状也可有所不同，从呼吸困难、外周性水肿加重到威胁生命的肺水肿或心源性休克均可出现。急性心力衰竭的症状也可因不同的病因和伴随的临床情况而不同。

1. 基础心血管疾病的病史和表现　大多数患者有各种心脏疾病史，存在引起急性心力衰竭的各种病因。老年人中的主要病因为冠心病、高血压和老年性退行性心瓣膜病，年轻人中多有风湿性心瓣膜病、扩张型心肌病、急性重症心肌炎等所致。

2. 早期表现　原来心功能正常的患者出现原因不明的疲乏或运动耐力明显减低，以及心率增加15~20次/min，可能是左心功能降低的最早期的征兆。继续发展可出现劳力性呼吸困难，夜间阵发性呼吸困难、不能平卧等。检查可发现左心室增大、舒张早期或中期奔马律、P_2亢进、两肺尤其肺底部有湿啰音，还可有干啰音和哮鸣音，提示已有左心功能障碍。

3. 急性肺水肿 起病急骤，病情可迅速发展至危重状态。突发严重呼吸困难、端坐呼吸、喘息不止、烦躁不安，并有恐惧感，呼吸频率可达30~50次/min；频繁咳嗽并咳出大量粉红色泡沫样血痰；听诊心率快，心尖部常可闻及奔马律；两肺满布湿啰音和哮鸣音。

4. 心源性休克 ①持续性低血压，收缩压降至90mmHg以下，且持续30分钟以上，需要循环支持；②血流动力学障碍：肺毛细血管楔压≥18mmHg，心脏指数≤2.2L/（min·m^2）（有循环支持时）或1.8L/（min·m^2）（无循环支持时）。

5. 组织低灌注状态 可有皮肤湿冷、苍白和发绀，尿量显著减少（＜30ml/h），甚至无尿；意识障碍；代谢性酸中毒。

二、急性心力衰竭的治疗

（一）治疗目标与流程

改善急性心力衰竭的症状，稳定血流动力学状态，维护重要脏器功能，避免急性心力衰竭复发，改善远期预后。急性心力衰竭的处理流程见图2-1。

（二）药物治疗

1. 基础治疗 阿片类药物如吗啡可减少急性肺水肿患者焦虑和呼吸困难引起的痛苦。此类药物也被认为是血管扩张药，降低前负荷，也可减少交感神经兴奋。主要应用品种为吗啡注射液，应用时应密切观察疗效和呼吸抑制的不良反应。伴明显和持续低血压、休克、意识障碍、慢性阻塞性肺疾病（COPD）等的患者禁用。洋地黄类药物能轻度增加心排血量、降低左心室充盈压和改善症状。伴快速心室率房颤患者可应用毛花苷丙0.2~0.4mg缓慢静脉注射，2~4小时可再用0.2mg。

2. 利尿药

（1）袢利尿药的应用指征和作用机制：适用于急性心力衰竭伴肺循环和/或体循环明显淤血以及容量负荷过重的患者。袢利尿药如呋塞米、托拉塞米、布美他尼静脉应用可在短时间内迅速降低容量负荷，应首选，及早应用。临床上利尿药的应用十分普遍，但尚无评估疗效的大样本随机对照试验。

（2）袢利尿药的种类和用法：常用呋塞米，宜先静脉注射20~40mg，继以5~40mg/h静脉滴注，其总剂量在起初6小时内不超过80mg，起初24小时内不超过160mg。也可应用托拉塞米10~20mg静脉注射。如果平时袢利尿药治疗，最初静脉剂量应等于或超过长期每日所用剂量。袢利尿药的剂量过大可出现一过性肾功能不全。

（3）托伐普坦：推荐用于充血性心力衰竭、常规利尿药治疗效果不佳、有低钠血症或有肾功能损害倾向的患者，可显著改善充血相关症状，且无明显

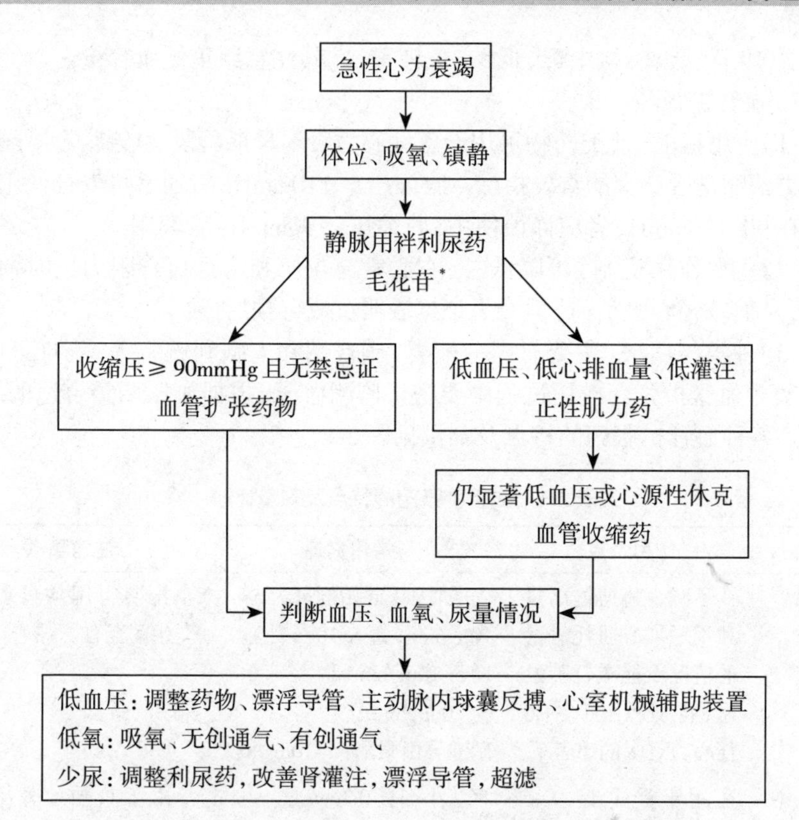

*适用于房颤患者伴快速心室率者、严重收缩功能不全者。

图 2-1　急性心力衰竭的处理流程

的短期和长期不良反应。对心力衰竭伴低钠的患者能降低心血管病所致的病死率。建议剂量自 7.5~15.0mg/d 开始，疗效欠佳者逐渐加量至 30mg/d。

（4）利尿药反应不佳或利尿药抵抗：轻度心力衰竭患者使用小剂量利尿药即反应良好，随着心力衰竭进展，利尿药反应逐渐不佳。心力衰竭进展和恶化时常需要加大利尿药的剂量，最终大剂量也无反应，即出现利尿药抵抗。此时，可尝试以下方法：①增加利尿药的剂量。可在严密监测肾功能和电解质的情况下根据临床情况增加剂量，应用过程中应监测尿量，并根据尿量和症状的改善状况调整剂量。②静脉推注联合持续静脉滴注。静脉持续和多次应用可避免因为利尿药浓度下降引起的水钠重吸收。③ 2 种及 2 种以上利尿药联合使用。临床研究表明，低剂量联合应用的疗效优于单一利尿药的大剂量，且不良反应更少。联合应用利尿药仅适合短期应用，并需要更严密监测，以避免低钾血症、肾功能不全和低血容量。也可加用托伐普坦。④应用增加肾血流的药物，如奈西立肽，改善利尿效果和肾功能、提高肾灌注，但益处不明确。⑤纠正低氧、酸中毒、低钠、低钾等，尤其注意纠正低血容量。

3. 血管扩张药

(1)应用指征：此类药物可用于急性心力衰竭早期阶段。收缩压水平是评估此类药物是否适宜的重要指标。收缩压＞110mmHg者通常可安全使用；收缩压在90~110mmHg者应谨慎使用；收缩压＜90mmHg者禁用。

(2)主要作用机制：可降低左、右心室充盈压和全身血管阻力，也降低收缩压，从而减轻心脏负荷，但并无证据表明可改善预后。

(3)种类与用法：主要有硝酸酯类、硝普钠和人脑利钠肽等，不推荐应用CCB类。血管扩张药应用过程中要密切监测血压，根据血压调整合适的维持剂量。各种血管扩张药的特点及剂量见表2-1。

表2-1 血管扩张药的特点及剂量比较

药物	作用特点	常用剂量	注意事项
硝酸酯类	在不减少每搏输出量和不增加心肌耗氧量的情况下能减轻肺淤血，特别适用于ACS伴心力衰竭的患者	硝酸甘油：起始剂量为5~10μg/min，每5~10分钟递增5~10μg/min，最大剂量为200μg/min 硝酸异山梨酯：5~10mg/h	长期应用均可能发生耐药性
硝普钠	适用于严重心力衰竭、原有后负荷增加以及伴肺淤血或肺水肿患者	宜从小剂量0.3μg/(kg·min)开始，可酌情逐渐增加剂量至5μg/(kg·min)，静脉滴注，通常疗程不要超过72小时	由于具强效降压作用，应用过程中要密切监测血压，根据血压调整维持剂量。停药应逐渐减量，并加用口服血管扩张药以避免反跳现象
奈西立肽	扩张静脉和动脉(包括冠状动脉)，从而降低前、后负荷。该药为兼具多重作用的药物，有一定的促进钠排泄和利尿作用，还可抑制RAAS和交感神经系统。推荐用于急性失代偿性心力衰竭，但不改善预后	先给予负荷剂量1.5~2μg/kg静脉缓慢推注，继以0.01μg/(kg·min)静脉滴注，疗程一般为3天	

（4）注意事项：下列情况禁用血管扩张药，包括收缩压＜ 90mmHg，或持续低血压伴症状，尤其是肾功能不全患者，以避免重要脏器灌注减少；严重阻塞性心瓣膜疾病，如主动脉瓣狭窄或梗阻性肥厚型心肌病，有可能出现显著低血压；二尖瓣狭窄患者也不宜应用，有可能造成心排血量降低。

4. 正性肌力药

（1）应用指征和作用机制：适用于低心排血量综合征，如伴有症状性低血压（≤ 85mmHg）或 CO 降低伴循环淤血患者，可缓解组织低灌注所致的症状，保证重要脏器的血液供应。

（2）种类与用法：见表 2-2。

表 2-2　正性肌力药的特点及剂量比较

药物	作用特点	剂量	注意事项
多巴胺	兼具多巴胺与肾上腺素 α 和 β 受体的兴奋效应，不同剂量下表现出不同的受体效应	小剂量［小于 3μg/（kg · min）］应用有选择性扩张肾动脉、促进利尿的作用；大剂量［（＞ 5μg/（kg · min）］应用有正性肌力和血管收缩作用	个体差异较大，一般应从小剂量起始，逐渐增加剂量，短期应用可引起低氧血症，应监测 SaO_2，必要时给氧。正在应用 β 受体拮抗剂的患者不推荐使用
多巴酚丁胺	短期应用可增加心排血量，改善外周灌注，缓解症状。对于重症患者，连续静脉应用会增加死亡风险	2~20μg/（kg · min）静脉滴注	使用时应监测血压。常见不良反应为心律失常、心动过速，偶可因加重心肌缺血而出现胸痛。正在应用 β 受体拮抗剂的患者不推荐使用
米力农	可能增加病死率	首剂 25~75μg/kg 静脉注射（＞ 10 分钟），继以 0.375~0.75μg/（kg · min）静脉滴注	常见不良反应有低血压和心律失常
左西孟旦	钙增敏剂，通过结合于心肌细胞上的 TnC 促进心肌收缩，还通过介导 ATP 敏感的钾通道而发挥血管舒张作用和轻度磷酸二酯酶的效应。其正性肌力作用独立于 β 肾上腺素能刺激，可用于正接受 β 受体拮抗剂治疗的患者	首剂 12μg/kg 静脉注射（＞ 10 分钟），继以 0.1μg/（kg · min）静脉滴注，可酌情减半或加倍。对于收缩压＜ 100mmHg 的患者不需负荷剂量，可直接用维持剂量	应用时需监测血压和心电图，避免血压过低和心律失常发生

（3）注意事项：急性心力衰竭患者应用此类药物需要全面权衡利弊。血压降低伴低心排血量或低灌注时应尽早使用，而当器官灌注恢复和/或循环淤血减轻时应尽快停用。使用剂量及静脉滴注速度应根据患者的临床反应个体化调整。此类药物在治疗的同时也可能诱发一些不良的病理生理反应，甚至导致心肌损伤和靶器官损害。用药期间应持续心电、血压监测。血压正常又无器官和组织灌注不足的急性心力衰竭患者不宜使用。

5. 血管收缩药　对外周动脉有显著缩血管作用的药物，如去甲肾上腺素、肾上腺素等，多用于尽管应用正性肌力药仍出现心源性休克，或合并显著低血压状态时。这些药物可以使血液重新分配至重要脏器，收缩外周血管并提高血压，但以增加左心室后负荷为代价。这些药物具有正性肌力活性，也有类似于正性肌力药的不良反应。

三、急性心力衰竭的药学监护

（一）利尿药

利尿药能够促进尿钠的排泄，消除水钠潴留，有效缓解心力衰竭患者的呼吸困难及水肿，改善心功能。利尿药是唯一能充分控制和有效消除体液潴留的药物，恰当使用利尿药是其他治疗心力衰竭药物取得成功的关键和基础。如利尿药不足造成体液潴留，会降低患者对ACEI的反应，增加使用β受体拮抗剂的风险。此外，不恰当地大剂量使用利尿药则会导致血容量不足，发生低血压、肾功能不全、电解质紊乱。

利尿药导致的低钾血症和低镁血症是心力衰竭患者发生严重心律失常的常见原因。低钠血症时应注意区别缺钠性低钠血症和稀释性低钠血症，后者按利尿药抵抗处理。低钠血症合并容量不足时可考虑停用利尿药。低钠血症合并容量过多时应限制液体入量，考虑托伐普坦、正性肌力药及超滤治疗。

在开始利尿药治疗或增加剂量时易发生低血压。出现低血压时，应区分容量不足和心力衰竭恶化。利尿药治疗中可出现肾功能损害，可能的原因包括：①利尿药的不良反应；②心力衰竭恶化、肾脏低灌注和肾静脉充血；③容量不足；④合用某些肾毒性药物，影响利尿药的药效且导致肾功能损害和肾灌注下降。

（二）洋地黄类药物

洋地黄类药物主要应用于急性心力衰竭伴快速心室率的患者，首选地高辛或毛花苷C静脉注射，其中地高辛应用最为广泛。

如果根据血清药物浓度调整至合适的剂量，地高辛的不良反应很少。地高辛不降低血压，不影响肾功能和电解质，可与其他抗心力衰竭药联用。但禁用于病态窦房结综合征、二度及以上房室传导阻滞以及未置入永久起搏器的患者；AMI 急性期（＜ 24 小时）患者，尤其是伴进行性心肌缺血者；预激房室旁路伴心房颤动或心房扑动的患者；梗阻性肥厚型心肌病患者。

地高辛的常用维持剂量为 0.125~0.25mg/d，老年患者或肾功能受损者的剂量减半，甚至更少。应注意监测地高辛的不良反应及血药浓度，建议地高辛的血药浓度维持在 0.5~1.0ng/ml。影响地高辛血药浓度的因素包括剂量、年龄、性别（女性应用应更谨慎）、体重、肾功能、应用利尿药、联用其他可影响地高辛血药浓度的药物（如胺碘酮）等。

地高辛的不良反应主要见于大剂量时，包括心律失常、胃肠道反应、神经精神症状等。不良反应常见于血药浓度＞ 2.0ng/ml 时，也见于药物浓度较低时，如低血钾、低血镁、心肌缺血、高血钙等。当血清地高辛的药物浓度升高时，应了解血样采集时间，采样时间在末次服药 6 小时内，其检测值反映地高辛的分布相，该值升高未必提示地高辛中毒。如血样采集时间在末次服药 8 小时以后，建议减少地高辛的剂量。

除上述药物治疗过程中的药学监护外，临床药师还应注意心力衰竭患者应避免使用或慎用的药物，包括 α 受体拮抗剂、抗心律失常药，尤其是 Ⅰ 类抗心律失常药、除氨氯地平和非洛地平外的 CCB 类（负性肌力作用）。

第二节　呼吸衰竭及相关疾病

一、呼吸衰竭概述

呼吸衰竭（respiratory failure，RF）是由各种原因引起的肺通气和 / 或换气功能严重障碍，以致在静息状态下也不能维持足够的气体交换，导致缺氧伴 / 不伴二氧化碳潴留，从而引起一系列生理功能和代谢紊乱的综合征。

（一）呼吸衰竭的分类

1. Ⅰ 型呼吸衰竭　在海平面静息状态和呼吸空气的条件下，动脉血氧分压（PaO_2）低于 60mmHg 者为 Ⅰ 型呼吸衰竭。

2. Ⅱ 型呼吸衰竭　在海平面静息状态和呼吸空气的条件下，动脉血氧分压（PaO_2）低于 60mmHg 者，伴有二氧化碳分压（$PaCO_2$）高于 50mmHg 时为 Ⅱ 型呼吸衰竭，并排除心内解剖分流和原发于心排血量降低等所致的低氧因素。

（二）呼吸衰竭的临床表现

呼吸功能不全的主要病理生理改变是缺氧和二氧化碳潴留，因此，临床表现也以这 2 个方面为主。

1. 低氧血症　轻度缺氧可无明显的临床表现，随着程度加重可出现呼吸中枢驱动增加，如呼吸增快或呼吸困难；同时可有交感神经兴奋，如焦虑不安或出汗等。低氧血症可引起外周动脉血管舒张、静脉收缩，出现心率增快，严重的心律失常也可发生。低氧时肺动脉表现为收缩，致使右心后负荷增加，导致肺源性心脏病，可出现颈静脉充盈、重力依赖性水肿。严重缺氧时可致心肌受损，随后可发生心脏停搏。缺氧可损害中枢神经系统功能，表现为头痛、判断力失常、谵妄、癫痫样抽搐发作，严重者可致昏迷。

2. 二氧化碳潴留　二氧化碳潴留效应的变异较大，与体内二氧化碳水平的相关性较差，主要取决于其发生的速度。其临床表现主要是因影响心肌收缩力、呼吸肌收缩能力、颅内血流增加等所致。轻至中度者可刺激呼吸中枢，引起呼吸加快、短促，但严重者（一般认为 90~100mmHg）可抑制呼吸中枢。在心血管系统方面表现为心率加快、多汗、球结膜充血水肿等。神经系统方面表现为头痛、反应迟钝、嗜睡，甚至神志不清、昏迷；扑翼样震颤是二氧化碳潴留的特征性体征。

3. 呼吸做功改变　无论是通气功能障碍还是换气功能障碍，机体缺氧和二氧化碳潴留均会启动一系列代偿机制。增加呼吸频率，增大潮气量是最先表现。随着呼吸频率和潮气量增加，伴随出现的就是呼吸做功增加。早期可表现为呼吸轻度增快，严重时可出现严重呼吸窘迫症状。随着呼吸做功增加，会出现心血管系统的相应改变，如心率增快、血压升高，甚至心脏缺血性改变。对重症患者的整体治疗产生明显影响。

（三）呼吸衰竭的治疗

呼吸衰竭的治疗主要包括氧疗、保证适当通气、改善肺内气体交换、降低呼吸做功等，同时应积极治疗原发疾病。

二、慢性阻塞性肺疾病急性加重期

（一）慢性阻塞性肺疾病急性加重期的临床表现

慢性阻塞性肺疾病急性加重期（AECOPD）的诊断主要依赖于临床表现，即患者主诉症状的突然变化，如基线呼吸困难、咳嗽和/或咳痰情况，超过日常变异范围。同时排除其他具有类似临床表现的疾病，如肺炎、气胸、胸腔积液、心肌梗死、心力衰竭（肺源性心脏病以外的原因所致）、肺栓塞、肺部肿瘤等。

因此，当 COPD 患者的病情突然加重时，必须详细询问病史、体格检查，并做相应的实验室及其他检查，如胸部 X 线、肺 CT、肺功能测定、心电图、动脉血气分析、痰液的细菌学检查等。

（二）慢性阻塞性肺疾病急性加重期的药物治疗及药学监护

1. 抗感染治疗　AECOPD 的感染病原体可能是病毒或细菌，如果明确细菌感染，则需抗感染治疗。需要注意的是，AECOPD 患者可能前期有长期的医疗史，致病菌往往存在耐药性情况，在抗菌药物使用时需加以注意。同时由于常常伴有糖皮质激素使用史，还需考虑真菌感染的可能性。

2. 支气管扩张药的使用　短效 β_2 受体激动剂较适用于 AECOPD 的治疗。若效果不显著，可加用抗胆碱能药，如异丙托溴铵、噻托溴铵等。对于较严重的 COPD 急性加重者，可考虑静脉滴注茶碱类药物。由于茶碱类药物的血药浓度个体差异较大、治疗窗较窄，监测血清茶碱浓度对于评估疗效和避免不良反应具有一定意义。β_2 受体激动剂、抗胆碱能药及茶碱类药物由于作用机制不同，药动学特点不同，且分别作用于大小不同的气道，所以联合应用可以获得最优的支气管扩张作用。但联合应用 β_2 受体激动剂和茶碱类药物时，应注意心脏方面的不良反应。

3. 糖皮质激素的使用　AECOPD 住院患者在应用支气管扩张药的基础上，可加用口服或静脉滴注糖皮质激素，但糖皮质激素的最佳疗程尚不明确。推荐口服泼尼松 30~40mg/d，连续 7~10 天后逐渐减量停药。也可以静脉给予甲泼尼龙 40mg，每日 1~2 次，3~5 天后改为口服。延长给药时间或加大糖皮质激素的用量并不能增加疗效，反而会增加不良反应。临床上也可单独雾化吸入布地奈德混悬液替代口服激素治疗。

案例：患者，男，60 岁。因反复咳嗽咳痰 20 年，喘息 6 年，加重 1 个月入院。既往冠心病病史 10 年。入院时查体：T 37.6℃，P 68 次 /min，R 20 次 /min，BP 118/70mmHg，神清，精神弱，口唇、甲床无发绀。桶状胸，双肺呼吸音粗，可闻及散在哮鸣音，双下肢轻度水肿。实验室检查：WBC 9.53×10^9/L，N 6.68×10^9/L ↑，N% 70.1%，ESR 5mm/h，CRP 34.44mg/dl，CREA 78μmol/L，BUN 12.34mmol/L ↑，尿酸 501μmol/L。诊断为 AECOPD、冠心病、高尿酸血症。

患者入院后给予哌拉西林舒巴坦 5.0g q8h. iv.gtt 抗感染治疗，吸入用复方异丙托溴铵 500μg b.i.d. inh、多索茶碱注射液 0.2g b.i.d. iv.gtt、沙美特罗替卡松粉吸入剂 500μg b.i.d. 吸入平喘，氨溴索 30mg b.i.d. iv.gtt 祛痰，单硝酸异山梨酯缓释片 60mg q.d. p.o. 扩张冠状动脉，阿司匹林 100mg q.d. p.o. 抗血小板。入院第 2 天患者仍有喘息，加用甲泼尼龙 40mg q.d. iv.gtt 平喘、雷贝拉唑 10mg p.o. q.d. 预防胃黏膜损伤。第 3 天体温下降，咳嗽、咳痰、喘息较前好转，继续当前抗感染治疗。第 5 天患者便常规潜血试验(+)，偶有喘息发作，较前明显好转，停用甲泼尼龙。第 7 天复查便常规潜血试验(-)。经治疗后，患者的体温正常，咳嗽、咳痰、喘息明显好转。第 10 天复查血常规、炎症指标已恢复正常，一般情况良好，予以出院。

分析：AECOPD 最常见的诱因是呼吸道感染，感染的病原体可能是病毒或细菌。患者应用抗菌药物需要一定的指征。该患者有喘息、痰量增加，为黄黏痰，伴发热，因此具有应用抗菌药物的指征，并且患者近期有抗菌药物应用史，病情严重（$FEV_1\%<<30\%$），具有铜绿假单胞菌感染的危险因素，既往应用左氧氟沙星曾出现过精神症状。综合患者情况，抗感染治疗选择哌拉西林舒巴坦，能有效覆盖AECOPD的常见病原菌。

单一吸入短效 β_2 受体激动剂，或前者与短效抗胆碱能药联合吸入，通常在AECOPD时为优先选择的支气管扩张药，这些药物可以改善临床症状和肺功能，应用雾化吸入疗法更适用于AECOPD患者。茶碱类为二线用药，适用于对短效支气管扩张药疗效不佳以及某些较为严重的AECOPD患者。该患者的肺功能结果提示为重度阻塞性通气功能障碍，初始给予吸入用复方异丙托溴铵联合多索茶碱平喘，β_2 受体激动剂、抗胆碱能药及茶碱类药物分别作用于不同大小的气道，联合应用可获得更大的支气管舒张作用。沙丁胺醇、多索茶碱均可以引起心率加快，联合应用的过程中需要监测心率，注意心脏方面的不良反应。注意雾化吸入治疗后及时漱口。

AECOPD患者全身应用糖皮质激素可缩短康复时间，改善肺功能和氧合，降低早期反复和治疗失败的风险，缩短住院时间。口服糖皮质激素与静脉应用激素的疗效相当。但是世界各地的学术团队推荐应用的糖皮质激素剂量和疗程存在一定的差异。可采用的方案为泼尼松或泼尼松龙20~40mg/d，口服，连用5~10天后逐渐减量停药；或静脉给予甲泼尼龙40mg/d，2~5天后改为口服，可根据病情适当调整糖皮质激素的剂量和疗程。该患者给予甲泼尼龙40mg q.d. iv.gtt，3天后患者便常规潜血试验（+），考虑可能由于甲泼尼龙、阿司匹林联合应用引起胃肠道出血，且患者喘息明显好转，停用静脉用甲泼尼龙。应用全身作用的糖皮质激素时，需监测患者的血压、血钾、血糖、精神状态、胃肠道等存在的不良反应。尤其患者合并使用其他损伤胃黏膜的药物时，需特别关注胃肠道方面的不良反应。

三、重症哮喘

重症哮喘在呼吸方面的改变是气道严重痉挛使呼吸的气流严重受限。和AECOPD不同的是，当痉挛因素解除后，气流受限可以完全恢复。轻度时表现为气促、胸闷等，严重时表现为双肺散在或弥漫的，以呼气相为主的哮鸣音。在更为严重的情况下双肺可听不到呼吸音，表现为“静息肺”。

（一）重症哮喘的临床表现及辅助检查

1. 症状 卧位休息时仍有严重的喘息、呼吸困难，患者大多呈前弓位端坐呼吸、大汗淋漓、只能说出单个字，干咳或咳大量白色泡沫痰，随着病情加重则完全不能说话。在夜间及凌晨发作和加重是重症哮喘的特征之一。精神焦躁不安，甚至是嗜睡或意识模糊。

2. 体征 呼吸急促，呼吸频率＞30次/min，口唇、甲床发绀，有明显的三凹征或胸腹矛盾呼吸。

3. 辅助检查

（1）动脉血气分析：哮喘发作时，由于气道阻塞和通气血流比例失调，导致PaO_2降低。又因通气量增加，$PaCO_2$下降。但随着病情加重，通气功能进一步下降，CO_2潴留加重。

（2）胸部X线影像、心电图检查：胸部X线影像有助于重度哮喘与其他具有类似症状的疾病相鉴别。心电图对心律失常、心肌缺血及右心室肥厚的诊断有帮助。

（3）血液分析：红细胞计数及血细胞比容有助于了解有无细胞增多症或出血。部分患者血白细胞计数增高及中性粒细胞核左移可为气道感染提供佐证。

（二）重症哮喘的药物治疗及药学监护

1. 补液治疗 积极补液对于纠正脱水、改善循环、湿化气道、促进排痰、增加通气、减轻缺氧有着至关重要的作用。首先在快速补液的同时应兼顾输液顺序，保证激素及支气管扩张药的持续滴入，并注意药物配伍禁忌。注重初期2小时内快速补液，以达到及时稀释痰液的目的。一般无明显心功能不全的患者以800~1 000ml/h的速度补液。老年患者及存在心肺功能并发症者的输液速度应适当减慢。其次是严密监测补液前后的病情变化，如心率、肺底啰音变化及尿量情况。

2. 解痉平喘治疗

（1）糖皮质激素：糖皮质激素的使用原则是早期、足量、短程、静脉用药和雾化吸入。糖皮质激素的抗炎作用起效较慢，通常需经4~6小时才显效，因此需联合支气管扩张药，以达到及时舒张支气管平滑肌，继而控制气道变应性炎症的目的。全身治疗的建议剂量为琥珀酸氢化可的松400~1 000mg/d；甲泼尼龙80~160mg/d，静脉注射或静脉滴注。吸入用布地奈德混悬剂1~2ml/次，3~4次/d雾化吸入。无糖皮质激素依赖者可在短期内（3~5天）停药；有糖皮质激素依赖倾向者应延长给药时间，待症状控制后改为口服给药，并逐渐减少用量。地塞米松虽然抗炎作用较强，但由于在血浆和组织中的半衰期长，对垂体-肾上腺轴的抑制时间长，故应尽量避免使用或仅短时间使用。

既往有消化性溃疡、高血压、结核、糖尿病病史的患者，糖皮质激素的剂量不可过大。对于以前较长时间应用糖皮质激素或正在应用糖皮质激素者或同时应用肝药酶诱导剂（如利福平、苯妥英钠等）的患者，由于降低糖皮质激素的血药浓度，所需的糖皮质激素剂量较大。

（2）$β_2$受体激动剂：是最有效的支气管扩张药，广泛用于哮喘的临床治疗。根据起效快慢以及维持时间长短，可将 β_2 受体激动剂分为 4 类。第一类起效迅速，作用时间长，如吸入型福莫特罗；第二类起效缓慢，作用时间长，如吸入型沙美特罗；第三类起效缓慢，作用时间短，如口服型沙丁胺醇、特布他林；第四类起效迅速，作用时间短，如吸入型沙丁胺醇、特布他林。

短效 β_2 受体激动剂是目前最常用于迅速改善急性哮喘症状的药物，但长期规律使用可致哮喘患者气道反应性进一步增高、支气管平滑肌 β_2 受体下调而对药物产生耐受性，过度使用会使病情恶化而增加死亡率。因此，除每日规律使用抗炎药物外，一日内短效 β_2 受体激动剂使用不应超过 3~4 次；长效 β_2 受体激动剂的作用时间＞12 小时，需一日 2 次给药，是控制夜间哮喘发作的首选药物。

（3）茶碱类：是一类非选择性磷酸二酯酶抑制剂，不仅有扩张支气管的作用，还具有弱的免疫调节和抗炎作用，可减轻持续性哮喘症状的严重程度，减少发作频率。

氨茶碱静脉给药时应以葡萄糖注射液为稀释液，缓慢静脉注射给药时注射速度不宜超过 0.25mg/（kg·min）。静脉滴注给药适用于哮喘急性发作且近 24 小时内未用过茶碱类药物的患者，负荷剂量为 4~6mg/kg，维持剂量为 0.6~0.8mg/（kg·h）。由于茶碱类药物的治疗窗较窄，以及茶碱代谢存在较大的个体差异，在有条件的情况下应监测血药浓度，及时调整浓度和滴速。多索茶碱的作用与氨茶碱相近，但不良反应较轻。

影响茶碱代谢的因素较多，如发热、妊娠、肝脏疾患、充血性心力衰竭。合用某些药物也可影响其代谢，特别是喹诺酮类、大环内酯类抗菌药。此时，需考虑到茶碱排泄减慢，应酌情调整剂量。

（4）抗胆碱药物：吸入型抗胆碱药物多作为哮喘治疗的辅助用药，对夜间哮喘发作有一定的预防作用，常用品种有异丙托溴铵、噻托溴铵。噻托溴铵的作用时间可维持 24 小时，适用于高龄、哮喘病史较长和合并冠心病、严重高血压、心动过速者，以及不能耐受 β_2 受体激动剂的患者。

四、急性呼吸窘迫综合征

急性呼吸窘迫综合征（acute respiratory distress syndrome，ARDS）是指各种肺内或肺外原因，如严重感染、创伤、休克及烧伤等导致肺毛细血管内皮细胞和肺泡上皮细胞炎性损伤，引起弥散性肺间质纤维化及肺泡水肿，导致急性低氧性呼吸功能不全或衰竭。以肺容积减少、肺顺应性下降和严重的通气血流比例失调为病理特征，临床表现为进行性低氧血症、呼吸窘迫。肺部影像学表现为非均一性的渗出性病变。

（一）急性呼吸窘迫综合征的临床表现

ARDS 由于病因复杂，部分患者存在严重创伤，包括截肢、巨大创面及骨折等，同时又具有强烈的精神创伤，因此临床表现可以隐匿或不典型，主要表现为呼吸困难，临床表现与X线胸片明显不一致时必须高度警惕ARDS的发生。

1. 症状 急性起病、呼吸频速、口唇及指端发绀进行性加重是ARDS的主要临床表现。通常在ARDS起病1~2天内发生呼吸频速，呼吸频率> 20次/min，并逐渐进行性加快，可达30~50次/min。随着呼吸频率增快，呼吸困难也逐渐明显，危重者的呼吸频率可达60次/min以上，呈现呼吸窘迫症状。随着呼吸频速和呼吸困难进展，缺氧症状也愈加明显，患者表现为烦躁不安、心率增速、唇及指甲发绀。缺氧症状以鼻导管或面罩吸氧的常规氧疗方法无法缓解。此外，在疾病后期多伴有肺部感染，表现为发热、畏寒、咳嗽和咳痰等症状。

2. 体征 疾病初期除呼吸频速外，可无明显的呼吸系统体征。随着病情进展，出现唇及指甲发绀，吸气时锁骨上窝及胸骨上窝下陷，有的患者两肺听诊可闻及干、湿啰音和哮鸣音，后期可出现肺实变体征，如呼吸音减低或湿啰音等。

（二）急性呼吸窘迫综合征的药物治疗

1. 液体管理 高通透性肺水肿是ARDS的病理生理特征。应用利尿药减轻肺水肿，可能改善肺部病理情况，缩短机械通气时间，进而减少呼吸机相关性肺炎等并发症的发生。但通过利尿减轻肺水肿的过程可能会导致心排血量下降，器官灌注不足。ARDS患者的液体管理必须在保证脏器灌注的前提下进行。在维持循环稳定、保证器官灌注的前提下，限制性液体管理策略对ARDS患者是有利的。

2. 糖皮质激素 全身和局部炎症反应是ARDS发生和发展的重要机制。糖皮质激素对机体炎症反应有强烈的抑制作用，有减轻肺泡上皮细胞和毛细血管内皮细胞损伤、降低血管通透性、减少渗出的作用。但迄今为止，尚无充足的证据表明使用糖皮质激素预防或治疗ARDS能够获益，因此不推荐常规应用糖皮质激素预防和治疗ARDS。但感染性休克并发ARDS的患者，或合并肾上腺皮质功能不全也可考虑应用替代剂量的糖皮质激素。ARDS发病>14天应用糖皮质激素会明显增加病死率。

3. 一氧化氮（NO）吸入 NO吸入可选择性地扩张肺血管，而且NO分布于肺内通气良好的区域，可扩张该区域的肺血管，显著降低肺动脉压，减少肺内分流，改善通气血流比例失调，并且可减少肺水肿形成，但并无证据表明其能改善病死率。因此，吸入NO不作为ARDS的常规治疗手段，但在一般治疗无效的严重低氧血症时可考虑应用。

4. 肺泡表面活性物质 ARDS患者存在肺泡表面活性物质减少或功能丧失，易引起肺泡塌陷。肺泡表面活性物质能降低肺泡表面张力，减轻肺部炎症反应，阻止氧自由基对细胞膜的氧化损伤。但是，最佳用药剂量、具体给药时间、给药间隔以及药物来源等问题尚未解决。

5. 其他药物 抗氧剂 *N*- 乙酰半胱氨酸（NAC）通过提供合成谷胱甘肽的前体物质半胱氨酸，提高细胞内的谷胱甘肽水平，依靠谷胱甘肽的氧化还原反应来清除体内的氧自由基，从而减轻肺损伤、抑制肺纤维化，但均无足够的证据支持其常规用于治疗 ARDS。

五、呼吸支持治疗对药物治疗的影响

（一）体外膜氧合技术

体外膜氧合技术（ECMO）是将经氧合器氧合后的静脉血通过静脉或动脉泵回体内，为急性呼吸或循环衰竭的重症患者提供器官功能支持的方法。由于体外循环、药物及患者相关因素等的影响，药物的药动学常发生改变。目前关于 ECMO 患者药动学的研究不多。

1. ECMO 影响药物药动学的主要机制

（1）ECMO 改变药物的表观分布容积。行 ECMO 治疗时，预冲和液体复苏会增加药物的表观分布容积，使血药浓度下降。特别是对于 V_d 小的亲水性药物，需要较高的负荷剂量。

（2）ECMO 增加药物吸附，降低血药浓度。ECMO 管路和膜肺直接对药物的吸附作用可造成药物被吸附扣留。ECMO 对不同药物的吸附存在差异，主要与膜材和药物本身的性质有关，特别是对亲脂性药物和高血浆蛋白结合率药物的影响较大。吸附增加药物的 V_d，降低血药浓度。

以抗真菌药为例，氟康唑的亲水性较强，血浆蛋白结合率低，不受 ECMO 膜肺和管路吸附的影响，其在 24 小时的平均药物回收率达 91%，不需要调整剂量。但该药由于 V_d 较小，负荷剂量需要增加。而伏立康唑、卡泊芬净及两性霉素 B 均因脂溶性较高或血浆蛋白结合率较高，在进行 ECMO 治疗时需增加维持剂量。

2. ECMO 患者抗菌药治疗方案的优化 接受 ECMO 治疗的重症患者药动学变化较大，特别是抗感染治疗药物，制订和调整抗菌药的给药方案时需根据病原菌及对药物的敏感性选择合适的药物，还应考虑每种药物的理化特性及 ECMO 对 PK/PD 的影响，给予合适的剂量和给药方案。

在明确病原微生物进行目标性治疗的基础上，根据抗菌药的 TDM 结果进行调整是理想的 PK/PD 指数优化手段。此外，感染灶的控制和引流、病原菌的 MIC 及耐药性等也是影响 ECMO 患者抗菌药疗效的重要因素。此外，采用新材料和新技术可减少 ECMO 膜材和管路对抗菌药的吸附，也是减少 ECMO 对抗菌药影响的重要措施。

（二）机械通气

1. 机械通气治疗对药物药动学的直接影响

（1）机械通气对全身给药药物在肺内分布的影响：若机械通气参数设置不当，当出现机械通气相关性肺损伤，肺泡-毛细血管膜的通透性变大，增加抗菌药在肺上皮表层的分布，可能影响抗菌药的疗效与消除速度。

（2）机械通气影响经气道雾化吸入给药的抗菌药在肺内的沉积：经气道给药可提高抗菌药在肺组织中的浓度，提高抗菌药的效能，减少因血药浓度增加导致的肝肾毒性。雾化给药时，药物输送效率决定抗菌药在肺组织的沉积量，直接影响 PK/PD 指数。抗菌药的输送效率受机械通气多种参数的影响。①呼吸机模式：使用定量雾化吸入器（MDI）给药时，持续正压通气（CPAP）模式比控制呼吸的输送效率高 30%。对于呼吸系统顺应性好及气道阻力低的患者，使用雾化器给药时，容量控制通气模式的输送效率比压力控制通气模式高。②吸气流速：吸气流速越慢，药物在肺组织的沉积越多，吸气流速越高，湍流越明显，药物微粒间的碰撞增加，药物在肺组织的沉积减少，输送效率降低。③潮气量：潮气量与雾化药物的输送效率直接相关，潮气量越大，雾化药物在肺组织的沉积越多。潮气量过低，气流可能不足以将气雾剂从雾化器输送到患者肺部。④偏流：偏流对雾化药物的输送效率也有一定影响。偏流增大，气流对雾化药物的稀释增加，在 2 次呼吸之间，更多的药物从呼出端洗脱，导致药物在肺组织的沉积下降。⑤雾化器在管路中的位置：雾化器在呼吸机管路中的位置与药物微粒在呼吸机管路的沉积量密切相关，雾化器的最佳位置取决于雾化器的工作模式。持续雾化时，将雾化器置于距离 Y 型管一定距离的位置，可利用呼吸机送气管路的储气罐增加抗菌药的输送效率。雾化与呼吸机送气同步时，雾化器距离患者越近，药物输送效率越高。⑥湿化器：湿化气流将使雾化微粒吸附水分后直径变大，加速雾化颗粒沉积，增加药物在呼吸机管路及人工气道的沉积，减少下呼吸道的药物沉积，降低输送效率。热湿交换器则完全阻断气雾剂的输送，雾化时应移除。

2. 机械通气治疗对药物药动学的间接影响　机械通气主要通过影响血流动力学对药物的 V_d 及消除产生间接影响。采用间歇指令通气或压力释放通气等促进自主呼吸的模式对脏器功能的影响较小。正压通气和呼气末正压（PEEP）对脏器功能的影响较大，可导致心排血量减少、肝肾的灌注降低。胸膜腔内压升高使肺血管阻力增加，右心后负荷增大，影响右心室功能，使静脉回流受阻，导致内脏淤血。机械通气还能使腹内压升高，影响静脉回流，引起腹腔脏器淤血。上述机制均可导致肝肾及胃肠道血流减少、功能受损，从而影响药物的吸收及消除。此外，正压通气和 PEEP 可激活肾素-血管紧张素-

醛固酮系统，抗利尿激素释放增加，心房利钠肽分泌减少，导致肾脏灌注和GFR降低、钠排泄和尿量减少、水钠潴留，影响药物的 V_d。

第三节　急性肝衰竭

一、急性肝衰竭概述

肝衰竭是由多种病因所致的严重肝脏损害导致其合成、解毒、排泄和生物转化等功能发生严重障碍或失代偿，以凝血功能障碍、黄疸、肝性脑病和腹水等为主要表现的一种临床综合征。引起肝衰竭的常见病因包括肝炎病毒、药物（表2-3）和肝毒性物质等。我国《肝衰竭诊治指南（2018年版）》对急性肝衰竭（acute liver failure，ALF）的定义是以起病2周内出现Ⅱ度以上的肝性脑病为特征的肝衰竭。

表2-3　部分可能导致ALF的药物

可直接导致ALF的药物	组成复方制剂/联合用药导致肝毒性增强	中草药和膳食补充剂
对乙酰氨基酚、异烟肼、吡嗪酰胺、柳氮磺吡啶、异氟烷、苯妥英类药物、伊曲康唑、他汀类药物、烟酸、丙硫氧嘧啶、丙米嗪、环丙沙星、吉妥单抗（gemtuzumab）、呋喃妥因、特比萘芬、双硫仑、甲基多巴、可卡因、亚甲二氧甲基苯丙胺（MDMA）、丙戊酸、拉贝洛尔、胺碘酮、托卡朋、氨苯砜、别嘌醇、吲哚乙酸、双脱氧腺苷、艾法韦仑、阿巴卡韦、卡马西平、多西环素、双氯芬酸	甲氧苄啶与磺胺甲噁唑 阿莫西林与克拉维酸钾 利福平与异烟肼	白屈菜、何首乌、Hydroxycut（减肥药）、LipoKinetix（减肥药）、紫草、千里光

二、急性肝衰竭的治疗原则和药物治疗方案

ALF起病急，临床表现复杂，患者的死亡率高。对出现中至重度急性肝炎症状的患者，应当立即完善病史采集、体格检查和实验室检验，一旦诊断为ALF，需尽早转入重症监护室并积极开展综合治疗。由于目前ALF的治疗尚缺乏特效的药物和手段，基本原则是对症治疗和病因治疗。对症治疗包括：①营养支持；②纠正电解质紊乱和酸碱失衡；③控制感染；④心血管系统、呼

吸系统、肾脏等重要器官的支持；⑤促肝细胞生长治疗；⑥调节肠道微生态等。肝衰竭的病因对指导治疗及判断预后具有重要价值，包括发病原因及诱因2类。对其尚不明确者应积极寻找病因以期达到正确处理的目的。常见不同病因所致ALF的药物治疗方案和监护要点详见表2-4。

表2-4 常见不同病因所致ALF的药物治疗方案和监护要点

病因/诱因	药物治疗方案	监护要点
对乙酰氨基酚	*N*-乙酰半胱氨酸（NAC），4小时内服用过量对乙酰氨基酚的患者在给予NAC之前可先口服药用炭	
毒蕈	青霉素和水飞蓟素	
甲型肝炎病毒（HAV）、戊型肝炎病毒（HEV）感染	尚无有效的针对病毒的特异性治疗方法，采用支持治疗	
乙型肝炎病毒（HBV）-DNA阳性	立即使用起效较快的核苷类药物治疗，如恩替卡韦、替比夫定等	监测病毒载量变化和病毒变异情况
疱疹病毒、水痘带状疱疹病毒	阿昔洛韦5~10mg q8h.	
自身免疫性肝炎	早期使用肾上腺皮质激素（GC）治疗可能有效	GC可致脓毒症并增加病死率，使用7天仍无改善考虑行肝移植
酒精性肝炎	Maddrey分值＞32分的患者使用GC治疗可改善短期生存率	应用GC的过程中需要特别注意评估激素的敏感性及规律减量治疗方案
其他药物或不明原因	完善自身抗体检测；停用ALF患者所有的非必需药物，以降低潜在药物性肝损伤的风险；在不明原因的ALF中，可以考虑使用NAC	尽可能地获取患者既往服药的详细信息，包括开始服药的时间、服药量、最后一次服药的剂量

三、急性肝衰竭及其并发症的治疗与药学监护

急性肝衰竭是多种因素引起的严重肝脏损害，导致合成、解毒、代谢和生物转化功能严重障碍或失代偿，出现以黄疸、凝血功能障碍、肝肾综合征、肝

性脑病、腹水等为主要表现的一组临床综合征。目前除中毒性肝损伤外，肝衰竭的内科治疗尚缺乏特效药物和手段，原则上强调早期诊断、早期治疗，采取相应的病因治疗和综合治疗措施，并积极防治并发症。

临床药师应在多方面进行药学监护，包括：适当选择药物，以减轻肝脏负担；根据患者残余肝功能调整主要经肝脏代谢药物的剂量；考虑人工肝支持治疗对药动学的影响及药物剂量调整；保肝药物的合理应用以及并发症的药物治疗。

（一）肝性脑病（HE）

1. 积极寻找及去除诱因（如感染、消化道出血及电解质紊乱等）。

2. 营养支持　调整蛋白质摄入，一般情况下蛋白质摄入量维持在1.2~1.5g/（kg·d），Ⅲ度以上肝性脑病者的蛋白质摄入量为0.5~1.2g/（kg·d），营养支持能量摄入在危重期推荐25~35kcal/（kg·d），病情稳定后推荐35~40kcal/（kg·d）。一旦病情改善，可给予标准饮食。告知患者在白天少食多餐，夜间也加餐复合碳水化合物。对慢性肝衰竭或慢加急性肝衰竭患者可酌情使用支链氨基酸或支链氨基酸与精氨酸混合制剂以纠正氨基酸失衡。

3. 降氨治疗　乳果糖可有效改善HE肝硬化患者的生活质量及生存率。推荐剂量为15~30ml，2~3次/d，以每天2~3次软便为宜。拉克替醇能酸化肠道，调节肠道微生态，减少氨的吸收，有效降低内毒素，改善HE的临床症状/指标。推荐起始剂量为0.6g/kg，分3次于餐时服用。门冬氨酸鸟氨酸可降低HE患者的血氨水平、缩短住院时间，对HE具有治疗作用，剂量为10~40g/d，静脉滴注。利福昔明对C型HE有一定的治疗作用，800~1200mg/d，口服，每日2~4次。不推荐利福昔明用于B型HE。

4. 镇静　对于严重精神异常，如躁狂、危及他人安全及不能配合医师诊疗者，向患者家属告知风险后，可使用苯二氮䓬类镇静药或丙泊酚控制症状，药物应减量静脉缓慢注射。

5. 人工肝治疗　血液灌流、血液滤过及透析、分子吸附再循环系统（MARS）等能降低血氨、炎症因子、胆红素等，可改善肝衰竭患者HE的临床症状。

6. 其他　对Ⅲ度以上的肝性脑病建议气管插管；Ⅲ～Ⅳ度肝性脑病可行头颅MRI/CT检查，帮助鉴别脑水肿、颅内出血等其他颅内疾病。难控制的反复发作HE伴肝衰竭者应优先考虑肝移植。

（二）脑水肿

1. 国内《肝硬化肝性脑病诊疗指南》建议，有颅内压增高者给予甘露醇0.5~1.0g/kg或高渗盐水治疗。美国2018年AGA指南不推荐针对急性肝衰竭合并颅内压增高的患者使用经验性治疗方案降低颅内压。

2. 髓袢利尿药，一般选用呋塞米，可与渗透性脱水剂交替使用。

3. 应用人血白蛋白，特别是肝硬化白蛋白偏低的患者，提高胶体渗透压，可能有助于降低颅内压，减轻脑水肿症状。

4. 不推荐肾上腺糖皮质激素用于控制颅内高压。

5. 急性肝衰竭患者使用低温疗法可防止脑水肿，降低颅内压。

6. 人工肝支持治疗。

（三）凝血功能障碍和出血

1. 肝衰竭患者常合并维生素 K 缺乏，在明确维生素 K_1 缺乏后可短期使用维生素 K_1（5~10mg）。

2. 对门静脉高压性出血患者，为降低门静脉压力，首选生长抑素类似物，也可使用垂体后叶激素（或联合应用硝酸酯类药物）；食管胃底静脉曲张所致的出血者可用三腔二囊管压迫止血，或行内镜下硬化剂注射或套扎治疗止血，内科治疗无效时可行急诊手术治疗，如经颈静脉肝内门体分流术（TIPS）。

3. 对显著凝血障碍患者，可给予新鲜血浆、凝血酶原复合物和纤维蛋白原等补充凝血因子，血小板显著减少者可输注血小板；对弥散性血管内凝血（DIC）者可予小剂量低分子量肝素或普通肝素，对有纤溶亢进证据者可应用氨甲环酸或氨甲苯酸等抗纤溶药。

4. 重症监护病房的 ALF 患者推荐常规预防性使用 H_2 受体拮抗剂或质子泵抑制剂预防应激性溃疡，降低消化道出血风险。

（四）感染

1. 肝衰竭患者的机体免疫功能低下，肠道微生态失衡，肠黏膜的屏障作用降低，有创性操作较多，容易并发感染。常见感染包括自发性腹膜炎、肺部感染和败血症等。推荐常规进行血液和其他体液的病原学检测，以便于早期发现潜在的细菌或真菌感染，根据培养结果尽早采取适当措施。

2. 目前没有证据表明，早期预防性使用广谱抗菌药可以改善 ALF 患者的最终结局，而且易导致耐药菌感染。除了慢性肝衰竭时可酌情口服氟喹诺酮类作为肠道感染的预防外，一般不推荐常规预防性使用抗菌药。

3. 肝衰竭患者感染常见的病原菌包括大肠埃希菌、葡萄球菌、肺炎链球菌、厌氧菌、肠球菌等细菌及假丝酵母菌等真菌。一旦出现感染，应首先根据经验选择抗菌药，优先选择肝肾毒性较小的品种，并及时根据培养及药敏试验结果调整用药。应用广谱抗感染药，联合应用多个抗感染药，以及应用糖皮质激素类药物等治疗时，应注意防治继发真菌感染。

（五）肝肾综合征

肝肾综合征（hepatorenal syndrome，HRS）是指在严重肝病时发生的功能性急性肾衰竭（FARF），临床上病情呈进行性发展。HRS 是一种严重肝病伴有的特异性急性肾衰竭，其最大特点是这种急性肾衰竭为功能性，一般认为此种FARF在病理学方面无急性肾小管坏死或其他明显的形态学异常。

失代偿期肝硬化或重症肝炎出现大量腹腔积液时，由于有效循环血容量不足及肾内血流分布、内毒素血症、前列腺素减少等因素，可发生肝肾综合征，又称功能性肾衰竭。其特征为自发性少尿或无尿、氮质血症、稀释性低钠血症和低尿钠，但肾脏却无重要的病理改变，是重症肝病的严重并发症，其发生率占失代偿期肝硬化的50%~70%，一旦发生，治疗困难，存活率很低（＜5%）。

肝肾综合征的治疗及药学监护包括：

1. 保持有效循环血容量，低血压初始治疗建议静脉输注生理盐水。

2. 顽固性低血容量性低血压患者可使用系统性血管活性药物，如特利加压素或去甲肾上腺素加白蛋白静脉输注。特利加压素（1mg/4~6h）联合白蛋白（20~40g/d），治疗3天后若血肌酐下降＜25%，特利加压素可逐步增加至2mg/4h。若有效，疗程为7~14天；若无效，停用特利加压素。需注意在有颅内高压的严重脑病患者中应谨慎使用上述方案，以免因脑血流量增加而加重脑水肿。

3. 保持平均动脉压≥75mmHg。

4. 限制液体入量，24小时总入量不超过尿量加500~700ml。

5. 人工肝支持治疗。

（六）肝肺综合征

肝肺综合征（hepatopulmonary syndrome，HPS）是在慢性肝病和/或门静脉高压的基础上出现肺内血管异常扩张、气体交换障碍、动脉血氧合作用异常，导致的低氧血症及一系列病理生理变化和临床表现。其临床特征为排除原发心肺疾患后的三联症——基础肝脏病、肺内血管扩张和动脉血氧合功能障碍。肺气体交换障碍导致的动脉血液氧合作用异常——肺泡气-动脉血氧分压差上升、低氧血症是肝肺综合征的重要生理基础。肝肺综合征是终末期肝脏病的严重肺部并发症。

当PaO_2＜80mmHg（1mmHg=0.133kPa）时给予氧疗，通过鼻导管或面罩给予低流量氧（2~4L/min），对于氧气量需要增加的患者可以加压面罩给氧或者气管插管。

肝肺综合征的药物治疗进展缓慢，疗效不满意。奥曲肽为强效血管扩张神经肽抑制物，被认为可通过阻断神经肽、血管活性肽和抑制胰高血糖素等环节，减少肝肺综合征患者的肺内动静脉分流。阿米三嗪能改善慢性阻塞性肺疾病的通气血流比例，能使缺氧肺血管收缩。亚甲蓝临床应用可以增加肺血管阻力和体循环血管阻力，改善肝肺综合征患者的低氧血症和高动力循环。目前药物治疗均未得到公认。

（七）代谢性失衡

1. 低钠血症　低钠血症是肝衰竭患者的常见并发症。当血清钠≥ 120mmol/L时，无神经系统综合征者以限制水的摄入为主；如血清钠＜ 120mmol/L，需应用渗透性利尿药。对顽固性腹水患者：①推荐螺内酯联合呋塞米起始联用，应答差者可应用托伐普坦；②特利加压素 1~2mg/ 次，1 次 /12h；③腹腔穿刺放腹水；④输注白蛋白。需要注意的是，托伐普坦作为精氨酸加压素 V_2 受体拮抗剂，可通过选择性地拮抗集合管主细胞 V_2 受体，促进自由水的排泄，近年来已在国内广泛应用，成为治疗低钠血症及顽固性腹水的新措施。但 2013 年美国食品药品管理局（FDA）发布公告称托伐普坦可导致肝损害，推荐有肝损害症状的患者停止服用托伐普坦，并撤销肝硬化患者应用的适应证。因此，ALF 患者在使用该药时应慎重权衡利弊。

2. 低血糖　ALF 患者的肝糖原合成和储存功能严重受损，普遍存在糖代谢紊乱。低血糖可引起或加重脑损伤，而过多葡萄糖摄入会加重肝功能不良。故应保证患者适量的葡萄糖供给，同时注意血糖监测，维持血糖不低于3.3mmol/L，当血糖值＞ 10mmol/L 时通过降低葡萄糖输入速度或小剂量胰岛素辅助降低血糖。

第四节　急性肾损伤

一、急性肾损伤概述

急性肾损伤（acute kidney injury，AKI）是指发生急性肾功能异常，是影响肾脏结构和功能的疾病状态之一，典型特征为肾功能的急性减退。它概括了从肾功能微小改变到最终肾衰竭的整个过程。它能更贴切反映疾病的基本性质，并对早期诊断和治疗具有更积极的意义。

（一）定义

2012 年改善全球肾脏病整体预后组织（KDIGO）推荐的《急性肾损伤临床实践指南》将 AKI 定义为 48 小时内血肌酐（Scr）上升≥ 26.5μmol/L（0.3mg/dl）；或 7 天内 Scr 升至≥ 1.5 倍的基础值；或持续 6 小时尿量＜ 0.5ml/（kg · h）。

（二）病因

AKI 的病因多样，如低血容量、心功能不全、各种原因所致的尿路梗阻、缺血、肾毒素、感染等因素均可使得肾功能在短时间内急速下降。然而近年来随着疾病谱的复杂化和联合用药的广泛化，肾毒性药物也成为导致 AKI 的重要原因之一。

二、急性肾损伤的治疗

(一)治疗原则

1. 一般治疗　①卧床休息、补充足够的营养等；②维持水、电解质及酸碱平衡；③控制感染，选用敏感的抗菌药；④透析治疗，包括血液透析、血液滤过或腹膜透析；⑤促进肾小管上皮细胞再生修复。

2. 具体治疗方案

(1)开始期的治疗：根据病因、病理类型、病程阶段以及药物的药理学特点等不同，选择具体的治疗方案。①病因治疗，指主要包括对原发疾病的治疗和纠正全身循环血流动力学障碍，及处理各种内源性和外源性肾毒性物质；②消除肾血管痉挛，改善肾脏的血液循环，如应用山莨菪碱、血管扩张药等；③应用渗透性利尿药，如甘露醇及山梨醇等以及袢利尿药呋塞米等。

(2)少尿期的治疗：①饮食控制，对于ICU患者应选用高碳水化合物、低蛋白质的肠内营养剂；②液体控制，应按照"量出为入"的原则补充入液量；③高钾的防治，应用钙剂、钠溶液、高渗葡萄糖和胰岛素；④低钠血症的处理，绝大部分是稀释性的，一般仅需控制水分摄入即可；⑤代谢性酸中毒的处理，一般应用碳酸氢钠或乳酸钠注射液；⑥低钙血症、高磷血症的处理，出现症状性低钙血症时临时予以静脉补钙，中至重度高磷血症可给予氢氧化铝凝胶；⑦心力衰竭的治疗，以扩血管为主，尤以扩张静脉、减轻前负荷的药物为主；⑧贫血的处理，中至重度贫血的治疗以输血为主。

(3)多尿期的治疗：①维持水、电解质平衡；②加强营养，防治感染。

(4)恢复期的治疗：定期随访肾功能，避免使用有肾毒性的药物。

(二)药物治疗

1. 血管加压剂　急性肾损伤患者的肾血流量和肾小球滤过率减少以及尿流率下降是使用血管加压素的理论依据。

(1)去甲肾上腺素：去甲肾上腺素能减少健康人的肾脏血流量，但其对肾脏灌注的最终效应取决于它在不同血管床的复杂相互作用以及患者的身体情况。其对肾血管张力的最终作用取决于系统血压的增加和降低的肾交感神经张力启动压力感受器引起的血管扩张；肾灌注压的增加引起的自发调节的收缩血管作用；直接的α_1介导的肾脏血管作用。

(2)多巴酚丁胺：多巴酚丁胺是一种不能由机体自身合成的儿茶酚胺，对肾脏无直接作用。其主要作用于心脏，兴奋β_1受体；也可兴奋血管的β_2受体，引发周围血管扩张。其对AKI的益处在于它能增加心排血量，从而增加肾血流量。

(3)血管加压素：血管加压素通过兴奋血管平滑肌上的$V_{1\alpha}$受体增加系统血管张力。

2. 前列腺素 E　前列腺素能够扩张肾血管，增加肾血流量和肾小球滤过率，拮抗抗利尿激素的作用，从而发挥利尿、利钠的作用，并可抑制血小板聚集。

3. 多巴胺　正是由于理论上多巴胺在低剂量时有增加肾血流量、促使利尿和尿钠排泄从而保护肾脏功能的作用，低剂量的多巴胺曾广泛用于治疗 AKI。但近年来多中心随机双盲试验证实其并无肾功能保护作用。此外，由于多巴胺的其他方面的作用，如降低血清中的泌乳素、短暂降低 T 细胞功能从而削弱机体免疫力、减少生长激素分泌等，使得是否使用低剂量的多巴胺有众多争议。

4. 钙通道阻滞剂（CCB）　此类药物可提高肾小球的滤过分数、直接抑制近端小管和内髓集合管对钠的重吸收，起到利尿、利钠作用，并有抑制肾素分泌、消除氧自由基以及保护细胞免受损伤等作用。

5. 袢利尿药　袢利尿药可抑制 Cl^-、Na^+、K^+ 的主动重吸收，使 Cl^-、Na^+、K^+ 大量排出而产生强大的利尿作用。可降低肾小管细胞的代谢从而降低耗氧量，从理论上提高肾组织对缺血、缺氧的耐受力。由于一些研究表明袢利尿药不能降低患者的死亡率，且不利于 AKI 的及时诊断和治疗，因此 AKI 患者使用袢利尿药必须慎重。

6. 甘露醇　甘露醇有渗透性利尿、增加肾血流量、消除氧自由基、刺激前列腺素活性以及细胞保护等作用。由于甘露醇潜在的不良反应，如血容量减少而导致的机体电解质、酸碱平衡紊乱，也限制其在临床的应用。

三、急性肾损伤的药学监护

（一）药源性急性肾损伤的防治

药源性急性肾损伤是 ICU 患者发生 AKI 的重要原因之一。有文献显示，住院患者发生 AKI 者中约有 20% 由药物所致。

1. 发病机制　以急性肾小管坏死和急性间质性肾炎最为常见，此外还包括高渗药物引起的渗透性肾病、药物沉积引起的肾小管阻塞、肾小管血流动力学变化引起的间接损伤等，也有药物所致的肾小球疾病和血管炎，但较为罕见。与其他原因所致的 AKI 相比，药源性 AKI 在临床表现上虽缺乏特异性，但多数情况却可预防，早期识别并停用可疑药物，及时对症处理，肾脏损害常可逆转。

2. 常见的 AKI 致病药物

（1）抗感染药：抗感染药是导致 AKI 的主要药物类别之一。据我国的一项流行病学调查，药源性 AKI 致病药物中，抗感染药按照占总病例数的百分比降序排列依次为喹诺酮类（18.40%）、β- 内酰胺类（14.24%）、氨基糖苷类（12.15%）、抗结核药（5.47%）、抗病毒药（4.86%）等。不同研究中占比略有不同，但总体以氨基糖苷类、头孢菌素类和喹诺酮类药物为多。不同的抗菌药对肾脏的损伤部位不同，通常以肾小管（如氨基糖苷类、两性霉素 B 所致的急性肾小管坏死，抗病毒药所致的肾小管结晶沉积)和肾间质(如β-内酰胺类、喹诺酮类所致的急性间质性肾炎)为主,也有少数可累及肾小球(如利福平所致的新月体肾炎)。

(2)非甾体抗炎药(NSAID):NSAID可通过减少肾脏血流量、晶体沉积致急性肾小管梗阻或对肾小管上皮产生直接毒性等而引起AKI发生,风险与药品种类和用量密切相关。其中吲哚美辛致急性肾衰竭的发生率最高,阿司匹林相对较低,而双氯芬酸、布洛芬等介于两者之间。近年来选择性COX-2抑制剂的发展并未显著降低该类药物的肾脏损伤。高龄、基础肾脏病、有效血容量不足、合并使用其他肾毒性药物等为高危因素。

(3)对比剂:含碘对比剂和非碘对比剂(特别是含钆对比剂)均可引起AKI。对比剂引起的AKI通常为对比剂的渗透压、黏度作用、分子毒性等多种机制协同作用所致。目前认为肾功能正常的患者发生对比剂AKI的概率很低,而已有肾损害或同时存在糖尿病、慢性心力衰竭、高龄、合用其他肾毒性药物等高危因素时发生率明显升高。

(4)其他药物:利尿药、甘露醇可引起高渗性肾病,钙调磷酸酶抑制剂可导致肾血管收缩而引起AKI的发生。口服磷酸盐及化疗药也是导致AKI发生的常见药物。

(5)易被忽视的AKI致病药物:随着质子泵抑制剂临床应用的日益广泛,此类药物所致的肾损害引起广泛关注。国外报道此类药物可引起药源性急性间质性肾炎。肾素-血管紧张素-醛固酮系统是机体内重要而复杂的神经内分泌调节系统,而作用于该系统的血管紧张素转换酶抑制药(ACEI)和血管紧张素Ⅱ受体拮抗剂(ARB)在临床应用中引发AKI的报道并不少见。通常认为ACEI/ARB致AKI的主要病理基础是血流动力学异常。由于其选择性扩张肾小球出球小动脉的作用更强,从而导致肾脏灌注降低、肾小球滤过率降低,造成肾前性AKI。而近年来研究发现,RAAS系统中存在ACE-AngⅡ-AT_1R轴,AngⅡ通过该通路参与肾脏损伤后的再生修复机制,而ACEI/ARB对AngⅡ活性的抑制作用可能也参与AKI的发生与发展。此类药物导致AKI的发生通常存在一些危险因素,如脱水、重大手术、造影剂的使用、联用NSAID等。

3. 造影剂肾病　造影剂肾病(contrast induced nephropathy, CIN)是指血管(静脉或动脉)内应用造影剂后出现的急性肾损伤。目前应用最广泛的定义是造影剂使用3天以内血清肌酐升高至少25%或44mmol/L,并排除其他导致肾损伤的病因。

(1)发病机制:①肾髓质缺血,在CIN的发生机制中占有重要地位,造影剂使用后引起短暂的肾血流量增加随后持续减低,导致髓质缺血。造影剂可致肾小管耗氧量增加,加重髓质缺血。造影剂可致渗透性利尿作用,导致机体循环血量减少,加重肾缺血。造影剂可致肾局部NO生成减少、局部血管收缩，加重髓质缺血。②活性氧自由基，在 CIN 的发生机制中占有重要地位，但目前其具体机制尚未完全阐明。③循环内皮祖细胞数目减低。

（2）危险因素：包括患者因素及操作相关因素，此外心源性休克是 CIN 的独立预测因子。

（3）预防：①造影剂的选用。依据造影剂的渗透压不同，将造影剂分为高渗性、等渗性和低渗性 3 类。高渗性造影剂的渗透压为 3662~5150kPa，为血浆渗透压的 5~8 倍；低渗性造影剂的渗透压约为 2317kPa；等渗性造影剂碘克沙醇的渗透压约为 746kPa，与血浆渗透压基本相同。关于渗透压对 CIN 发生率的影响一直存在争议，以往的研究多认为高渗性造影剂较等渗性及低渗性造影剂更容易导致 CIN。但近期研究发现，动脉应用造影剂时，低渗性造影剂碘海醇较其他低渗性造影剂相比增加 CIN 发生率，而同属低渗性造影剂的碘帕醇则可降低 CIN 发生率。有研究证实，等渗性及低渗性造影剂导致的 CIN 发生率并无明显差异，可见单纯依据渗透压无法预测 CIN 的发生率，而造影剂黏度在预测 CIN 方面意义更大。②水化。水化可预防 CIN 高危人群中该病的发生，这已成为共识。目前认为水化的机制主要是增加血容量，增加肾灌注量，降低造影剂的渗透性和利尿作用，并抑制肾素 - 血管紧张素 - 醛固酮系统的激活，提高 NO 等扩张血管物质的浓度。同时，水化可以降低造影剂在肾小管内的浓度，从而减少造影剂对肾小管上皮细胞的直接损伤作用。但目前关于水化的具体实施仍存在争议，静脉或口服途径水化的优劣也存在争议。水化剂可选择等渗盐水及低渗盐水，且前者的预防效果更好。目前普遍接受的水化量为在心功能允许的前提下，至少在造影剂使用前后 6 小时静脉使用等渗盐水 1.0~1.5ml/（kg · h）。③碱化。碳酸氢钠溶液在肾小管中的浓度增加，可以抑制肾小管和肾髓质的酸化，并中和氧自由基，从而保护肾脏。④抗氧剂。由于氧自由基在 CIN 的发生机制中占有重要地位，因此理论上抗氧剂对于 CIN 具有预防作用。目前最有前景的抗氧剂为 *N*- 乙酰半胱氨酸。⑤他汀类药物。目前认为，他汀类药物对肾的保护作用可能与其抗炎、抗氧化、扩张血管及改善肾微循环有关。⑥避免合用肾损害药物。用造影剂时，同时应用其他肾损害药物可增加造影剂肾病的发生率，两者应避免同时应用。

（二）急性肾损伤患者的药动学变化

1. 分布　对于 AKI 患者而言，一方面由于血清白蛋白合成减少或血清蛋白细胞外移增加，体内的药物与血清蛋白结合减少，导致药物的表观分布容积（V_d）增加；另一方面血清蛋白减少可致组织水肿，使药物的 V_d 进一步增加。在脓毒症 AKI 过程中，毛细血管渗漏、液体复苏、静脉营养等均可使液体体积过大，药物的 V_d 明显增加。此外，药物的血浆蛋白结合率和亲水亲脂等特性均可影响患者的 V_d。

2. 代谢　AKI 如合并肝脏功能障碍时，将进一步影响某些药物的代谢。对于某些药物的活性代谢产物可使药效增加，而某些代谢产物的蓄积可产生不良反应。

3. 排泄　大部分以原型经肾脏清除的药物在发生 AKI 时清除能力降低，排泄时间延长。

（三）急性肾损伤患者抗菌药的使用

1. 避免或慎重使用具有肾毒性的抗菌药。不建议 AKI 患者使用氨基糖苷类药物抗感染治疗，除非无其他更合适的低肾毒性替代药物。

2. 根据肾功能损伤程度和抗菌药的 PK/PD 特点优化给药方案。AKI 时，抗菌药的清除能力与内生肌酐清除率直接相关，临床应根据肌酐清除率调整剂量。但由于 AKI 时肾功能变化迅速，内生肌酐清除率的测定具有一定的滞后性，可使用改良的 Jelliffe 方程计算 Ccr，指导抗菌药的剂量调整。

3. 根据药物的亲脂 / 亲水性调整给药方案，见图 2-2。

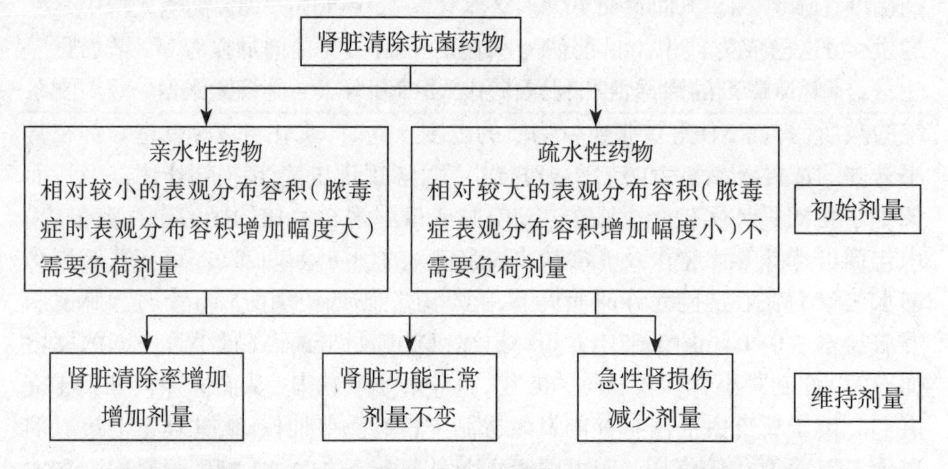

图 2-2　抗菌药亲水与否及肾功能障碍程度对抗菌药剂量调整的影响

（四）急性肾损伤患者肾脏替代治疗的抗凝方案

拟行肾脏替代治疗（RRT）的 AKI 患者，应根据其潜在风险的评估及抗凝的获益决定抗凝治疗。

1. 如果患者无出血风险和凝血功能受损，也未接受全身抗凝治疗，推荐 RRT 治疗期间使用抗凝治疗，建议按如下程序选择抗凝方式：

（1）间断 RRT：推荐使用普通肝素或低分子量肝素抗凝，不推荐其他抗凝血药。

（2）连续性肾脏替代治疗（CRRT）：无枸橼酸盐禁忌证的患者建议用局部枸橼酸盐抗凝而非肝素（包括普通肝素和低分子量肝素）。

（3）有枸橼酸盐抗凝禁忌证的患者行 CRRT：建议采用肝素（包括普通肝素和低分子量肝素）抗凝，而不推荐其他抗凝血药。

2. 有出血风险且未接受抗凝治疗的患者，建议在 RRT 期间给予以下抗凝措施：

（1）建议无枸橼酸盐禁忌证的患者局部使用枸橼酸盐抗凝，而非不抗凝。

（2）建议出血风险高的患者 CRRT 期间避免使用肝素类抗凝。

3. 肝素相关血小板减少症（HIT）患者须停用所有肝素制剂，推荐使用直接凝血酶抑制剂（如阿加曲班）或Ⅹa 因子抑制剂（达那肝素或磺达肝癸钠），不推荐其他抗凝血药或不使用抗凝血药。

4. 无严重肝衰竭的 HIT 患者，RRT 期间建议使用阿加曲班，不建议使用其他凝血酶抑制剂或Ⅹa 因子抑制剂。

第五节 水和电解质紊乱

一、水和电解质紊乱概述

水是体液的重要组成成分，具有以下重要的生理功能：①体内的一切生化反应进行的场所；②良好的溶剂，有利于营养物质及代谢产物的运输；③维持产热与散热的平衡，对体温调节起重要作用。

体液中的电解质指在体液中离解为带一个或多个电荷的离子，其主要功能为：①维持体液的渗透压平衡和酸碱平衡；②维持神经、肌肉和心肌细胞的静息电位，并参与其动作电位的形成；③参与新陈代谢和生理功能活动。

体液的正常容量和分布、正常的渗透压和各种电解质的正常含量是保证细胞代谢活动正常进行和维持器官功能的必要条件。临床上多种疾病可引起水和电解质紊乱，进而使全身器官系统，特别是心血管、神经系统的功能紊乱。因此，了解水和电解质紊乱的发生机制及其演变规律，对临床防治非常重要。

（一）体液中的主要电解质及其分布

人体血浆中的电解质对维持细胞外液的渗透压、体液的分布和转移起决定性作用。内环境的稳定对维持电解质的恒定起重要作用，而在重症患者中，由于内环境失衡更易导致电解质紊乱。因此，纠正电解质紊乱是 ICU 常需解决的问题之一。

体液中的离子主要包括 K^+、Na^+、Ca^{2+}、Mg^{2+}、Cl^-、HCO_3^-、HPO_3^- 和 SO_4^{2-} 等。细胞外液中的主要阳离子是 Na^+，主要阴离子是 Cl^- 和 HCO_3^-；细胞内液中的主要阳离子是 K^+，主要阴离子是 HPO_3^-。不同部位体液中电解质的组成及各自的浓度各不相同，但在正常情况下均处于动态平衡，保持相对稳定。

（二）体液渗透压

体液中起渗透作用的溶质主要是电解质。由蛋白质等胶体颗粒形成的渗透压称为胶体渗透压；由 Na^+、K^+ 等晶体颗粒形成的渗透压称为晶体渗透压。血浆总的渗透压是由血浆中的所有溶质颗粒所表现出来的渗透效应，由于晶体物质颗粒质量很小，粒子数目较胶体多，故血浆渗透压主要取决于晶体离子，尤其是 Na^+ 浓度。血浆渗透压的正常范围在 280~310mOsm/L，低于 280mOsm/L 为低渗，高于 310mOsm/L 为高渗。临床常用的血浆渗透压计算公式为：

$$血浆渗透压（mOsm/L）=2（Na^++K^+）+ 葡萄糖 + 尿素氮（mmol/L）$$

二、水钠代谢紊乱

水钠代谢失常常相伴发生，单纯性水（或钠）增多或减少极为少见。临床上多分为失水（water loss）、水过多（water excess）和水中毒（water intoxication）、低钠血症（hyponatremia）和高钠血症（hypernatremia）等。

（一）失水

失水是指体液丢失所造成的体液容量不足。根据水和电解质（主要是 Na^+）丢失的比例和性质，临床上常将失水分为高渗性失水、等渗性失水和低渗性失水 3 种。

1. 病因与发病机制

（1）高渗性失水：主要原因包括水摄入不足和水丢失过多 2 个方面。水摄入不足主要见于淡水供应断绝（如昏迷、创伤、吞咽困难、地震等）和导致渴感中枢迟钝或渗透压感受器不敏感的疾病（如脑外伤、脑卒中等）。水丢失过多包括经肾丢失和肾外丢失。肾丢失的常见原因有中枢性尿崩症、非溶质性利尿药、糖尿病酮症酸中毒、非酮症性高渗性昏迷、鼻饲综合征和溶质性利尿等；肾外丢失的常见原因有中暑、烧伤开放性治疗、哮喘持续状态、气管切开以及惊厥等。

（2）等渗性失水：主要原因包括消化道丢失（如呕吐、腹泻、胃肠引流等）和皮肤丢失（如大面积烧伤、剥脱性皮炎等）2 个方面。

（3）低渗性失水：主要原因包括补充水过多和肾丢失 2 个方面。其中肾丢失的常见原因有排钠性利尿药过量使用、肾小管中存在大量不被吸收的溶质（如尿素）、急性肾衰竭（多尿期）、肾小管性酸中毒、糖尿病酮症酸中毒、肾上腺皮质功能减退症等。

2. 临床表现

（1）高渗性失水：轻度失水，渴感中枢兴奋而产生口渴，刺激抗利尿激素释放，水重吸收增加，尿量减少，尿比重增高。中度失水，醛固酮分泌增加，血浆渗透压升高，口渴感严重，咽下困难，声嘶；有效循环容量不足，心率加快；皮肤干燥、弹性下降；进而由于细胞内失水造成乏力、头晕、烦躁。重度失水，脑细胞严重脱水，出现躁狂、谵妄、定向力障碍、幻觉、晕厥和脱水热等神经系统异常症状；若失水量相当于体重的15%时，可出现高渗性昏迷、低血容量性休克、尿闭和急性肾衰竭。

（2）等渗性失水：少尿、口渴，严重者血压下降，但渗透压基本正常。

（3）低渗性失水：由于循环血量减少，可出现乏力、尿少、口渴、头晕等。进一步发展，可出现恶心、呕吐、肌肉痉挛、手足麻木、静脉下陷和直立性低血压。严重时可出现血压下降、四肢发凉、低体温等休克表现，并伴有木僵等神经症状，甚至昏迷。

3. 治疗　积极治疗原发病，严密注意重症患者每日的出入量，监测血电解质等指标的变化，避免不适当的脱水、利尿、鼻饲高蛋白饮食等。已发生失水时，应依据失水的类型、程度和机体情况决定补充液体的种类、途径和速度。补液总量应包括已丢失的液体量及继续丢失的液体量两部分。已丢失量可以依据失水程度、体重减少量、血钠浓度或血细胞比容计算，依据血钠浓度的计算适用于高渗性失水者，依据血细胞比容的计算适用于估计低渗性失水的失水量。临床实践中，应根据患者的实际情况适当增减，补液速度宜先快后慢。重症者开始4~8小时内补充液体总量的1/3~1/2，其余在24~48小时内补完。具体的补液速度要根据患者的年龄，心、肺、肾功能和病情而定。在补液过程中应记录24小时出入量并密切监测体重、血压、脉搏、血清电解质和酸碱度。对重症失水患者宜监测中心静脉压等血流动力学指标指导补液。

（1）高渗性失水的治疗：一般对高渗状态伴有细胞外液量不足的患者，治疗时首先要补充血容量。开始治疗时可输入等渗生理盐水，严重时可给予血浆或其他容量扩张剂。一旦循环衰竭纠正、组织灌注充足后，再给予低渗盐水。补液量可按血钠值估算，即需水量（L）= 体重（kg）× 0.6 ×（1–140/ 实测 $[Na^+]$）。对中、重度脱水患者应在开始的4~8小时内补充计算量的1/3~1/2，剩余的1/2~2/3在24~48小时内继续补充。

（2）等渗性失水的治疗：补液中的含钠液体约占1/2，以补充等渗溶液为主。首选0.9%氯化钠液，由于正常细胞外液的钠、氯比值为7∶5，长期使用可引起高氯性酸中毒，可以选择0.9%氯化钠液1 000ml+5%葡萄糖液500ml+5%碳酸氢钠液100ml的配方以更符合生理需要。

（3）低渗性失水的治疗：补液中的含钠液体约占2/3，以补充高渗液为主。宜将上述配方中的5%葡萄糖液500ml换成10%葡萄糖液250ml。一般先补给补钠量[补钠量（mmol）=（142mmol/L– 实测血清钠）× 0.6（女性0.5）× 体重（kg）]的1/3~1/2。

4. 药学监护 高渗性失水(特别是除氮质血症所致以外的高渗血症,如高钠、高糖、甘露醇所致的高渗血症)的治疗中应特别注意的是不能用低渗液过快纠正高钠、高糖性高渗脱水。若在短时间内完全纠正高渗血症,可能导致致命性的脑水肿或持久性的神经损害。这是因为高渗状态时细胞对较长时间的细胞外液高渗可发生代谢适应,即细胞通过溶质积聚,使细胞内外液渗透梯度降低,减少细胞内液外渗,这种对高渗状态的代谢适应结果可使细胞不至于过分皱缩。若将细胞外液高渗状态迅速纠正到"等渗",此时细胞内渗透压则高于细胞外,导致水内渗甚至引起脑水肿及渗透压性脱髓鞘综合征(等渗性水中毒)。所以纠正高渗性脱水,血钠下降速度不应过快,以每小时0.5mmol/L,即每天下降10~12mmol/L为宜。

低灌注状态的重症患者应慎重使用乳酸钠林格液。由于糖酵解以及静脉补液中含有乳酸盐,易发生乳酸酸中毒,应当警惕。

(二)水过多和水中毒

水过多是水在体内过多潴留,若过多的水进入细胞内,导致细胞内水过多则称为水中毒(water intoxication)。水过多和水中毒是稀释性低钠血症的病理表现。

1. 病因与发病机制 常见的病因包括ADH代偿性分泌增多(如右心衰竭、低蛋白血症等);ADH分泌失调综合征;肾水排泄障碍(如急性肾衰竭少尿期);盐皮质激素和糖皮质激素分泌不足;渗透阈重建;肾水排泄功能正常,但能兴奋ADH分泌的渗透阈降低(如孕妇);ADH用量过多(如中枢性尿崩症治疗不当)等主要方面。

2. 临床表现 分为急性和慢性2种。急性者起病急,精神神经表现突出,如头痛、精神错乱、定向力障碍、共济失调、癫痫样发作、嗜睡与躁动交替出现以致昏迷;也可呈头痛、呕吐、血压增高、呼吸抑制、心率缓慢等颅内高压的表现。慢性轻度水过多仅有体重增加,当血浆渗透压低于280mOsm/L(血钠125mmol/L)时,有疲倦、表情淡漠、恶心、食欲减退等表现和皮下组织肿胀;当血浆渗透压降至240~250mOsm/L(血钠115~120mmol/L)时,会出现头痛、嗜睡、神志错乱、谵妄等神经精神症状;当血浆渗透压降至230mOsm/L(血钠110mmol/L)时,可发生抽搐或昏迷。若血钠在48小时内迅速降至108mmol/L以下,可致神经系统永久性损伤或死亡。

3. 诊断 依据病史,结合临床表现及必要的实验室检查,一般可作出明确诊断。但同时须作出水过多的病因和程度(体重变化、出入水量、血钠浓度等),有效循环血容量和心、肺、肾功能状态,血浆渗透压等判断,将有助于治疗和判断预后。一般来讲,水过多和水中毒时尿钠>20mmol/L,而缺钠性低钠血症的尿钠常会明显减少甚至消失。

4. 治疗 水过多和水中毒的治疗首先是积极治疗原发病，同时记录24小时出入量，控制水的摄入量和避免补液过多可预防水过多的发生或其病情的加重。轻症者限制进水量，使入水量少于尿量，适当服用依他尼酸（利尿酸）或呋塞米等袢利尿药可以纠正。急重症者的治疗重点是保护心、脑功能，纠正低渗状态（如利尿脱水），主要包括高容量综合征和低渗血症。高容量综合征以脱水为主，治疗上着重于减轻心脏负荷，首选呋塞米或依他尼酸等袢利尿药。急重症者可用呋塞米20~80mg，每6小时静脉注射1次；依他尼酸25~50mg，用25%葡萄糖液40~50ml稀释后缓慢静脉注射，必要时2~4小时重复使用。有效循环血容量不足者要补充有效血容量。危急病例可采取血液超滤治疗。用硝普钠、硝酸甘油等保护心脏，减轻其负荷。明确为ADH分泌过多者，除病因治疗外，可选用利尿药、碳酸锂等治疗。低渗血症，特别是已出现精神神经症状者，应迅速纠正细胞内低渗状态，除限水、利尿外，应使用3%~5%氯化钠液快速纠正低钠血症，一般剂量为3%氯化钠6~12ml/kg可提高血清钠5~10mmol/L，调节剂量和输液速度，一般以分次补给为宜，注意纠正钾代谢失常和酸中毒。使用高渗盐水有发生高血容量及肺水肿的潜在风险，血流动力学监测有助于发现及预防肺水肿。输入呋塞米可产生低渗尿，故在输注3%氯化钠的同时输入呋塞米（1mg/kg）可以提高血钠浓度及减少肺水肿的风险。

（三）低钠血症

低钠血症是指血清钠浓度低于135mmol/L。

1. 病因与发病机制 低钠血症的形成机制主要有水过量或钠丢失。

（1）水过量：因水过量引起的低钠血症称为稀释性低钠血症，其特征为细胞外液容量扩张。常见于肾排水能力减低的同时不断摄入液体，尤其是低渗液体。有效循环血量减少或其他非渗透性刺激使ADH释放，则导致低钠血症，称为ADH异常分泌综合征（SIADH）。ADH分泌增多的原因有：①下丘脑ADH生成增多，包括中枢系统功能紊乱如脑外伤、脑血管意外和脑部肿瘤；内分泌功能紊乱如甲状腺功能紊乱、艾迪生病；术后特别是心脏术后。②ADH病理性分泌过多，如恶性肿瘤尤其是肺癌。③摄入ADH样药物，如血管加压素、催产素，尤其是和无钠静脉输液一起给药。④药物导致ADH释放增多或ADH对远端肾小管和集合管的作用增强，如口服降血糖药、三环类抗抑郁药、吗啡、抗胆碱能药、抗惊厥药、前列腺素抑制剂等。稀释性低钠血症还见于肾衰竭，肾排水能力降低。此外还见于精神性多饮，饮水过多超过肾排泄能力也能导致稀释性低钠血症。

（2）钠丢失：钠丢失导致的低钠血症称为短缺性低钠血症，其特征为细胞外液容量减少。钠丢失有经肾和肾外2种途径。经肾丢失钠多见于长期应用利尿药而又低盐饮食者；肾外丢失常随体液丢失而发生，如呕吐、腹泻或肾上腺功能低下。

2. 临床表现　低钠血症的症状是非特异性的。轻度低钠血症（血钠浓度为 120~135mmol/L）主要有味觉减退、肌肉酸痛；中度低钠血症（血钠浓度为 115~120mmol/L）有头痛、个性改变、恶心、呕吐等；重度低钠血症（血钠浓度低于 115mmol/L）则可出现昏迷、反射消失。

3. 诊断　低钠血症根据血、尿渗透压以及电解质测定可确诊。

（四）高钠血症

高钠血症是指血清钠浓度高于 145mmol/L。

1. 病因与发病机制

（1）水的丢失超过钠的丢失：机体丢失低渗体液，如在发热、过度换气和暴露于高温环境时经呼吸道和皮肤丢失。另外，严重腹泻、呕吐亦可经胃肠道丢失大量低渗体液。中枢神经系统疾病可影响 ADH 的分泌或其对肾的作用，削弱肾重吸收水的能力，导致肾排水多于排钠。渗透性利尿也会使肾失水多于失钠。丢失大量低渗体液后，如不能及时补充，可发生伴有细胞外液容量不足的高钠血症。

（2）钠的摄入超过水的摄入：因摄入过多导致的高钠血症较少见。可见于意外大量口服食盐或海水，医源性因素包括静脉大量输注含钠液体。高钠血症时细胞外液容量可基本正常，也可伴有细胞外液容量减少，还可出现细胞外液容量增多的情况。

2. 临床表现　高钠血症的症状也是非特异性的，这些症状由渗透压升高的程度和高渗形成的速度决定。主要表现为中枢神经系统症状，包括意识状态的改变、恶心、癫痫发作、眼球震颤和中枢性过度通气；其他包括四肢痉挛、代谢性酸中毒和因胰岛素抵抗而产生的高血糖。

3. 诊断　通过尿和血浆电解质、渗透压的测定可诊断。

4. 治疗　高钠血症的治疗原则是防止水继续丢失和纠正低血容量。原则上尽可能通过胃肠道补充，包括口服和鼻饲。不能进食的患者可静脉给予 0.45% 氯化钠溶液或葡萄糖溶液。对有症状的急性高钠血症可快速予以纠正，但在血清钠水平已经下降 20~25mmol/L 或血清钠水平已经降至 148mmol/L 以下等情况时应停止快速纠正。水的需要量按以下公式计算：水补充量（L）=0.6（女性 0.5）× 体重（kg）×（实测血钠浓度 / 预期血钠浓度 −1）。肾功能障碍者必要时可行血液透析治疗。

水钠代谢紊乱的分类、治疗原则、药物治疗及药学监护见表 2-5、表 2-6 和表 2-7，治疗流程见图 2-3。

表 2-5 水钠代谢紊乱的分类与治疗原则

	正常值	紊乱类型	病因分类	治疗原则
血钠	135~145mmol/L 钠代谢紊乱是内环境失衡中最常见的一种紊乱，水、钠代谢紊乱常同时或先后发生	高钠血症 血清钠＞145mmol/L 轻度增高：血钠 145~160mmol/L 中度增高：血钠 161~170mmol/L 重度增高：血钠＞170mmol/L 致命性高钠血症或重症高钠血症：血钠＞190mmol/L 时，可导致高死亡率和严重的神经后遗症	水摄入不足导致高钠血症 水丢失过多导致高钠血症 钠排泄障碍导致高钠血症	首要问题是去除病因 不能用低渗液过快纠正高钠。血钠下降速度要慢，血钠浓度每 8 小时内降低应＜15mmol/L，即每小时减低＜0.5~2mmol/L。补液过速、降低高渗状态过快可能引起脑水肿、惊厥、神经损害，甚至死亡。补液中适当补钾，既可不使体液渗透压下降过快，又不会增加钠负荷
		低钠血症 血清钠＜135mmol/L	摄入不足 排出过多 水中毒	钠盐摄入量：7~12g/d 尿钠量：正常成人 24 小时内 70~90mmol，合氯化钠 4.1~5.3g。如果尿 Na^+ ＜34.19mmol/L 或缺如，提示体内缺 Na^+ 补钠：一般在 Na^+ ＜125mmol/L 时才需要补钠，不然则通过摄水控制以纠正。 血钠提升速度：24 小时内 8~10mmol/L

表 2-6　低钠血症的药物治疗及药学监护

补钠依据	补钠方法	药学监护
根据血钠计算*	男性： 应补钠总量（mmol）=[142– 患者血 Na^+（mmol/L）]× 体重（kg）× 0.6 应补氯化钠总量（g）=[142– 患者血 Na^+（mmol/L）]× 体重（kg）× 0.035 应补生理盐水（ml）=[142– 患者血 Na^+（mmol/L）]× 体重（kg）× 3.888 应补 3% 氯化钠（ml）=[142– 患者血 Na^+（mmol/L）]× 体重（kg）× 1.166 6 应补 5% 氯化钠（ml）=[142– 患者血 Na^+（mmol/L）]× 体重（kg）× 0.7 女性： 应补钠总量（mmol）=[142– 患者血 Na^+（mmol/L）]× 体重（kg）× 0.5 应补氯化钠总量（g）=[142– 患者血 Na^+（mmol/L）]× 体重（kg）× 0.03 应补生理盐水（ml）=[142– 患者血 Na^+（mmol/L）]× 体重（kg）× 3.311 应补 3% 氯化钠（ml）=[142– 患者血 Na^+（mmol/L）]× 体重（kg）× 1.0 应补 5% 氯化钠（ml）=[142– 患者血 Na^+（mmol/L）]× 体重（kg）× 0.596	按公式求得的结果，一般可先给总量的 1/3~1/2，然后再根据临床情况及检验结果调整下一步的治疗方案 单位换算： 氯化钠：mmol × 58.5（分子量）=mg 生理盐水：mmol × 58.5 × 0.1/0.9=ml
按 Hb 浓缩程度	正常人的细胞外液量＜A＞ × Hb（g）＜B＞ = 缺 Na^+ 后的细胞外液量＜C＞ × 缺 Na^+ 后 Hb（g）＜D＞ 正常人的 Hb：男 140g/L，女 125g/L；细胞外液量 = 体重（kg）× 0.20	
根据体重下降程度**	所需 0.9% 氯化钠（ml）= $\frac{（原有体重 - 现有体重）\times 142 \times 1\,000}{154}$	
根据缺钠程度估算	分度　缺钠表现　血钠数值　补充 0.9% 氯化钠数 轻度　乏力、淡漠　120~134mmol/L　30ml/kg	

续表

补钠依据	补钠方法				药学监护
	中度	加恶心、血压↓	110~120mmol/L	60ml/kg	
	重度	加休克、尿少	110~120mmol/L	60ml/kg	
		比重↓、昏迷	＜110mmol/L	90ml/kg	
假性低钠血症	血脂↑，血液含水↓，血 Na^+↓ 血脂（mmol/L）×0.71= 血 Na^+ 下降 mmol 数				

注：* 上述式中的 142 为正常血 Na^+ 值，以 mmol/L 计；** 154 是 0.9% 氯化钠 1 000ml 内含 Na^+ 的 mmol 数。

表 2-7　高钠血症的药物治疗及药学监护

原因	补水量计算	药学监护
水摄入不足	缺水量： 男性：缺水量（L）=0.6× 体重（kg）×[1-（正常血钠浓度 mmol/L）/（患者所测得的血钠浓度）] 女性：缺水量（L）=0.5× 体重（kg）×[1-（正常血钠浓度 mmol/L）/（患者所测得的血钠浓度）] 此公式内的体重是指发病前原来的体重。计算所得的缺水量是粗略估计，不包括等渗液的欠缺、每天生理需要补充的液体（每天约 1 500ml）和继续丢失的液体在内	所补液体经口服或静脉滴注 等渗葡萄糖为首选，或用等渗盐水（0.9%）与等渗 5% 葡萄糖液（按 1∶3 或 1∶1 的比例混合配方静脉滴注） 口服或鼻胃管灌注的优点：吸收快，安全 重度脱水或急需补液扩容量时，或患者有明显的呕吐、梗阻、腹泻时，则必须静脉补液。若伴有高血糖，液体中的葡萄糖浓度以 2.5% 为宜

续表

原因	补水量计算	药学监护
	如果不知道患者原来的体重，则可按下列公式计算所需补充的水量： 男性：所需的补充水量（L）=4× 现有体重（kg）× 欲降低的钠量（mmol/L） 女性：所需的补充水量（L）=3× 现有体重（kg）× 欲降低的钠量（mmol/L） 失水程度： 中度（失水占体重的 5%，失水 4 000~5 000ml） 重度（10%，8 000~10 000ml） 补水量： 根据测得的血 Na^+ 浓度来计算： 补水量（ml）=[血钠测得值（mmol）– 血钠正常值（mmol）]× 体重（kg）×4 当日先给补水量的一半，即 1.2L，另一半在次日补给。此外，还应补给当日需要量	中至重度失水：应在开始的 4~8 小时内补充所计算液量的 1/3~1/2，剩余的液量可以在 24~48 小时内继续补充。同时应密切观察临床变化，根据补液后的反应，包括尿量是否增多、血清钠是否下降、尿渗透压、尿比重是否降低等，综合判断补液量是否充足
水丢失过多	开始治疗时使用等渗盐水，补液速度宜快 组织灌注充足、循环改善后，使用低渗盐水（1∶1 的 5% 葡萄糖液和 0.9% 生理盐水），补液速度放慢	
钠排泄障碍	补液量 $缺水量(L)=0.6\times 体重(kg)\times\left(\frac{血钠实测值(mmol/L)}{140(mmol/L)}-1\right)$	细胞外液容量过度扩张可致肺水肿，可给予利尿药如呋塞米促进体内钠的排出。但这些利尿药的排水作用强于排钠，故应及时补充水分，以免加剧高渗血症 肾功能正常时，Na^+ 可以迅速随尿液排出。肾衰竭或肾功能不全患者可以采用血液透析或腹膜透析治疗，借助高渗葡萄糖透析液透析，来校正高钠性脱水状态。透析速度应进行监测调整，以防止血浆 Na^+ 浓度降低过快而发生脑水肿

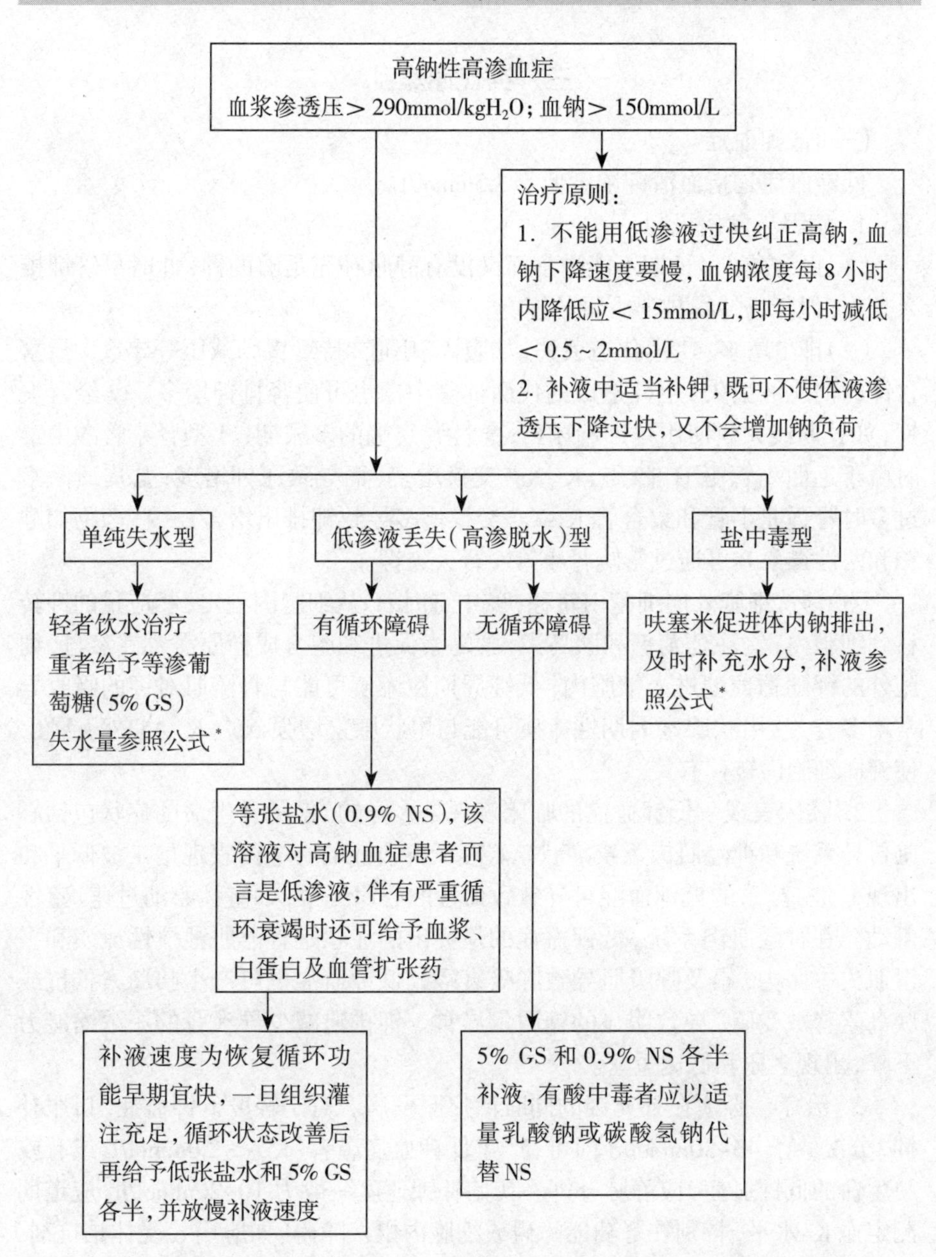

*单纯失水：男性所需水量 =4× 体重（kg）× 欲降的钠量（mmol/L）；
女性所需水量 =3× 体重（kg）× 欲降的钠量（mmol/L）。

图 2-3　高钠血症的治疗流程

三、钾代谢紊乱

（一）低钾血症

低钾血症是指血清钾浓度低于3.5mmol/L。

1. 病因与发病机制

（1）摄入减少：长期不能进食而又没有静脉补充足够的钾，此时尽管钾摄入减少，但肾仍持续排泄少量的钾。

（2）排出增多：①消化道丢失，如腹泻、呕吐、持续胃肠减压等导致大量富含钾的消化液丢失，呕吐造成的代谢性碱中毒也可使肾排钾增多。②经肾失钾，如长期或大量使用排钾利尿药；急性肾衰竭的多尿期；Ⅰ型肾小管酸中毒时由于远曲小管泌 H^+ 障碍，K^+-Na^+ 交换增多，而导致尿钾增多；盐皮质激素过多时肾远曲小管和集合管 K^+-Na^+ 交换增多导致钾排出增多；一些药物如顺铂和两性霉素B可通过影响肾小管使肾丢失钾。

（3）钾从细胞外向细胞内转移：碱中毒时 H^+ 从细胞内溢出，相应量的钾转移到细胞内；输注葡萄糖和胰岛素，胰岛素促进细胞合成糖原需要钾参与，细胞外的钾随葡萄糖进入细胞内；低钾周期性瘫痪可能与骨骼肌对钾的吸收异常增多有关；甲状腺素周期性瘫痪可能与甲状腺素增强 Na^+，K^+-ATP酶活性，使钾向细胞内转移有关。

2. 临床表现　低钾血症的临床表现是多样的，最危及生命的症状包括心脏传导系统和神经肌肉系统症状。轻度低钾血症的心电图表现是T波低平和出现U波，严重的低钾血症可导致致命性的心律失常，如室性心动过速、室性颤动。在神经肌肉系统，低钾血症的最突出的症状是骨骼肌弛缓性瘫痪和平滑肌失去张力，累及呼吸肌导致呼吸衰竭。低钾血症也可产生胰岛素抵抗或胰岛素释放受阻，导致明显的糖耐量异常。钾排泄减少导致肾的尿浓缩能力下降，出现多尿和低比重尿。

3. 治疗　必须在补充钾的同时治疗原发病。对于轻度低钾血症，口服补钾，分次给予40~80mmol/d即可；严重低钾血症患者（$K^+ < 2.0$mmol/L或有威胁生命的低钾血症）应静脉补钾。初始补钾速度一般为10~20mmol/h，应定期测定血 K^+ 水平，特别在肾功能障碍或细胞内摄入障碍（如应用α受体拮抗剂）的患者，更应该监测血 K^+ 水平。对于威胁生命的严重低钾血症，在密切监测血钾的情况下可经中心静脉补钾，静脉补钾的速度可达40mmol/h。

钾代谢紊乱的分类及治疗原则见表2-8，重症患者低钾血症的治疗流程与药学监护见表2-9和图2-4。

表 2-8　钾代谢紊乱的分类及治疗原则

正常值	紊乱类型	病因分类	治疗原则
3.5~5.5mmol/L 钾 98% 存在于细胞内，是细胞内主要的电解质。钾离子参与维持细胞的正常代谢、维持细胞内液的渗透压和酸碱平衡、维持神经肌肉组织的兴奋性以及维持心肌的正常功能	高钾血症 血清钾＞5.5mmol/L	肾排钾减少 细胞内钾外流 含钾药物摄入过多 输入大量库存血 洋地黄中毒	立即停止摄入钾 积极防治心律失常 迅速降低血钾 及时处理原发病和恢复肾功能 促进多余的钾排出体外
	低钾血症 血清钾＜3.5mmol/L	低摄 高排（疾病、药物） 细胞内转移	“见尿补钾” 补钾 3、6、9 的原则：轻度缺钾（3.0~3.5mmol/L）一天额外补充氯化钾 3g；中度缺钾（2.5~3.0mmol/L）一天额外补充氯化钾 6g；重度缺钾（＜2.5mmol/L）一天额外补充氯化钾 9g 如果患者无法进食，还要加上每日生理补钾量，即加上氯化钾 6g

表 2-9　重症患者低钾血症的药物治疗及药学监护

补钾途径	药物	用法	注意事项
口服	氯化钾缓释片	1g b.i.d.	整片吞服，不得咬碎 服药后粪便中可能含有白色的残存的缓释辅料
	氯化钾注射液口服	1g b.i.d.~t.i.d.（根据具体补钾量确定）	为减少胃肠道刺激性，建议加入适量牛奶或果汁中，混匀后服用
静脉	氯化钾注射液	15ml 10% 氯化钾注射液 + GS/NS 500ml，静脉滴注	先用 NS，如血钾已基本正常，则用 GS，这可有助于预防高钾血症 静脉补钾，可及时快速纠正低钾血症、降低并发症的风险。但需要注意的是，静脉补钾需同时加大补液量，这可能会增加心脏负荷。且由于药物刺激性，可能导致静脉炎及疼痛的发生

续表

补钾途径	药物	用法	注意事项
		10% KCl 原液静脉缓慢推注	必须经中心静脉给药，需密切监护
	氯化钾注射液	10% KCl 15ml 微量泵加入 35ml 液体，< 8ml/h	优点是安全，大静脉即可，补液量小，但补钾量不多
		药物配置和用量同上不变，泵入速度提升为 8~20ml/h	相对比较安全。同时提高补钾速度，但对血管的刺激性加大，故一般需要中心静脉，必要时心电监护
		10% KCl 30ml 微量泵加入 20ml 液体，10~50ml/h 泵入	氯化钾已达到 0.74~3g/h（极量），必须进行心电监护，每小时测血气和电解质，准备相关抢救药品备用
		输液泵静脉补钾速度均匀，药量准确，能保持最佳有效血药浓度，同时可以减少补液量。此方法是抢救心功能不全，合并严重低钾血症的最佳途径。但缺点是引起高钾血症的风险最大	

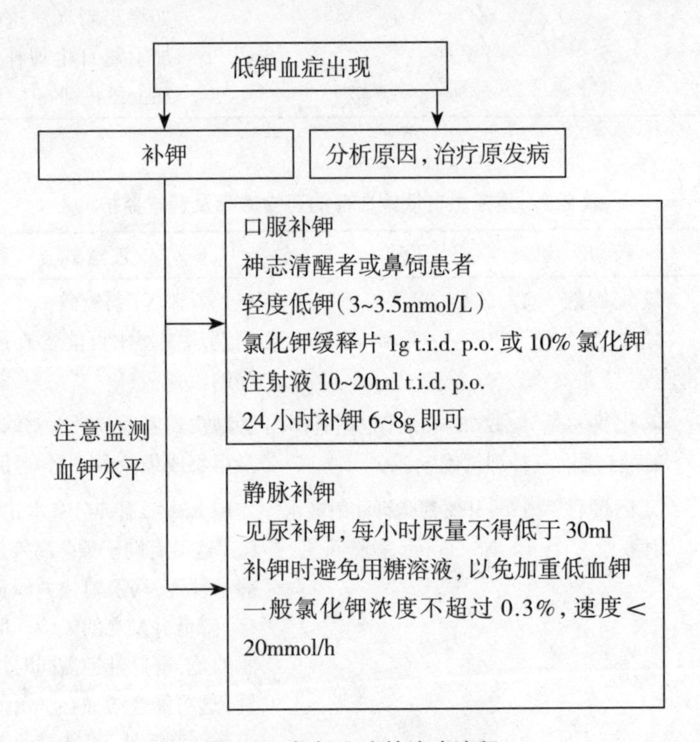

图 2-4　低钾血症的治疗流程

案例：患者，女，63岁。主因“重症肺炎，Ⅰ型呼吸衰竭”自呼吸科转入ICU治疗。转入时神志清楚，精神差，T 37.5℃，HR 100次/min，BP 142/83mmHg，R 26次/min。予气管插管、呼吸机辅助呼吸，化痰，抗感染，抑酸，保护胃黏膜等对症支持治疗，维持水、电解质及酸碱平衡。血气分析：pH 7.34，PCO_2 33mmHg，PO_2 44mmHg，HCO_3^- 17.8mmol/L，BE^- 7.1mmol/L，SO_2 76%。生化：Cr 59μmol/L，GPT 56.8U/L，GOT 107.8U/L，Na 135.7mmol/L，K 3.75mmol/L，乳酸6.56mmol/L。转入第2日给予白蛋白后予托拉塞米20mg i.v.利尿。入院第3日Cr 74μmol/L，K 2.75mmol/L，乳酸7.53mmol/L。遂予以NS 30ml+10%氯化钾3g i.v.泵入15ml/h st，10%氯化钾6g胃管注入（稀释后）st。次日查Cr 66μmol/L，K 4.19mmol/L。入院第5日因肺孢子菌PCR检测阳性，镜检可见肺孢子菌包裹，考虑卡氏肺孢子菌肺炎，予复方磺胺甲噁唑1.44g q6h. p.o.，并加用甲泼尼龙40mg i.v. q12h.。入院第6日查K 2.98mmol/L，血肌酐正常，予以10%氯化钠60ml胃管注入（稀释后）st、10%氯化钾6g胃管注入（稀释后）st、NS 30ml+10%氯化钾3g i.v.泵入20ml/h st。同时由于患者存在水钠潴留，继续予以托拉塞米20mg i.v.利尿治疗。第7日K 4.16mmol/L。第8日K 3.20mmol/L，并予以10%氯化钾6g胃管注入（稀释后）st、NS 30ml+10%氯化钾3g i.v.泵入20ml/h st。入院第9~12日甲泼尼龙减量至40mg i.v. q.d.，血钾水平均在正常范围内，病情好转，转出ICU。

分析：患者自发病以来，进食差，而且处于疾病的应激状态，出现因钾摄入不足导致的低血钾。治疗过程中应用排钾利尿药，因此，也存在排出过多造成的低血钾。严重低血钾时采用静脉补钾；入院后患者病情好转后，存在轻至中度的低钾血症，开放肠道后采用胃管内补钾治疗，补钾效果可。补钾前应了解肾功能，尿量必须在30~40ml/h以上或逐日尿量＞500ml方可静脉补钾。该患者的血肌酐基本正常，可以静脉补钾。补钾的剂量不宜过多，参考血清钾水平，每天补钾40~80mmol不等，即氯化钾3~6g。钾的浓度不宜过高，一般不超过40mmol/L，即1 000ml液体中的氯化钾含量不超过3g。绝对禁止以高浓度的含钾液体直接静脉注射，以免导致心搏骤停。静脉补钾的速度不宜过快，一般速度限制在0.75~1.5g/h；否则，补钾速度过快可致血钾短时间内增高，引起致命性结果。

(二)高钾血症

高钾血症是指血清钾浓度超过5.5mmol/L。

1. 病因与发病机制　高钾血症是由于摄入增加或排出减少，或钾由细胞内向细胞外转移造成的。

(1)摄入增多：在肾功能正常的情况下，高钾饮食一般不会引起高钾血症，只有在静脉补充钾过多过快，特别是肾功能低下时可能引起高钾血症。

(2)排出减少：是引起高钾血症的主要原因。常见于①肾衰竭：急性肾衰竭少尿期和慢性肾衰竭少尿或无尿期由于肾小球滤过率减少和肾小管排钾功能障碍，可发生高钾血症。②盐皮质激素缺乏：醛固酮分泌减少或作用减弱时，肾远曲小管和集合管对钾的排泌降低，发生高钾血症，见于艾迪生病、肾上腺皮质激素合成所需要的酶缺乏等情况。③原发性肾小管泌钾障碍：见于Ⅳ型肾小管酸中毒，是由于远曲小管对钾的分泌障碍造成的。④药物：保钾利尿药抑制远曲小管和集合管对钾的分泌，洋地黄类药物抑制细胞膜 Na^+，K^+-ATP酶，血管紧张素转换酶抑制药造成高钾血症。

(3)钾由细胞内向细胞外大量转移：可能发生在细胞大量分解、酸中毒、组织缺氧、家族性高钾性周期性瘫痪和胰岛素缺乏等情况。

2. 临床表现　高钾血症主要影响心脏和神经肌肉的传导，可导致严重的心动过缓、房室传导阻滞甚至窦性停搏。轻度高钾血症(血清钾为5.5~6.0mmol/L)时，心电图表现为T波高尖；而血钾继续升高时，P-R间期延长，P波消失，qRS波增宽，最终心脏停搏。对于神经肌肉，高钾血症的表现与低钾血症非常类似，包括骨骼肌和平滑肌的无力麻痹。

3. 治疗　对于高钾血症必须在对症治疗的同时予以病因治疗。应用呋塞米或其他袢利尿药治疗可以使肾发挥最大排钾作用。口服或直肠应用小剂量聚苯乙烯磺酸钠可以排出钾。严重高钾血症必须立即处理，使钾转移到细胞内或使钾排出体外：①通过钙离子来改变自律细胞的兴奋性，能够立即保护心脏免受高钾血症对传导系统的损害。一般给予10%葡萄糖酸钙10~20ml静脉推注。②促使钾离子向细胞内转移，用10%葡萄糖加入胰岛素静脉滴注。③呋塞米或者其他袢利尿药静脉推注后能够最大限度地发挥肾排钾作用。以上处理不能纠正的高钾血症和严重威胁生命的高钾血症(血清钾>6.5mmol/L)需要行血液透析治疗。

重症患者高钾血症的药物治疗及药学监护见表2-10。

表 2-10 重症患者高钾血症的药物治疗

分类	药物	作用机制	用法	药学监护
拮抗剂	钙剂	钙离子具有增加细胞膜稳定性，稳定细胞膜而降低通透性，可减少钾离子流出的作用。钾离子和钙离子均为阳离子，注射钙离子会竞争心肌上的阳离子通道，从而减轻钾离子对心脏的毒害作用。提高钙离子浓度可以强化心肌张力，克服钾离子对心脏的抑制作用	10% 葡萄糖酸钙或 5% 氯化钙 10ml+5% GS 20~40ml 缓慢静脉推注 10 分钟，5~10 分钟内无效可再次应用	可预防急性心脏事件，通常 1~3 分钟起效，持续 30~60 分钟，钙剂应作为起始治疗（特别是血清钾＞7mmol/L 或出现 P 波渐消失、高尖的 T 波、QRS 延长等） 需注意血钙迅速升高可加重洋地黄的心脏毒性，故如患者应用洋地黄类制剂，钙剂应用需慎重，推注速度要慢，或避免使用
促进钾细胞内移	短效胰岛素 + 葡萄糖	胰岛素促进葡萄糖转化成糖原的过程中，将钾离子带入细胞内，可以暂时降低血液中的钾离子浓度	50% GS 50ml 或 5%~10% GS 500ml+ 短效胰岛素 6~18U（按每 4g GS 给予 1U 短效胰岛素静脉滴注）	10~20 分钟起效，持续 4~6 小时，适用于血糖＜ 14mmol/L 的患者
	β 受体激动剂	激活 Na^+, K^+-ATP 酶系统，促进钾离子转运进细胞内	沙丁胺醇 10~20mg 雾化吸入，20 分钟起效，持续 90~120 分钟	心动过速患者慎用
	碱剂	可造成药物性碱血症，促使 K^+ 进入细胞内；Na^+ 对抗 K^+ 对心脏的抑制作用；可提高远端肾小管中的钠含量，增加 Na^+-K^+ 交换，增加尿钾排出量；Na^+ 升高血浆渗透压、扩容，起到稀释性降低血钾的作用；Na^+ 有抗迷走神经作用，有利于提高心率	5% 碳酸氢钠 100~200ml 静脉滴注，如同时有代谢性酸中毒和容量不足时，可用 5% 葡萄糖将 5% 碳酸氢钠稀释成 1.25% 的溶液静脉滴注，也可应用乳酸钠代替	注意先补钙，后纠酸，碳酸氢钠与钙离子不能同时配置

续表

分类	药物	作用机制	用法	药学监护
上述措施仅能使细胞外钾浓度降低，而体内的总钾含量未降低，故需促进钾排泄，并严格限制钾的摄入，减少内源性钾的产生				
促进钾排泄	利尿药	主要通过抑制肾小管髓袢对 NaCl 的主动重吸收，管腔液中的 Na^+、Cl^- 浓度升高，而髓质间液中的 Na^+、Cl^- 浓度降低，使渗透压梯度差降低，肾小管浓缩功能下降，从而导致水、Na^+、Cl^- 排泄增多 由于 Na^+ 重吸收减少，远端小管的 Na^+ 浓度升高，促进 Na^+-K^+ 和 Na^+-H^+ 交换增加，K^+ 和 H^+ 排出增多	5% 葡萄糖 20~100ml+ 呋塞米 40~240mg 静脉推注	首选的袢利尿药 1~5 分钟起效，持续 0.5~2 小时 用于每日尿量 > 700ml 者，对尿毒症少尿患者无效

四、钙代谢紊乱

(一)低钙血症

低钙血症指血清钙低于 2.20mmol/L。

1. 病因与发病机制　可见于维生素 D 缺乏、甲状旁腺功能减退、慢性肾衰竭、慢性腹泻和小肠吸收不良综合征。在急性出血性坏死性胰腺炎时，血清钙低下是预后不良的指标。

2. 临床表现　可出现出血、局部水肿、软弱无力和四肢抽搐。

3. 治疗　出现抽搐时静脉注射葡萄糖酸钙 1~2g，如仍不能控制，可肌内注射硫酸镁 1~2g 或加入 5% 葡萄糖溶液内静脉滴注。如由其他病因引起，尚需针对病因处理。

4. 药学监护

(1)静脉补钙：10% 葡萄糖酸钙 10~20ml 缓慢静脉推注(注射时间为 10 分钟左右)，若症状复发，可于数小时后重复给药。严重者持续静脉滴注，10%

葡萄糖酸钙100ml稀释于生理盐水或葡萄糖液500~1 000ml内，速度以每小时不超过元素钙4mg/kg为宜，定期监测血清钙水平，使之维持在2.0~2.2mmol/L（8.0~8.8mg/dl）即可，避免发生高钙血症。于2周内曾应用洋地黄类药物者需慎用钙剂，如临床必须应用钙剂，一般不用静脉推注而采用滴注，且应进行心脏监护。

（2）口服补钙：可同时每日口服补充1 000~2 000mg元素钙，并服用快速起效的1，25-（OH）$_2$-D$_3$或1α-（OH）-D$_3$，以促进钙的吸收。维生素D$_2$或维生素D$_3$起效较慢，但作用时间长。1，25-（OH）$_2$-D$_3$、1α-（OH）-D$_3$起效较快，作用维持时间短，停药后作用迅速减弱，无长期蓄积作用。肾功能不全者最好选用1α-（OH）-D$_3$或1，25-（OH）$_2$-D$_3$，而肝功能不全者使用1，25-（OH）$_2$-D$_3$较为合适。

（二）高钙血症

高钙血症指血清钙超过2.60mmol/L。

1. 病因与发病机制　可以是调节血 - 骨平衡引起的平衡性高血钙，也可以是由于骨的快速吸收所致的失平衡性高血钙。致病因素包括恶性肿瘤（尤其是乳腺癌）、甲状旁腺功能亢进、维生素D和维生素A过多、转移性骨癌和多发性骨髓瘤等多种。偶可由性激素和噻嗪类利尿药引起。

2. 临床表现　可表现为食欲减退、恶心、口渴、倦怠、便秘和尿频等。若长时间高血钙可产生血管钙化、肾钙化、肾结石以及肾功能不全等。

3. 治疗　主要治疗是去除病因。其他治疗手段包括增加尿钙排泄（如0.9%氯化钠静脉输入和呋塞米）或透析以降低血钙；减少钙自骨向细胞外液转移，最常用肾上腺皮质类固醇（如泼尼松80mg/d或氢化可的松300~400mg/d）；增加钙自细胞外液向骨转移（如磷酸盐降低血钙）。注意磷酸盐的静脉用量为50mmol/L（1.5g），于6~8小时内滴完，每天只能使用1次。肾功能不佳者，磷酸盐的每日用量不宜超过1.0g。

钙代谢紊乱的分类及治疗原则见表2-11，高钙血症的药物治疗及药学监护见表2-12。

表2-11　钙代谢紊乱的分类及治疗原则

正常值	紊乱类型	病因分类	治疗原则
血钙浓度为2.25~2.75mmol/L 血钙中45%为离子钙，起维持神经肌肉稳定性的作用	高钙血症 轻度2.75~3mmol/L 中度3~3.5mmol/L 重度＞3.5mmol/L 高钙危象＞13.75mmol/L	肿瘤、代谢性疾病等原发病 肾功能不全 噻嗪类利尿药 长期制动	高钙血症的治疗取决于血钙水平 轻度：无明显的临床症状者应查明原因，一般不积极采取控制血钙的措施

续表

正常值	紊乱类型	病因分类	治疗原则
			中度：对有症状、体征者需立即进行治疗；无症状者需根据病情决定是否治疗和采取何种治疗
	急性低钙血症 血总钙≤2.13mmol/L；有症状者一般≤1.88mmol/L，血游离钙≤0.95mmol/L	甲状旁腺功能减退 维生素D代谢障碍 肾衰竭 药源性低血钙 恶性肿瘤伴发低钙血症	积极治疗原发病 急性低钙血症，需积极静脉补钙治疗，升高血钙至正常或接近正常范围，消除手足抽搐、喉痉挛、癫痫发作等症状

表 2-12　高钙血症的药物治疗及药学监护

治疗方法	药物	注意事项
扩容、促进尿钙排泄	生理盐水：高钙危象时易引起脱水，需首先使用生理盐水补充细胞外液容量。开始的24~48小时每日持续静脉滴注3 000~4 000ml，可使血钙降低0.25~0.75mmol/L。生理盐水的补充一是纠正脱水；二是通过增加肾小球钙的滤过率及降低肾脏近、远曲小管对钠和钙的重吸收，使尿钙排泄增多 利尿药：细胞外液容量补足后可使用呋塞米。呋塞米可作用于肾小管髓袢升支粗段，抑制钠和钙的重吸收，促进尿钙排泄，同时防止细胞外液容量补充过多。呋塞米的应用剂量为20~40mg静脉注射	老年患者及心、肾功能不全患者使用时要特别慎重，心功能不全患者可同时从胃肠道补充盐水 当给予大剂量呋塞米加强治疗（80~120mg，每2~3小时）时，需注意水和电解质的补充，最好能监测中心静脉压、血及尿电解质，以防发生水、电解质紊乱 由于噻嗪类利尿药可减少肾脏钙的排泄，加重高血钙，因此绝对禁忌
抑制骨吸收药物的应用	双膦酸盐：静脉使用双膦酸盐是迄今为止最有效的治疗高钙血症的方法。高钙血症一经明确，必须尽早开始使用，因为双膦酸盐起效需2~4天，达到最大效果需4~7天，60%~70%的患者血钙能降至正常水平，效果可持续1~4周	目前临床常用的双膦酸盐有唑来膦酸、伊班膦酸、帕米膦酸、氯膦酸等，不同双膦酸盐的效价不同，药效相同

续表

治疗方法	药物	注意事项
	降钙素：抑制破骨细胞的骨吸收，同时能减少肾小管钙的重吸收，增加尿钙排泄。起效快，但效果不如双膦酸盐显著。使用降钙素 2~6 小时内血钙可平均下降 0.5mmol/L，但不能使大多数患者的血钙水平降至正常 常用剂量：鲑鱼降钙素 2~8U/kg，鳗鱼降钙素 0.4~1.6U/kg，均为皮下注射或肌内注射，每 6~12 小时重复注射，停药后 24 小时内血钙水平回升。重复注射时应酌情增加剂量，如应用同一剂量的降钙素不能达到首次注射的降血钙效果，说明有逸脱现象	降钙素的使用非常安全，少数患者仅有暂时性的轻度恶心、腹痛、肌痛及面色潮红。将降钙素与双膦酸盐联合使用，能够迅速和大幅降低血钙水平，且效果持久
糖皮质激素的应用	通过多种途径达到降血钙水平的目的，如抑制肠钙吸收、增加尿钙排泄等，适用于血液系统恶性肿瘤如淋巴瘤和多发性骨髓瘤导致的高钙血症，也用于治疗维生素 D 或维生素 A 中毒或肉芽肿病导致的血钙水平升高。剂量为氢化可的松 200~300mg，每日静脉滴注，一般 3~5 天	通常对实体肿瘤或原发性甲状旁腺功能亢进症引发的高钙血症无效

五、镁代谢紊乱

镁是细胞内含量仅次于钾的阳离子，但镁的异常经常被忽略。同钾一样，镁主要存在于细胞内，血清镁浓度的正常值为 0.75~1.20mmol/L。普通食物能提供足量的镁，主要在小肠吸收。肾是镁的主要排泄器官，镁过多能够抑制镁的重吸收并促使肾最大限度地排泄镁。镁代谢紊乱的分类及治疗原则见表 2-13。

（一）低镁血症

血清镁含量低于 0.75mmol/L 称为低镁血症。低镁血症日常很罕见，但重症患者不应忽略。

1. 病因与发病机制　低镁血症的病因主要为摄入不足、过多丢失和细胞内转移。

表 2-13　镁代谢紊乱的分类及治疗原则

正常值	紊乱类型	病因分类	治疗原则
血清镁为 0.8~1.0mmol/L，其中 50% 存在于骨骼，45% 在细胞内液，细胞外液占 5%。镁参与很多生化反应，是组成 DNA、RNA 及核糖体大分子结构的必需元素，也是维持正常神经功能和肌肉的重要元素	高镁血症 血清镁＞1.25mmol/L	肾脏疾病 内分泌疾病 药源性高镁血症 其他	根据需要可采用呼吸支持治疗、升压药物治疗和抗心律失常治疗等
	低镁血症 血清镁＜0.75mmol/L	消化道丢失 内分泌疾病 药源性低镁血症 其他	控制原发疾病是防治镁盐过多丢失的根本方法 必须停用一切含镁药物

（1）摄入不足：主要见于长期禁食、食欲缺乏或长期肠外营养而未及时补充镁时。

（2）排出过多：主要通过胃肠道或肾丢失。胃肠道丢失可见于腹泻、吸收障碍综合征；肾丢失镁常见于大量利尿和肾小管功能障碍，如肾小管酸中毒。一些药物能够造成镁的损耗，如顺铂、袢利尿药、两性霉素 B 和氨基糖苷类抗生素。

（3）细胞内转移：镁由细胞外向细胞内转移发生在急性心肌损害时，还可以发生在大量饮酒后。

2. 临床表现　低镁血症主要引起神经肌肉系统症状，包括呼吸肌乏力、精神症状、反射亢进，甚至可以看到像低钙血症时的手足抽搐。低镁血症也与室性心律失常、充血性心力衰竭和血栓倾向有关。但室性心律失常常易忽视，却后果往往很严重。低镁血症常和低钾血症、低钙血症或低磷血症同时存在。

3. 治疗　轻度低镁血症可以通过口服镁盐补充，但注意大剂量应用时可引起腹泻。严重低镁血症（镁低于 0.4mmol/L 或者发生手足抽搐或癫痫发作）必须静脉补充，对于肾功能正常的患者给予硫酸镁 50mmol 静脉滴注（4~6 小时以上）。

（二）高镁血症

血清镁浓度高于 1.25mmol/L 称为高镁血症。

1. 病因与发病机制

（1）摄入增多：多见于硫酸镁治疗先兆子痫，可引起孕妇和胎儿高镁血症。

（2）排出过少：急性或慢性肾衰竭少尿或无尿时，肾小球滤过功能降低使肾排镁减少。

(3)镁重新分布：严重烧伤、酮症酸中毒、创伤和横纹肌溶解可使细胞内的镁释放到细胞外，引起高镁血症。

2. 临床表现 高镁血症主要表现为中枢神经系统和神经肌肉系统症状。精神症状、昏睡、深部腱反射减弱和软弱麻痹是高镁血症的主要临床特点。

3. 治疗 立即终止镁的摄入，注意改善肾功能，静脉推注氯化钙改善临床症状。袢利尿药可以促进镁排出，严重高镁血症则需要血液透析。

4. 药学监护

(1)高镁血症：①钙离子。由于钙对镁有拮抗作用，静脉注射10%葡萄糖酸钙或10%氯化钙常能缓解症状。②胆碱酯酶抑制剂。可使用的药物有新斯的明等，高镁血症可使神经末梢释放乙酰胆碱减少，应用胆碱酯酶抑制剂可使乙酰胆碱破坏减少，从而减轻高镁血症引起的神经肌肉接头兴奋性的降低。③增加尿镁的排出。补液、纠正脱水可增加镁的排出，可用噻嗪类利尿药与袢利尿药合用(肾衰竭患者不适用)。

(2)一般按0.25mmol/(kg·d)的剂量补镁。严重低镁而肾功能正常者可增至1mmol/(kg·d)，可为肌内注射或静脉滴注。低镁抽搐给予10%硫酸镁0.5ml/kg缓慢静脉滴注。完全补足体内缺镁需时较长，需解除症状后持续补镁1~3周，常给50%硫酸镁5~10ml肌内注射或稀释后静脉滴注。

六、磷代谢紊乱

(一)低磷血症

血清磷低于0.80mmol/L称为低磷血症。

1. 病因与发病机制 以肠外营养(PN)时未补磷最多见。其他致病原因有摄入不足和肠道吸收减少(如吸收不良综合征、呕吐)；磷酸盐离子移入细胞内(如在碱中毒或大量葡萄糖注射后)；磷大量自肾丧失(如低钾血症、低镁血症)。

2. 治疗 对低磷血症的治疗以口服补磷最为安全，每日给磷酸盐2.0~2.5g，分次口服。不能口服时，给磷酸二氢钾-磷酸氢二钾或磷酸二氢钠-磷酸氢二钠静脉注射，以一定的比例加入输液中缓慢滴注输入，切忌静脉直接推入。补磷时也要补钙，以防血钙下降，但磷剂与钙剂不能加在同一瓶液体中，以免沉淀。长期补磷要注意转移性钙化，随时监测血磷和血钙。低磷血症的药物治疗见表2-14。

(二)高磷血症

血清磷超过1.60mmol/L称为高磷血症。

1. 病因与发病机制 多见于慢性肾衰竭、甲状旁腺功能低下、维生素D过多或转移性骨癌等。

表 2-14　低磷血症的药物治疗

低磷程度	呼吸机	血磷浓度	给药方式	剂量*
重度	+	< 0.3mmol/L	静脉注射（2~6 小时）	2.5~5mg/kg
中度	+	0.3~0.8mmol/L	静脉注射（2~6 小时）	2.5~5mg/kg
中度	–	0.3~0.8mmol/L	口服	1 000mg/d
轻度	–	0.8~0.96mmol/L	口服	1 000mg/d

注：* 剂量 ≥ 5mg/kg，输注时间必须 > 6 小时。

2. 临床表现　在高磷血症时，尿毒症患者出现肌肉痉挛和惊厥等，部分是由于伴随的低钙血症所致。在高磷血症时须谨慎应用乳酸钠、碳酸氢钠等碱性药物，因碱中毒有增加惊厥的趋势，必须使用时应与 Ca^{2+} 同时补充。

3. 药物治疗及药学监护　以处理原发病为主。在慢性肾衰竭患者，可给氢氧化钙凝胶，每次 4~6g，于饭后和睡前口服，以减少磷酸盐吸收。其他药物主要为磷结合剂，包括①碳酸钙（含元素钙 40%）；②醋酸钙（含元素钙 25%）：含钙磷结合剂易导致钙负荷增加，在某种程度上可以增加血管钙化的危险性，尤其是与维生素 D 合用时可进一步增加血钙升高的危险性；③司维拉姆；④碳酸镧；⑤铝制剂：氢氧化铝凝胶可在肠道内和磷结合，但可致便秘，长期用药可致铝蓄积中毒；⑥镁制剂：醋酸镁口服可将血磷浓度长期控制在正常范围内，也不会发生高镁血症，但大剂量镁盐可致腹泻。

治疗继发性甲状旁腺功能亢进症，应用骨化三醇和其他活性维生素 D 制剂；维生素 D 类似物，如帕立骨化醇等。

磷代谢紊乱的分类及治疗原则见表 2-15。

表 2-15　磷代谢紊乱的分类及治疗原则

正常值	紊乱类型	病因分类	治疗原则
血磷浓度为 0.97~1.61mmol/L 血浆中钙与磷的浓度保持一定的数量关系，$[Ca^{2+}]$ 与 $[HPO_4^{2+}]$ 乘积是一个常数，正常人按经验式应为：以 mg/dl 表示，乘积为 35~40；以 mmol/L 表示，则为 8.75~10。	高磷血症	肾衰竭 甲状旁腺功能减退 细胞损伤后磷转移入血 维生素 D 过量 摄入或肠道吸收过多	治疗目标：透析患者的血磷浓度 < 1.78mmol/L，钙磷乘积 < $55mg^2/dl^2$

续表

正常值	紊乱类型	病因分类	治疗原则
	低磷血症 轻度 0.8~0.96mmol/L 中度 0.32~0.8mmol/L 重度＜0.32mmol/L	禁食 不恰当的静脉高营养补充 长期服用含铝药物 糖尿病酮症酸中毒纠酸治疗 甲状旁腺功能亢进 某些肾小管疾病 酗酒及使用抗酸结合剂	轻至中度低磷血症不会导致严重的临床后果，不需积极静脉补磷 由于机械通气患者纠正低磷血症后呼吸指数有所改善，因此机械通气患者必须监测血磷并补充至正常范围内 糖尿病酮症酸中毒是否需要补磷仍存在争议 对重度低磷血症患者需积极治疗，推荐静脉补充磷酸钾或磷酸钠，同时进行病因治疗

（卜一珊　付　强　杨　梅）

参 考 文 献

[1] 中华医学会心血管病学分会，中华心血管病杂志编辑委员会. 中国心力衰竭诊断和治疗指南 2014. 中华心血管病杂志，2014，42(2): 98-122.

[2] 国家卫生计生委合理用药专家委员会，中国药师协会. 心力衰竭合理用药指南. 中国医学前沿杂志(电子版)，2016，8(9): 19-66.

[3] 刘大为，邱海波，严静. 中国重症医学专科资质培训教材. 2 版. 北京：人民卫生出版社，2013.

[4] The Ards Definition Task Force. Acute respiratory distress syndrome: the Berlin definition. JAMA, 2012, 307(23): 2526-2533.

[5] 中华医学会肝病学分会. 肝硬化肝性脑病诊疗指南. 临床肝胆病杂志，2018，34(10): 2076-2089.

第三章　重症疾病专科治疗的药学监护

第一节　重症疾病糖皮质激素应用的药学监护

糖皮质激素的正确、合理应用主要取决于以下2个方面：一是治疗适应证的掌握是否准确；二是品种及给药方案的选用是否正确、合理。

一、各种糖皮质激素的特点比较

糖皮质激素（glucocorticoid，GC）具有广泛的生理和药理效应，包括：①对糖、蛋白质和脂肪代谢的影响，可升高血糖，促进蛋白质分解，抑制合成，导致负氮平衡；②多个方面的抗炎作用，包括阻抑促炎基因级联反应、激活抗炎基因级联反应、减少炎症病灶周围的免疫活性细胞、减轻血管扩张、稳定溶酶体膜、抑制吞噬作用、减轻炎性前列腺素等炎症介质的产生；③抗过敏，免疫抑制，抗微生物毒素以及对间叶组织、血液系统、骨骼和中枢神经系统的作用等。

（一）作用机制

1. 基因效应　进入体内的糖皮质激素通过循环到达靶器官，以弥散方式透过细胞膜进入靶细胞，与糖皮质激素受体（GR）结合。活化的GC-GR复合体移动进入细胞核内，与核内的DNA结合，启动mRNA转录。通过与糖皮质激素反应元件结合，抑制基因转录，或与NF-κB转录因子结合调节炎性和抗炎基因转录，或通过降低mRNA的稳定性，继而合成各种酶蛋白并发挥效应。从转录到发挥特定位点作用需要1小时以上，这也被GC峰效应常落后于峰浓度的临床现象所印证。

2. 非基因效应　是在数秒到数分钟内出现的快速效应，包括：①不通过受体介导，对小包膜的特异性直接作用；②通过膜结合的G蛋白偶联受体（GPCR）产生作用；③通过细胞质蛋白，如细胞质角蛋白、磷脂酶和蛋白激酶的相互作用发挥快速抗炎效应，影响炎症级联反应，降低神经冲动的发送，减轻损伤和抗痛觉过敏。

3. 总效应　为基因效应和非基因效应之和（表3-1）。以甲泼尼龙为例，在7.5~100mg的范围内，随剂量增加，基因效应缓慢增强，至100mg以上几乎不再增加，但非基因效应从 7.5~250mg 呈直线增加。这也是成人急性哮喘和其他严重情况时，在一天或几天内大剂量给予的原因。

表 3-1　GC 的基因和非基因效应比较

药物	非基因效应		基因效应
	人单核细胞	大鼠单核细胞	
泼尼松龙	0.3	0.4	0.8
甲泼尼龙	1.0	1.0	1.0
地塞米松	1.5	1.2	5.0

（二）药理作用

不同的 GC 因分子结构不同，药效和活性及代谢方式不一。如在甾体上增加 C_1 和 C_2 之间的双键，则抗炎作用增加，而盐皮质激素活性减低。地塞米松在甾体 C-9α 上氟化，抗炎活性提高，对下丘脑 - 垂体 - 肾上腺轴的抑制增加，降解减慢；具备 C-6α 甲基化结构的甲泼尼龙的脂溶性增高，透过细胞膜快，透过血 - 脑屏障需 30~180 分钟，而水溶性高的地塞米松需 24~72 小时，氢化可的松所需的时间更长。常用糖皮质激素类药物的药理特性比较见表 3-2。

二、常用剂量及疗程选择

（一）剂量选择

一般认为给药剂量（以泼尼松为例）可分为①长期服用维持剂量：2.5~15.0mg/d；②小剂量：< 0.5mg/(kg · d)；③中等剂量：0.5~1.0mg/(kg · d)；④大剂量：> 1.0mg/(kg · d)；⑤冲击剂量（以甲泼尼龙为例）：7.5~30.0mg/(kg · d)。

（二）疗程选择

不同疾病的糖皮质激素疗程不同，一般可分为以下几种情况：

1. 冲击治疗　疗程多< 5 天。适用于重症患者的抢救，如暴发性感染、过敏性休克、严重哮喘持续状态、过敏性喉头水肿、狼疮性脑病、重症大疱性皮肤病、重症药疹、急进性肾炎等。冲击治疗须配合其他有效的治疗措施，可迅速停药；若无效，大部分情况下不可在短时间内重复冲击治疗。

2. 短程治疗　疗程< 1 个月，包括应激性治疗。适用于感染或变态反应类疾病，如结核性脑膜炎及胸膜炎、剥脱性皮炎或器官移植急性排斥反应等。短程治疗须配合其他有效的治疗措施，停药时需逐渐减量至停药。

3. 中程治疗　疗程在 3 个月以内。适用于病程较长且多器官受累性疾病，如风湿热等。起效后减至维持剂量，停药时需要逐渐递减。

表 3-2　常用糖皮质激素类药物的药理特性比较

类别	药物	对糖皮质激素受体的亲和力	水盐代谢（比值）	糖代谢（比值）	抗炎作用（比值）	等效剂量 /mg	血浆半衰期 / 分钟	作用持续时间 / 小时	对 HPA 轴的抑制强度（比值）	对 HPA 轴的抑制时间 / 天
短效	氢化可的松	1.00	1.0	1.0	1.0	20.00	90	8~12	1	1.25~1.50
	可的松	0.01	0.8	0.8	0.8	25.00	30	8~12	4	1.25~1.50
中效	泼尼松	0.05	0.8	4.0	3.5	5.00	60	12~36	4	
	泼尼松龙	2.20	0.8	4.0	4.0	5.00	200	12~36	5	1.25~1.50
	甲泼尼龙	11.90	0.5	5.0	5.0	4.00	180	12~36		1.25~1.50
	曲安西龙	1.90	0	5.0	5.0	4.00	> 200	12~36		2.25
长效	地塞米松	7.10	0	20.0~30.0	30.0	0.75	100~300	36~54	50	3.25
	倍他米松	5.40	0	20.0~30.0	25.0~35.0	0.60	100~300	36~54	50	2.75

4. 长程治疗　疗程＞3个月。适用于器官移植后排斥反应的预防和治疗反复发作、多器官受累的慢性自身免疫病，如系统性红斑狼疮、溶血性贫血、系统性血管炎、结节病、大疱性皮肤病等。维持治疗可采用每日或隔日给药，停药前亦应逐步过渡到隔日疗法后逐渐停药。

5. 终身替代治疗　适用于原发性或继发性慢性肾上腺皮质功能减退症，并于各种应激情况下适当增加剂量。

重症疾病常用的给药方案为冲击治疗和短程治疗，通常可以迅速停药或短时间内逐渐减量至停药。

三、不同疾病糖皮质激素的合理应用

（一）感染性疾病

1. 严重急性呼吸综合征　严重急性呼吸综合征（SARS）是由SARS冠状病毒（SARS-CoV）引起的具有明显传染性，以肺炎为主要表现，可累及多个器官（系统）的呼吸道传染病。主要临床特征为急性起病、发热、干咳、呼吸困难、白细胞不高或降低、肺部浸润和抗菌药治疗无效。重症患者可酌情使用糖皮质激素。

对于重症且达到急性肺损伤标准的病例，应及时规律地使用糖皮质激素，以减轻肺渗出、损伤和后期的肺纤维化，并改善肺的氧合功能。具备以下指征之一时可考虑应用糖皮质激素：①严重中毒症状，持续高热不退，经对症治疗5天以上最高体温仍超过39℃；②X线胸片显示多发或大片阴影，进展迅速，48小时之内病灶面积增大＞50%且在正位X线胸片上占双肺总面积的1/4以上；③达到急性肺损伤或呼吸窘迫综合征（RDS）的诊断标准。

成人的推荐剂量相当于甲泼尼龙2~4mg/（kg・d），具体剂量可根据病情及个体差异进行调整。少数重症患者可考虑短期（3~5天）甲泼尼龙冲击疗法（500mg/d）。开始使用糖皮质激素时宜静脉给药，当临床表现改善或X线胸片显示肺内阴影有所吸收时应及时减量、停用。一般每3~5天减量1/3，通常静脉给药1~2周后可改为口服泼尼松或泼尼松龙，一般不超过4周，不宜过大剂量或过长疗程。

应同时应用抑酸药和胃黏膜保护剂，还应警惕骨缺血性改变和继发感染，包括细菌和/或真菌感染，以及原已稳定的结核病灶的复发和扩散。

2. 肺孢子菌肺炎　肺孢子菌肺炎是肺孢子菌引起的肺部感染，是免疫功能低下患者常见、严重的机会性感染疾病。

急性重症患者（呼吸空气时$PO_2 \leqslant 70mmHg$）在SMZ-TMP给药前15~30分钟开始使用糖皮质激素，可口服泼尼松40mg，2次/d，连用5天；随后40mg/d，连用5天；然后20mg/d，连用11天，或等效剂量静脉给予糖皮质激素制剂。

3. 重症急性胰腺炎　重症急性胰腺炎又称急性出血性坏死性胰腺炎，是以胰腺弥漫性出血和组织坏死为特征的急性胰腺炎。起病急，病情进展快且复杂，并发症多，病死率高（20% 左右）。多器官功能障碍综合征（MODS）是其主要死亡原因。

轻症胰腺炎或不伴休克的全身性感染患者不推荐应用糖皮质激素。糖皮质激素抑制炎症介质和改善微循环的作用可降低重症急性胰腺炎的严重程度。可明显改善病情，缩短病程，降低治疗费用。具体指征为：①有肾上腺功能减退表现者；②严重呼吸困难或已发生 ARDS 者；③有休克加重表现者；④中毒症状特别明显者。

治疗重症急性胰腺炎的过程中可早期、短程使用糖皮质激素，方法为甲泼尼龙 40~80mg/d，静脉滴注。

（二）重症患者的加强医疗

1. 休克

（1）感染性休克：感染性休克（septic shock）是由严重全身性感染导致的全身炎症反应综合征。当严重全身性感染具有明显的急性微循环灌注不足时，即经过最初的液体复苏后仍持续低血压或血乳酸浓度 ≥ 4mmol/L，应定义为感染性休克。

对于液体复苏和 / 或血管活性药物依赖的患者，可应用糖皮质激素治疗。糖皮质激素首选静脉用氢化可的松，每日糖皮质激素用量不大于氢化可的松 300mg 或相当于 300mg 氢化可的松的其他制剂。如果未能获得氢化可的松，而采用无显著盐皮质激素活性的制剂时，可补充氟氢可的松 50μg/d，口服。糖皮质激素的疗程一般为 7 天。

（2）过敏性休克：过敏性休克（anaphylactic shock）是由特异性变应原引起的、以急性循环衰竭为主的全身速发型过敏反应，需争分夺秒地采取可靠的抢救措施。

糖皮质激素具有非特异性抗过敏和抗休克作用，但起效缓慢，不可作为首选的抢救措施，但可与肾上腺素合用。需用糖皮质激素时宜采用冲击剂量，一般用氢化可的松或地塞米松。

（3）创伤性休克：创伤性休克（traumatic shock）由重要脏器损伤、大出血等原因引起的有效循环血量锐减所致，并有剧烈疼痛、恐惧等多种复杂的因素参与。

创伤性休克时，糖皮质激素的受体亲和力降低，早期应用糖皮质激素可因负反馈调节作用导致合成减少、亲和力进一步下降，影响预后，因此不建议应用糖皮质激素。

2. 急性肺损伤和 / 或 ARDS　急性肺损伤和 / 或 ARDS 是严重感染、休克、创伤和烧伤等疾病过程中，肺实质细胞受损导致的急性进行性低氧血症和呼吸窘迫综合征，多为 MODS 的一部分。糖皮质激素因参与炎症反应的调节，而被引入治疗，但争议颇多，故应审慎。

不建议常规使用糖皮质激素治疗，在发生危及生命的低氧血症且其他治疗措施无效的情况下可以考虑低剂量甲泼尼龙 [1mg/(kg・d)] 治疗。糖皮质激素治疗期间，每日评估动脉血氧分压 / 吸入气体氧含量（PO_2/FiO_2）、肺顺应性、动脉血二氧化碳分压（PCO_2）。若治疗 3 天后仍无改善，则考虑糖皮质激素治疗无效；若有改善，可继续使用。虽然目前仍未知最佳持续时间，但 7 天的治疗时间足以提高氧合。对需持续糖皮质激素治疗者应进行风险和获益评估。应用糖皮质激素前需排除全身性感染，或保证感染已得到有效治疗，治疗中应严密监测潜在感染。对诊断明确 14 天后需要或可能需要神经肌肉阻滞剂的患者，不应考虑糖皮质激素治疗。

3. 急性脑水肿　脑水肿是脑内水分增加导致脑容积增大的病理现象，常可致颅内高压、脑组织损伤。根据病理形态及发病机制分为 4 类，即血管源性脑水肿、细胞毒性脑水肿、间质性脑水肿和渗透性脑水肿。急性脑水肿多为血管源性脑水肿，细胞毒性脑水肿次之，前者易致脑疝而威胁生命，后者易发生脑功能改变。

糖皮质激素可用于血管源性脑水肿，但脑缺血和创伤性脑水肿不建议使用；对细胞毒性脑水肿无益。首选盐皮质激素活性较弱的地塞米松，通常起始剂量为 10mg，静脉注射，后续 4mg，每 6 小时 1 次，可连用使用数天，逐渐减量至撤停。糖皮质激素治疗可暂时缓解脑水肿，但治疗过程中应注意观察，切勿延误术后出血和颅内血肿的诊断和治疗。可预防上消化道出血、感染、电解质平衡失调等。

4. 急性炎症性脱髓鞘性多发性神经病（吉兰 - 巴雷综合征）　急性炎症性脱髓鞘性多发性神经病（AIDP）又称急性炎症性脱髓鞘性多发性神经根神经炎，也称吉兰 - 巴雷综合征，为自限性自身免疫病。

糖皮质激素对 AIDP 的疗效一直存有很大的争议，可能与用药时机、药物剂型、剂量、给药方法等因素有关，理论上不建议糖皮质激素作为 AIDP 的首选药物，但在医院现有设备缺乏而无法进行血浆置换或因经济条件不能应用免疫球蛋白时，糖皮质激素治疗仍然不失为一种治疗选择。另外，急性期应用糖皮质激素可减轻神经根水肿、缓解疼痛症状。关于糖皮质激素对本病的疗效还有待于循证医学研究进一步证实。

（1）甲泼尼龙：500~1 000mg/d 静脉滴注，连续 3~5 天后倍减，到 120mg/d 时可改口服泼尼松 60mg/d，逐步减量至 30~50mg/d，隔日顿服，疗程在 1 个月左右。

（2）地塞米松：10~15mg/d 静脉滴注，连续 10~14 天，之后改口服泼尼松 60mg/d，逐步减量至 30~50mg/d，隔日顿服，疗程在 1 个月左右。

（三）围手术期应用

1. 原先使用GC治疗的患者的围手术期治疗　正常人每天分泌15~25mg皮质醇，大手术时可增加到75~200mg或更多。对垂体-肾上腺皮质功能正常者，术中不需替代治疗，需补充治疗者仅限于皮质功能异常者。原先因内科疾病需持续服用GC的患者，原则上不停药，改为等效剂量的静脉制剂麻醉诱导后补给，或根据内分泌科会诊意见酌情处理。围手术期的GC替代治疗方案推荐见表3-3。

表3-3　围手术期的GC替代治疗方案

手术类型	举例	应用剂量（常规剂量+应激剂量）
小	腹股沟疝修补术 肠镜检查	仅在手术当天静脉给予25mg氢化可的松或5mg甲泼尼龙
中	剖腹胆囊切除术 关节置换术	手术当天静脉给予50~75mg氢化可的松或10~15mg甲泼尼龙，1~2天后快速阶段性撤药至常规剂量
大	体外循环手术 肝叶切除术	手术当天静脉给予100~150mg氢化可的松或20~25mg甲泼尼龙，1~2天后快速阶段性撤药至常规剂量

2. 库欣综合征的围手术期治疗　库欣综合征即皮质醇增多症，患者氢化可的松分泌过多，但在垂体或肾上腺切除后垂体功能不能立刻恢复，或因对侧肾上腺萎缩，体内的肾上腺皮质激素分泌不足。在术前、术中和术后均可补充GC，如肿瘤切除前静脉滴注氢化可的松100~200mg，以后每日减量25%~50%，并酌情转为内科口服药物治疗。也有主张术前3~4天开始每日补给氢化可的松100mg或甲泼尼龙40mg。

3. 围手术期恶心和呕吐的防治　GC的抗呕吐机制尚未完全阐明。已知GC对中枢和外周5-HT的产生和释放均有抑制作用，可降低5-HT作用于血液和肠道化学感受器的浓度，其他可能的机制包括阻断致吐因素刺激呕吐中枢化学感应带或减低呕吐信号传入孤束核等。地塞米松发挥作用需一段时间，预防用药应在麻醉前12小时或麻醉诱导时静脉注射地塞米松5~8mg。甲泼尼龙40mg与地塞米松8mg的抗呕吐效果相仿，但起效快，可在麻醉诱导时或术毕时给予。如预防用药后仍发生恶心、呕吐，可根据《术后恶心呕吐防治专家意见（2012）》合并使用5-HT_3受体拮抗剂或氟哌利多等。

四、糖皮质激素应用的药学监护

（一）重症患者的糖皮质激素常见不良反应

普遍而言，所有全身性用药的糖皮质激素制剂产生的不良反应基本上是相当的，并且当剂量增加大大超过生理值时（一般认为是泼尼松 7.5mg 或相当剂量），不良反应的发生率会陡增。紧急状态下大剂量短时间给药似乎比低剂量长时间给药引起的不良反应少。重症疾病患者接受糖皮质激素治疗方案多为冲击治疗或短程治疗，常见不良反应与长期小剂量服用糖皮质激素的患者有所不同，因此临床药师进行药学监护的侧重点也有所不同。

1. 肾上腺抑制 糖皮质激素治疗结束后，伴发于皮质激素用药的 HPA 功能抑制可能会持续 1 年甚至更长时间，可引起急性肾上腺皮质功能减退和应激时循环衰竭。抑制程度与多种因素有关，包括用药时间、给药时刻、糖皮质激素制剂的类型、给药途径、药物剂量和给药间隔。

2. 糖代谢异常 糖皮质激素可引起糖耐量减低或血糖升高，特别是与其他应激因素共同作用，患者的血糖可出现明显升高。

3. 消化性溃疡 有研究显示，没有必要对所有接受糖皮质激素治疗的患者都预防性给予抗溃疡药物，如质子泵抑制剂。很少有证据支持单独应用皮质激素会增加消化性溃疡的发病风险。

接受大剂量糖皮质激素治疗，剂量＞ 250mg/d 的氢化可的松或其他相当剂量的药物或者口服糖皮质激素使用（以泼尼松为例）＞ 0.5mg/（kg · d）的人群，若同时合并其他危险因素之一应给予 PPI 预防胃黏膜损伤。长期服用维持剂量 2.5~15.0mg/d 的人群，应密切关注胃肠道出血症状，必要时予以 PPI。

对于接受糖皮质激素联合非选择性 NSAID 治疗的患者，无论糖皮质激素为何种剂量，都应予以 PPI 预防胃黏膜损伤。

根据患者胃肠黏膜损伤的情况减停 PPI，暂未找到明确的有关疗程的指导性意见。

4. 精神障碍 糖皮质激素引发的精神障碍包括抑郁、躁狂、欣快和谵妄，临床上经常需要与重症疾病谵妄以及镇静镇痛药物所致的精神症状相区别。此类不良反应的风险与剂量相关，但也有报道显示某些病例仅与非常低的剂量相关。甲泼尼龙静脉输注可引起可逆性继发损伤。同时应用易导致神经精神障碍的药物如喹诺酮类、伏立康唑、碳青霉烯类等抗菌药以及具有中枢兴奋作用的药物如尼可刹米等，此不良反应的发生率更高。

（二）监护要点

1. 糖皮质激素磷酸酯制剂可能引起局限性的感觉异常，表现为局部瘙痒、烧灼、麻刺感和重度疼痛。症状可在静脉注射后的几秒内发作，注射停止后的数分钟内消失。而应用糖皮质激素琥珀酸钠制剂时上述症状不会发生，其可能是由于糖皮质激素磷酸酯本身引起这些反应，药物水解后症状消失，提示可通过给予药物的稀释溶液并持续 5~15 分钟的方法来消除或避免。

2. 氢化可的松、甲泼尼龙不需经肝脏转化即可发挥直接作用，对于肝功能不全患者可优先选用上述品种。

3. 此类药物的某些注射剂（醇型）含有乙醇，必须充分稀释后方可供静脉滴注使用。若需剂量较大，建议改为不含醇的制剂。

4. 此类药物与多种药物存在配伍禁忌，因此在静脉注射给药时，建议与其他药物分开给药。

5. 甲泼尼龙部分经过 CYP3A4 代谢，其他代谢途径尚有待明确。天然糖皮质激素（可的松和氢化可的松）可部分通过 CYP3A4 代谢为 6β- 羟基可的松。因此，使用 CYP3A4 抑制剂可能会改变 GC 的药动学。此外，也有报道 GC 本身也属于 CYP3A4 诱导剂。

有报道，卡马西平、托吡酯等抗癫痫药可因诱导肝微粒体酶，增强机体对 GC 的代谢作用。不同的皮质激素会受到不同程度的影响，但同时还受到其他因素的影响，如疾病状态、药物剂量及饮食、性别等因素。为了达到预期的治疗反应，必须加大 GC 的剂量。

环孢素和 GC 之间会相互抑制代谢，引起这两种药物的血药浓度升高。

6. 排钾利尿药、β_2 受体激动剂与 GC 合用易出现低钾血症。

第二节　重症疾病质子泵抑制剂应用的药学监护

一、质子泵抑制剂概述

质子泵抑制剂（proton pump inhibitors，PPI）是苯并咪唑的衍生物，通过特异性地作用于胃壁细胞内管泡膜上的胃酸分泌的最后环节 H^+，K^+-ATP 酶（即质子泵），与质子泵不可逆性结合使其失去活性，从而高效抑制胃酸分泌，使胃内 pH 24 小时维持在较高水平，从而治疗胃食管反流病、消化性溃疡、幽门螺杆菌感染以及其他胃酸过多的疾病，是目前作用最强、临床应用最广泛的胃酸分泌抑制剂。

二、常用质子泵抑制剂的作用特点

目前我国上市的 PPI 包括第一代的奥美拉唑、泮托拉唑、兰索拉唑，以及第二代的雷贝拉唑、艾司奥美拉唑和艾普拉唑等共 6 个品种。第二代 PPI 产品的抑酸作用起效快，抑酸持续时间长，个体差异小，药物相互作用较少，在临床疗效和不良反应方面均优于第一代产品。质子泵抑制剂各品种的作用特点见表 3-4。

表 3-4　质子泵抑制剂各品种的作用特点

	奥美拉唑	兰索拉唑	泮托拉唑	雷贝拉唑	艾司奥美拉唑	艾普拉唑
质子泵结合靶点	2	3	2	4	2	1
血浆半衰期 / 小时	0.5~1	1.3~1.7	1.18	1	1.3	3.4
达峰时间 / 小时	0.5~3.5	1.8~2.6	2~3	2~4	1~2	0.8~3.8
生物利用度 /%	单剂量 35 多剂量 60	85	77	52	68（20mg） 89（40mg）	55
主要代谢途径	CYP2C19	CYP2C19	CYP2C19	非酶系统	CYP2C19	CYP3A4
次要代谢途径	CYP3A4	CYP3A4	CYP3A4 CYP2D6 CYP2C9	CYP2C19 CYP3A4	CYP3A4	尚不明确
乳汁分泌	是	是	是	是	暂无研究	暂无研究
肾功能不全	严重者禁用	无须调整	≤ 40mg/d	无须调整	无须调整	暂无研究
肝功能不全	严重者减量 ≤ 20mg/d	严重者减量 15mg/d	严重者减量 ≤ 20mg/d	严重者慎用	严重者减量 ≤ 40mg/d	暂无研究

三、重症患者应用质子泵抑制剂的适应证

（一）应激性溃疡

应激性溃疡（stress ulcer，SU）是指机体在各类严重创伤、危重疾病或严重心理疾病等应激状态下发生的急性胃肠道黏膜糜烂、溃疡等病变，严重者可并发消化道出血，甚至穿孔。通常在发生重大创伤或严重疾病后的数小时内，病变部位常见于胃底和胃体，可使原有疾病的程度加重及恶化，增加病死率。

SU 在重症监护病房（ICU）重症患者人群中的发病率高，SU 并发出血和穿孔是 ICU 患者的常见死亡原因之一。当 ICU 重症患者具有表 3-5 中的 1 项高危因素或任意 2 项危险因素时，应使用药物预防。

临床用于 SU 预防的药物主要有 PPI、H_2RA、胃黏膜保护剂等。其中 PPI

能够快速提高胃内 pH，并长时间维持 pH ≥ 4，可有效降低 SU 的发生，因此，目前 PPI 是预防 SU 的首选药物。PPI 预防 SU 的给药剂量建议详见表 3-6。当患者临床出血的风险降低、可耐受肠道营养、临床症状改善或转入普通病房时可考虑停止预防用药，对于存在高酸分泌情况（如头颅手术、严重烧伤）的患者建议至能经口进食满足所需的营养时停药。

表 3-5　重症患者预防应激性溃疡的药物使用指征

具有以下 1 项高危因素	同时具有以下任意 2 项危险因素
（1）机械通气超过 48 小时	（1）ICU 住院时间＞ 1 周
（2）凝血功能障碍 [（国际标准化比值（INR）＞ 1.5，血小板（PLT）＜ 50×10^9/L 或部分凝血酶原时间（APTT）＞正常值的 2 倍）	（2）粪便隐血持续时间＞ 3 天
（3）1 年内有消化性溃疡或出血病史	（3）大剂量使用糖皮质激素（剂量＞氢化可的松 250mg/d）
（4）严重颅脑、颈脊髓外伤（颅脑损伤的格拉斯哥昏迷评分≤ 10 分）	（4）合并使用非甾体抗炎药
（5）严重烧伤（烧伤面积＞ 30%）	
（6）严重创伤、多发伤（创伤程度评分≥ 16 分）	
（7）各种困难、复杂的手术，如复杂的肝脏手术、器官移植、手术时间较长（＞ 3 小时）等	
（8）急性肾衰竭或急性肝衰竭	
（9）ARDS	
（10）休克或持续低血压 [（持续低血压＞ 30 分钟，指收缩压＜ 90mmHg（1mmHg=0.133kPa）或较基础血压降低＞ 40mmHg）]	
（11）脓毒症	
（12）心脑血管意外	
（13）严重的心理应激，如精神创伤、过度紧张等	

表 3-6　PPI 预防 SU 的给药剂量建议

药物	存在应激源和单个高危因素	存在应激源和 2 个及 2 个以上的高危因素
奥美拉唑	20~40mg q.d.	40mg q12h.
泮托拉唑	40mg q.d.	80mg q.d./40mg q12h.
兰索拉唑	30mg q.d.	30mg q12h.
雷贝拉唑	10~20mg q.d.	—
艾司奥美拉唑	20~40mg q.d.	40mg q12h.
给药途径	首选口服	静脉给药

（二）药物相关的胃肠黏膜损害

非甾体抗炎药、糖皮质激素和抗血小板药是临床常见的易诱发胃肠黏膜损害的药物。PPI 是预防和治疗药物相关性消化道损伤的首选药物，通过高效抑制胃酸分泌，显著改善患者的胃肠道症状，预防消化道出血，并能促进溃疡面愈合。PPI 用于预防药物相关的胃肠黏膜损害的用药指征见表 3-7，首选口服给药，不能口服者才考虑静脉输注。

表 3-7　PPI 预防药物相关的胃肠黏膜损害的用药指征

服用药物	合并危险因素
抗血小板药	消化性溃疡及并发症史 消化道出血史 双联抗血小板药 年龄≥ 65 岁[a] 使用糖皮质激素[a] 消化不良或胃食管反流病[a]
NSAID	曾有特别是近期发生溃疡并发症[b] 合并下列①～④中的 2 个以上的危险因素[b]： ①年龄≥ 65 岁；②高剂量 NSAID 和阿司匹林治疗，或联用 2 种以上的 NSAID；③有溃疡病史但无并发症；④与阿司匹林、抗凝血药或糖皮质激素合用
糖皮质激素	联用非选择性 NSAID 日剂量较大：如泼尼松≥ 0.5mg/（kg · d）[c] 长期服用维持剂量：如泼尼松 2.5~15.0mg/d[c]

注：[a] 需满足≥ 2 项危险因素可预防性使用 PPI；[b] 可使用高剂量 PPI；[c] 密切关注其胃肠道出血症状，必要时予以 PPI。

（三）重症胰腺炎

目前没有明确的证据表明使用 PPI 等抑酸药可以通过抑制胃酸分泌，从而间接抑制胰腺分泌。但对于重症胰腺炎胰腺坏死明显的患者，由于胰腺分泌的碳酸氢盐明显下降，易发生十二指肠溃疡，建议每日给予 PPI。此外，PPI 可作为急性胰腺炎伴胃黏膜损伤或上消化道出血的治疗及预防用药。胰腺炎的 PPI 给药剂量见表 3-8。患者腹痛缓解、血常规和血淀粉酶恢复正常可作为停药指征。

表 3-8　PPI 治疗胰腺炎的给药剂量建议

药物	重症胰腺炎	轻、中、重症急性胰腺炎
奥美拉唑	80mg q.d./40mg q12h.	40mg 1~2 次 /d
泮托拉唑	80mg q.d./40mg q12h.	40~80mg 1~2 次 /d
艾司奥美拉唑	40mg q12h.	20~40mg q.d.

（四）酸相关性疾病

酸相关性疾病是消化系统疾病中常见的一类疾病，指由于各种原因导致胃酸分泌过多，或对胃酸特别敏感而引起的一类消化系统疾病的总称。抑酸治疗是缓解酸相关性疾病的最主要的措施，PPI 具有强大的抑制胃酸的作用，是治疗胃和十二指肠溃疡、GERD、手术吻合口溃疡和胃泌素瘤等酸相关性疾病的首选药物。上述疾病 PPI 的常规剂量和疗程详见表 3-9。

表 3-9　常见酸相关性疾病的 PPI 推荐给药方案

酸相关性疾病	PPI 的给药方案	疗程
胃溃疡	标准剂量口服，每日 1 次	6~8 周
十二指肠溃疡	标准剂量口服，每日 1 次	4~6 周
消化性溃疡合并出血	大剂量静脉给药，根据出血情况调整	
胃食管反流病（GERD）	标准剂量口服，每日 1 次；未完全缓解使用双倍剂量分 2 次分别在早餐和晚餐前服用	至少 8 周
胃泌素瘤	通常应用双倍标准剂量的 PPI，每日 2 次用药，根据基础胃酸分泌量调整剂量直至达到理想的抑酸效果	长期治疗

四、质子泵抑制剂应用的药学监护

（一）药物相互作用

PPI 抑制胃酸分泌，升高胃内 pH，可影响铁剂、钙剂、维生素 B_{12}、地高辛等药物的吸收。PPI 的代谢对肝药酶 P450 高度依赖，与具有相同代谢途径的药物可发生竞争，是 PPI 与其他药物产生明显的相互作用的主要原因。例如临床常用的抗血小板药氯吡格雷需由 CYP3A4、CYP3A5、CYP2C19 基因编码的 CYP450 酶介导的代谢途径转化为有效的活性代谢物以发挥抗血小板作用，奥美拉唑在肝脏中主要通过 CYP2C19 代谢，会与氯吡格雷的代谢产生竞争，减弱其抗血小板作用，增加服用氯吡格雷的患者发生心血管不良事件的概率。与PPI同时使用存在显著相互作用的药物还有华法林、硝苯地平、伊曲康唑、甲氨蝶呤、茶碱、地西泮、卡马西平、苯妥英钠、灰黄霉素、口服避孕药、伏立康唑等。因此，需要临床药师对使用PPI且合并用药较为复杂的患者给予更多的关注。

（二）长期使用质子泵抑制剂的潜在风险

随着PPI的广泛应用，在过去的几年中，关于PPI的不良事件报道明显增多，如诱发急、慢性肾损伤，增加痴呆、卒中、髋骨和脊骨折、腹腔感染的发生率等。在目前的观察研究中，推测PPI的长期用药风险主要为弱关联，既不强烈支持，也不能排除因果关系。在临床上，PPI仍经常被超适应证、超疗程或高于推荐剂量使用。因此临床药师应在医师开具PPI时，协助判断是否符合适应证，确认该病症的适当剂量。对于已经服用PPI的患者，也应当定期进行监护和评估，确定继续PPI治疗是否适当。

第三节　ICU镇静镇痛的药物治疗

重症医学的创立与发展旨在为多器官功能障碍的非终末期重症患者提供全面而有效的生命支持，以挽救患者的生命，并最大限度地恢复和保持患者的生活质量。镇痛与镇静治疗是特指应用药物手段以消除患者的疼痛，减轻患者的焦虑和躁动，催眠并诱导顺行性遗忘的治疗。

重症患者处于强烈的应激环境之中，其常见原因包括自身严重疾病的影响、环境因素、隐匿性疼痛、对未来命运的忧虑，这一切都使得患者感觉到极度“无助”和“恐惧”，构成对患者的恶性刺激，增加患者的痛苦，甚至使患者因为这种“无助与恐惧”而躁动挣扎，危及生命安全。因此，在抢救生命、治疗疾病的过程中，必须同时注意尽可能消除或减轻患者的疼痛及躯体不适感，减少不良刺激及交感神经系统的过度兴奋；帮助和改善患者睡眠，诱导遗忘，减少或消除患者对其在重症疾病治疗期间病痛的记忆；减轻或消除患者的焦虑、躁动甚至谵妄，防止患者的无意识行为干扰治疗，保护患者的生命安全。

对重症患者倡导和进行镇静镇痛治疗，其临床意义还在于：①调节减轻应激反应，降低儿茶酚胺和神经肽水平，尽早使组织、心肌耗氧量和高交感活性引起的生命重要器官的高负荷状态（这些对重症患者往往难以耐受）恢复正常；②改善损伤后的继发性分解代谢亢进，促进机体的有氧合成代谢及创伤愈合，维持免疫功能；③减少腹部和胸部手术后的肺部并发症；④促进患者早期下床活动，减少深部血栓和有关肺并发症及肺栓塞的发生率。

ICU镇静镇痛治疗特指应用药物手段减轻或解除患者的疼痛、焦虑和躁动。镇静镇痛应作为重症患者的常规治疗。

重症患者的镇静镇痛要求是必须尽可能地保留自主呼吸及基本的生理防御反射和感觉运动功能，维持在浅镇静状态以评估其神智、感觉与运动功能；同时重症患者由于多器官功能障碍且往往合并多种治疗手段和药物，机体组织的血供下降及生命重要器官的功能不同程度地受损，药物的体内清除过程可能发生改变。此外，此类患者的中枢神经系统对镇静镇痛药的敏感性可能增高。上述因素可能影响药物的药动学、药效学以及药物之间的相互作用，需要经常判断镇静镇痛程度并随时调整药物种类与剂量。

因此，ICU 镇静镇痛治疗的目的和意义在于：①消除或减轻患者的疼痛及躯体不适感，减少不良刺激及交感神经系统过度兴奋；②帮助和改善患者睡眠，诱导遗忘，减少或消除患者对其在重症疾病治疗期间病痛的记忆；③减轻或消除患者的焦虑、躁动甚至谵妄，防治患者的无意识行为（如挣扎）干扰治疗，保护患者的生命安全；④减轻器官应激负荷，保护器官储备功能，维持机体内环境稳定。镇静镇痛治疗可以降低患者的代谢速率，减少其氧耗和氧需求，使得机体组织耗氧的需求变化尽可能适应受到损害的氧输送状态，并减轻各器官的代谢负担，从而减轻病理因素所造成的损伤，为器官功能的恢复赢得时间创造条件。

一、ICU 镇静镇痛治疗的特点

镇痛和镇静治疗是一把双刃剑，在降低应激、保护器官功能的同时，也可能抑制某些器官的重要生理功能（如呼吸、循环）或加重某些器官（如肝脏、肾脏）的代谢负担而导致器官功能损伤或失衡。因此 ICU 镇静镇痛治疗前后，应常规评估患者的器官功能状态和器官储备能力。

大部分患者烦躁的首要原因是疼痛和不适感，因此重症患者首先考虑镇痛治疗，镇痛应作为镇静的基础。研究表明，联合镇痛治疗的镇静治疗方案能降低疼痛发生率，降低患者的疼痛评分，降低机械通气的使用率，减少气管插管时间及缩短住院时间。使用镇痛为先的镇静方法也要权衡镇痛药可干扰呼吸动力、降低胃动力及增加实施肠内营养的难度，同时还要考虑停药所导致的疼痛复发。

ICU 患者镇静镇痛治疗时间长，同时应尽可能地保留自主呼吸及基本的生理防御反射和感觉运动功能，甚至需要定时唤醒以评估其神智、感觉和运动功能。

ICU 患者镇静镇痛药物的累积剂量大，药动学 / 药效学不稳定，需要随时判断镇静镇痛程度并随时调整药物种类与剂量。由于同时接受的药物治疗品种较多，必须考虑药物间相互作用。

二、ICU 镇静镇痛治疗的药物选择

（一）镇痛治疗

药物治疗主要包括阿片类镇痛药、非阿片类中枢性镇痛药、非甾体抗炎药（NSAID）和局麻药。

1. 阿片类镇痛药　阿片类药物是强效中枢镇痛药物之一，具有镇痛效果强、起效快、可调性强、价格低廉等优点，是重症患者疼痛管理中的基本药物。

临床应用的阿片类药物多为相对选择性 μ 受体激动剂。所有阿片受体激动剂的镇痛作用机制相同，但某些作用、用药后的峰值效应、作用持续时间等存在较大的差异。阿片类药物的不良反应主要是引起呼吸抑制、血压下降和胃肠蠕动减弱，老年人尤其明显。临床选择时，根据患者的具体情况选择合适的药物。

重症疾病常用的阿片类药物包括吗啡、芬太尼、瑞芬太尼、舒芬太尼、氢吗啡酮、美沙酮、布托啡诺以及地佐辛等。主要药物的特性与比较见表 3-10 和表 3-11。

表 3-10　阿片类镇痛药的药动学特点及常用剂量

药物	起效时间	半衰期	消除途径	负荷剂量	维持剂量
吗啡	5~10 分钟	1.7~3 小时	60%~70% 的药物在肝脏与葡糖醛酸结合后肾脏消除	2~4mg	2~30mg/h
芬太尼	1~2 分钟	消除半衰期为 200 分钟左右	经 CYP3A4 代谢	0.35~0.5μg/kg	0.7~10μg/（kg·h）
瑞芬太尼	1~3 分钟	消除半衰期（$t_{1/2\beta}$）为 6 分钟；终末半衰期（$t_{1/2\gamma}$）为 10~20 分钟；有效的生物半衰期为 3~10 分钟	被组织和血浆中的非特异性酯酶迅速水解，代谢产物经肾脏排除，清除率不依赖于肝肾功能	0.5~1.0μg/kg，i.v.（＞1 分钟）	0.02~0.15μg/（kg·min）
舒芬太尼	1~3 分钟	终末消除半衰期为 2.5 小时	肝和小肠内脱羟和脱甲基作用代谢，代谢物经尿和粪排泄	0.25~0.5μg/kg	0.2~0.3μg/（kg·h）

表 3-11　阿片类镇痛药的临床应用比较

药物	作用特点	适用范围	给药途径	禁忌证	注意事项	不良反应	相互作用
吗啡	治疗剂量对血容量正常者心血管系统一般无明显影响	血流动力学稳定的患者应首选吗啡	p.o.、i.h.、i.v.、i.m.	胆道疾病禁用	对低血容量患者容易发生低血压	累积用量有肝肾损害，有一定的组胺释放	禁与MAOI、三环类抗抑郁药合用
芬太尼	脂溶性高于吗啡，单次给药后起效迅速，维持时间短。但在体内很快重新分布，消除半衰期较吗啡长。高剂量或重复给药时，成为相对长效的药物	血流动力学不稳定的患者和肾功能不全患者；急性疼痛患者的短期镇痛	i.v.	胆道疾病禁用；哮喘禁用；心律不齐慎用	肝肾功能受损的患者不需调整剂量	比吗啡更少的低血压，累积用量有肝损害	禁与MAOI合用；CYP3A4抑制剂会影响其血药浓度；与SSRI合用产生5-羟色胺综合征
瑞芬太尼	镇痛作用为芬太尼的100~180倍；起效迅速	血流动力学不稳定的患者和肝肾功能不全患者；短时间镇痛或持续输注的患者	多采用持续输注；含甘氨酸，不能硬膜外、鞘内注射给药	胆道疾病禁用；哮喘禁用	肝肾功能受损的患者不需调整剂量	没有肝肾损害；如果体重>130%的理想体重，使用理想体重计算剂量	禁与MAOI合用

续表

药物	作用特点	适用范围	给药途径	禁忌证	注意事项	不良反应	相互作用
舒芬太尼	起效迅速，作用时间短；镇痛作用为芬太尼的5~10倍，持续时间为芬太尼的2倍		i.v.、硬膜外、鞘内、i.h.	胆道疾病禁用	肾功能受损的患者不需调整剂量	剂量的个体差异较大，分布半衰期短，代谢半衰期长，长期使用可能增加机械通气时间；应按照瘦体重给药	禁与MAOI合用；CYP3A4抑制剂会影响其血药浓度
哌替啶	镇痛效价约为吗啡的1/10	ICU不推荐重复使用哌替啶	i.m.、i.v.、硬膜外	颅脑损伤、哮喘禁用	大剂量使用可导致神经兴奋症状，肾功能不全者的发生率高；肝功能不全患者的清除减慢	恶心呕吐、心动过速、胆管内压升高、脑脊液压升高、血压下降，严重时出现呼吸困难、震颤等	禁与MAOI合用
地佐辛			i.m.、i.v.	哮喘减量；胆囊手术慎用	肝肾功能不全者减量		

芬太尼的镇痛效价为吗啡的100~180倍。研究发现芬太尼应用于重症患者中，能明显降低疼痛评分和疼痛发生率。但由于芬太尼的表观分布容积较大，反复多次给药易于蓄积，不宜作为长期镇痛治疗药物。

瑞芬太尼为芬太尼类μ型阿片受体激动剂，主要与α_1-酸性糖蛋白结合，在组织和血液中被迅速水解，故起效快、维持时间短。正因为上述优势，近年来的研究发现，瑞芬太尼能明显缩短机械通气时间及重症患者住院时间。近年来，瑞芬太尼在重症患者镇痛治疗中的应用逐渐增加。

舒芬太尼的镇痛作用很强，为芬太尼的5~10倍。因其镇痛效果明确、起效快、蓄积小、对呼吸抑制作用小，近年来在ICU重症患者中的应用也逐渐增多。

阿片类药物的不良反应主要是引起呼吸抑制、血压下降和胃肠蠕动减弱，在老年人尤其明显。吗啡类衍生物氢吗啡酮和阿片受体部分激动剂地佐辛与布托啡诺等可能在降低呼吸抑制剂的胃肠道不良反应方面具有一定的优势，但仍需进一步的临床试验验证。

地佐辛是一种小分子，脂溶性高，为对μ受体兼有激动-拮抗双重作用的镇痛药物。在已经使用阿片类药物的患者有减轻阿片类药物不良反应的效应。与强阿片类药物吗啡或舒芬太尼（芬太尼）联合，适当的药物比例为地佐辛0.3mg/kg剂量复合1.5mg/kg舒芬太尼剂量；反之，以1mg/kg舒芬太尼剂量复合地佐辛0.2mg/kg的镇痛效果好且不良反应少。

阿片类药物成瘾引起的撤药综合征可采用静脉泵注入右美托咪定1mg/kg（10~15分钟）后，以0.2~0.7mg/（kg·h）维持，根据病情用药可持续3天。

推荐持续静脉注射阿片类镇痛药作为治疗重症患者非神经性疼痛的一线治疗，用量常比肌内注射用药少，但需根据镇痛效果评估调整剂量，不推荐使用肌内注射，尤其是血流动力学不稳定的患者。

2. 非阿片类中枢镇痛药　主要为合成镇痛药曲马多。曲马多可与阿片受体结合，但亲和力很弱，镇痛强度约为吗啡的1/10。治疗剂量不抑制呼吸，大剂量可使呼吸频率减慢，但程度较吗啡轻，主要用于术后轻度和中度急性疼痛的治疗。

3. 非甾体抗炎药（NSAID）　代表药物为对乙酰氨基酚，主要用于治疗轻至中度疼痛，与阿片类联合使用有协同作用，可减少阿片类药物的用量。在低血容量或低灌注患者、老年人和既往肾功能不全患者，更容易引起肾功能损害。

4. 局麻药　主要用于术后硬膜外镇痛，特点是药物剂量小、镇痛时间长及镇痛效果好。目前常用药物为布比卡因和罗哌卡因。

5. 联合用药　近年来的研究表明，氯胺酮、NSAID、奈福泮和加巴喷丁等非阿片类镇痛药能有效减轻重症患者的非神经性疼痛。而对于神经性疼痛，加巴喷丁和卡马西平具有较好的镇痛作用。非阿片类药物可以用来减少阿片类药物的用量和不良反应，建议联合应用非阿片类镇痛药以减少阿片类药物的用量及相关不良反应。

（二）镇静治疗

目前 ICU 临床上常用的镇静药有苯二氮䓬类、丙泊酚和右美托咪定，不同镇静药物间的比较见表 3-12。

表 3-12　镇静药的比较

	苯二氮䓬类			丙泊酚	右美托咪定
	咪达唑仑	劳拉西泮	地西泮		
镇静特点	起效快，持续时间短，清醒相对较快	起效慢，半衰期长，易于蓄积，苏醒慢	具有抗焦虑和抗惊厥作用，作用与剂量相关。单次给药起效快、苏醒快，半衰期长	起效快，作用时间短，撤药后迅速清醒，镇静深度呈剂量依赖性，镇静深度易控制	具有很强的镇静、抗焦虑作用，同时兼具镇痛作用；半衰期短
适用范围	治疗急性躁动患者	重症患者长期镇静治疗的首选药物	可用于急性躁动患者的治疗	可减少脑血流，降低颅内压和脑氧代谢，停药后清醒快，利于进行神经系统评估，适用于颅脑损伤患者	需同时镇静镇痛患者
不良反应	长时间用药后会出现蓄积和镇静效果延长；注射过快或剂量过大可引起呼吸抑制、血压下降，低血容量患者尤其显著；部分患者可出现耐受现象	对血压、心率和外周阻力无明显影响，对呼吸无抑制作用；溶剂为丙二醇，长期大量使用可能导致急性肾小管坏死、代谢性酸中毒和高渗透压状态	反复用药可蓄积而导致镇静作用延长	溶剂为脂肪乳，提供热量 1.1kcal/ml，长期大量应用可导致高甘油三酯血症（2% 丙泊酚可降低发生率）	具有抗交感神经作用，可导致心动过缓和低血压

续表

	苯二氮䓬类			丙泊酚	右美托咪定
	咪达唑仑	劳拉西泮	地西泮		
药学监护	肾衰竭患者会出现蓄积；经CYP3A4代谢，丙泊酚、西咪替丁等CYP3A4抑制剂可明显减慢咪达唑仑的代谢	应逐渐减量，骤然停药会出现戒断综合征；可增强氯氮平的镇静作用，引起流涎和共济失调	本品注射剂中含有乙醇；与卡马西平合用，因其肝药酶诱导作用可使卡马西平及其自身血药浓度下降	肝肾功能不全对其药动学参数影响不明显；应监测甘油三酯水平，并将热量计入营养支持总热量	肝功能严重障碍者的清除率显著下降，应减量使用；严重肾功能损害者的药动学参数无明显变化。达峰时间为25~30分钟，因此30分钟内不宜频繁增加输注剂量，以免镇静过度
配置要点				因制剂中不含防腐剂，脂肪容易被污染，配制和输注时应注意无菌操作，单次输注时间不宜超过12小时	2ml（200μg）本品用0.9% NS或5% GS稀释至50ml，即浓度为4μg/ml

1. 苯二氮䓬类药物　苯二氮䓬类药物是中枢神经系统γ-氨基丁酸受体激动剂，具有抗焦虑、遗忘、镇静、催眠和抗惊厥作用。重症疾病最常用的苯二氮䓬类药物为咪达唑仑，其作为该类药物中相对水溶性最强的药物，具有起效快、持续时间相对短、血浆清除率较高的特点。苯二氮䓬类是重症患者重要的镇静药物之一，特别是用于焦虑、癫痫发作以及酒精戒断治疗。苯二氮䓬类药物在深度镇静、不注意、不记忆（遗忘），或联合其他镇静镇痛药物使用以降低彼此的不良反应方面仍具有很重要的作用。但近年来的研究表明，苯二氮䓬类药物容易引起蓄积、代谢较慢、增加镇静深度，从而进一步延长机械通气时间及住院时间。

2. 丙泊酚　丙泊酚也是重症疾病常用的镇静药物之一，其特点是起效快、作用时间短、撤药后能快速清醒且镇静深度呈剂量依赖性。丙泊酚也可产生遗忘和抗惊厥作用。另外，丙泊酚还具有减少脑血流、降低颅内压和脑氧代谢率的作用，用于颅脑损伤患者的镇静，可减轻颅内压的升高。丙泊酚单次注射时可出现暂时性呼吸抑制和血压下降、心动过缓，尤其见于心脏储备功能差、低血容量的患者。其他不良反应包括高甘油三酯血症、急性胰腺炎和横纹肌损伤。丙泊酚使用时可出现外周静脉注射痛，因此，临床多采用持续缓慢静脉输注的方式。另外，部分患者长期使用后可能出现诱导耐药性。

3. 右美托咪定 右美托咪定是选择性 α_2 受体激动剂，通过抑制蓝斑核的去甲肾上腺素释放和竞争性结合 α_2 受体，起到减轻交感神经兴奋风暴、冷静、抗焦虑和轻度的镇静镇痛作用，没有抗惊厥作用。由于不作用于中脑网状上行系统和 GABA 受体，使用右美托咪定镇静的患者更容易唤醒，呼吸抑制较少。右美托咪定一般在给药 15 分钟内起效，镇静高峰出现在静脉给药后的 1 小时内，能快速分布于周围组织并被肝脏代谢。对于肝功能正常的患者而言，清除半衰期大约为 3 小时。重度肝功能障碍患者会延长右美托咪定的清除，应适当降低剂量。右美托咪定最常见的不良反应是低血压和心动过缓，静脉负荷剂量时一定要注意输注速度，必要时可适当延长输注时间。另外，右美托咪定兼具镇痛作用，可减少阿片类药物的需求。

镇静药的给药方式应以持续静脉输注为主，首先应给予负荷剂量以尽快达到镇静目标。间断静脉注射一般用于负荷剂量的给予，以及短时间镇静且无须频繁用药的患者。

对急性躁动患者可使用咪达唑仑、地西泮或丙泊酚。重症患者短期（≤3 天）镇静主要选用丙泊酚与咪达唑仑。需快速苏醒的患者可选择丙泊酚。长期（＞3 天）镇静宜选用劳拉西泮。

对机械通气成年重症患者的镇静，《中国成人 ICU 镇静镇痛治疗指南》推荐使用非苯二氮䓬类药物（丙泊酚或右美托咪定）而不是苯二氮䓬类药物（咪达唑仑或劳拉西泮），因为前者可能较后者能改善临床结局。

大剂量使用镇静药治疗超过 1 周，可产生药物依赖性和戒断症状。停药时不应快速中断，而是有计划地逐渐减量。

各类镇静药物的比较见表 3-13。

表 3-13 常用镇静药的负荷剂量与维持剂量参考

药物	首剂后的起效时间	清除半衰期	首次剂量	维持剂量	特点
咪达唑仑	2~5 分钟	3~11 小时	0.01~0.1mg/kg	0.02~0.1mg/（kg·h）	对循环的影响小，为酒精、药物戒断反应的一线治疗药物

续表

药物	首剂后的起效时间	清除半衰期	首次剂量	维持剂量	特点
地西泮	2~5 分钟	20~120 小时	0.02~0.1mg/kg	0.03~0.1mg/kg	半衰期过长，不容易实现“浅镇静”策略，不推荐作为镇静的一线选择
丙泊酚	1~2 分钟	快速清除相 34~64 分钟 缓慢清除相 184~382 分钟	5μg/(kg·min)	0.5~4mg/(kg·h)	儿童镇静时要特别注意丙泊酚输注综合征，高甘油三酯血症患者慎用，可以降低颅内压、谵妄的发生概率
右美托咪定	5~10 分钟	1.8~3.1 小时	1mg/kg(约 10 分钟内给入)	0.2~0.7mg/(kg·h)	可以预防、治疗谵妄，对循环的影响小

(三)神经肌肉阻滞剂

清醒肌松是一种极度危险的状态，可以使得患者出现严重的交感风暴、应激状态和濒死恐惧，显著加大循环和呼吸等器官的代谢负担。因此，神经肌肉阻滞剂必须在充分镇静镇痛的前提下应用。目前主要应用在某些特定的危重疾病状态，如重度 ARDS 早期、哮喘持续状态、癫痫持续状态、严重惊厥以及破伤风等肌肉强烈痉挛的病症。

另外，鉴于神经肌肉阻滞剂容易导致患者神经肌肉偶联损伤和肌无力、痰液引流障碍及肺不张等不良反应，因此临床上应用神经肌肉阻滞剂仍需谨慎。

三、ICU 谵妄的治疗

谵妄是重症患者预后不佳的危险因素。近年来的研究表明，老年谵妄患者的住院时间明显延长，每日住院费用及病死率均显著增加。ICU 谵妄的相关危险因素包括高龄、COPD 病史、高血压病史、谵妄病史、脑血管病史、酗酒史、脓毒症、肾功能不全、ASA ≥ Ⅲ级、急诊手术、苯二氮䓬类药物等镇静药的应用、阿片类药物的应用、皮质醇水平升高、低氧血症、机械通气、贫血、电解质紊乱、认知损伤、体外循环、束缚及心律失常等。

(一)可导致谵妄的药物

苯二氮䓬类药物(如劳拉西泮、地西泮、咪达唑仑等)可增加谵妄的发生风险。抗胆碱能药(如格隆溴铵、东莨菪碱、阿托品、戊乙奎醚等)可引起谵妄和认知功能损害,老年患者尤其敏感。重症患者阿片类药物的使用与谵妄间的关系尚缺乏一致性证据。丙泊酚的使用与重症患者发生谵妄的关系尚缺乏充足证据。对于ICU内有发生谵妄危险的成年机械通气患者,应用右美托咪定镇静较苯二氮䓬类的谵妄发生率低。

(二)谵妄的预防与治疗

1. 预防　虽然导致谵妄的诱因很多,其具体机制仍尚未完全清楚,但谵妄所表现的意识与认知功能损伤,一定有脑组织损伤作为物质基础。因此,预防和及时纠正各种可能导致脑组织灌注氧合损害的因素非常重要。积极治疗原发病,尽量减少引起谵妄的诱发因素,改善组织和脑灌注,将有利于谵妄的预防。

推荐通过改善睡眠及早期活动等措施减少重症患者谵妄的发生,而并不推荐常规用抗精神病药预防术后谵妄。

2. 药物治疗　谵妄的治疗一般少用镇静药,以免加重谵妄症状。对于躁动或有其他精神症状的患者必须给予药物治疗。

躁动型谵妄必须及时治疗,氟哌啶醇为常用药物,使用方式为间断静脉注射。氟哌啶醇的半衰期长,急性发作患者需给予负荷剂量。第二代抗精神病药利培酮、奥氮平、齐拉西酮等也可用于谵妄的治疗。但近年来的RCT研究显示,应用氟哌啶醇并不能降低谵妄的发生率。此外,他汀类、多奈哌齐和抗精神病药并不能有效预防和治疗ICU谵妄。

对于非酒精和苯二氮䓬类戒断引起谵妄的重症成年患者,建议持续静脉输注右美托咪定而非苯二氮䓬类药物用于镇静,以减少谵妄的持续时间。

一般不应用苯二氮䓬类治疗谵妄,但对酒精戒断或苯二氮䓬类药物戒断患者出现的谵妄宜选用苯二氮䓬类。

常用于谵妄治疗的抗精神病药见表3-14。

表3-14　常用于谵妄治疗的抗精神病药

	药物	剂量和用法	不良反应	说明
第一代抗精神病药	氟哌啶醇	0.5~2mg,1次/2~12h,p.o./i.v./sc/i.m.	锥体外系症状,特别是当剂量＞3mg/d时;Q-T间期延长;神经安定药恶性综合征	谵妄治疗首选;老年患者从小剂量开始;躁动型谵妄推荐肠道外给药,每15~20分钟可重复,直至症状控制;酒精/药物依赖患者、肝功能不全患者慎用

续表

	药物	剂量和用法	不良反应	说明
第二代抗精神病药	利培酮	0.25~2mg，1 次 /2~24h，p.o.	锥体外系症状略少于氟哌啶醇；Q-T 间期延长	用于老年患者时死亡率增加
	奥氮平	2~10mg，1 次 /2~24h，p.o.		
	喹硫平	12.5~200mg，1 次 /2~24h，p.o.		

案例：患者，女，42 岁，162cm，65kg。主因机器绞压致全身多处外伤 4 小时入院。入院查体可见前胸、背部脂肪组织外露，创面基底为深筋膜层，污染严重。入院后予以右侧胸腔闭式引流术、清创、VSD 引流术、补液、输血、输蛋白、碱化尿液等治疗，但脱机失败，转入 ICU。转入诊断：呼吸衰竭；躯干皮肤软组织撕脱伤；双侧多发肋骨骨折；右侧血气胸；高肌红蛋白血症；失血性贫血；低蛋白血症。APACHE Ⅱ评分为 13 分；SOFA 评分为 6 分。术后患者的生命体征基本平稳，意识清楚，轻度躁动，气管插管处呼吸机辅助通气。该患者需要进行镇静镇痛治疗的目的包括由于患者原发病的影响，需要减轻疼痛，降低交感神经兴奋性；同时需要降低代谢速率，减少耗氧量，减轻代谢负担；改善患者的睡眠，诱导遗忘，消除不良记忆以应对环境因素，以及减轻焦虑、躁动、谵妄，防止患者的无意识行为危及医疗安全。

针对该患者，进行重症监护室疼痛观察工具法（CPOT）评分、RASS 量表评分等协助镇静镇痛方案的选择与调整。在进入 ICU 的第 1 日、更换 VSD 引流管和植皮术后，采用的是无疼痛 + 深镇静方案，以最大限度地缓解疼痛、减少应激。其镇痛目标为 CPOT 0~1 分，RASS -4~-3 分。具体方案为瑞芬太尼 0.5~1μg/（kg · h）和地佐辛 1~2mg/h 联合镇痛；右美托咪定 1~2μg/（kg · h）和丙泊酚 0.5~2mg/（kg · h）联合镇静。自术后 48~72 小时起，采用无疼痛 + 浅镇静方案，即先减镇静再减镇痛，在持续评估下调整剂量。其镇痛目标为 CPOT 0~1 分，RASS -2~0 分。具体方案为考虑丙泊酚对血压、血脂的影响，首先停用丙泊酚；镇痛方面，考虑瑞芬太尼具有一定的成瘾性，优先停用瑞芬太尼。由于患者伤口存在脓性分泌物，恶臭，感染严重，每日清创换药都是一次巨大打击，因此在仅保留地佐辛 0.5~1mg/h 的镇痛治疗时，换药前临时将地佐辛的剂量提高到 1~2mg，同时静脉注射咪达唑仑 3~5mg 以减轻疼痛、诱导遗忘。

该患者入的 ICU 第 15 日接受植皮术，第 22 日试脱机，第 26 日完全脱机并在第 35 日成功转入烧伤整形科继续治疗，未出现戒断症状。

第四节　重症疾病营养支持治疗的药学监护

一、重症患者营养支持治疗的目的

重症患者受病情限制或因疾病对消化、吸收、代谢功能的影响，易并发营养风险或营养不良，从而使免疫功能进一步降低，加重或诱发感染，甚至导致死亡。因此，营养支持治疗对重症患者的救治和预后具有重要的临床意义。

营养支持治疗的目的不仅仅是提供营养达到能量的平衡，更是供给细胞代谢所需的能量和营养底物，维持器官的结构和功能，以及发挥营养素的药理作用，增强机体的抗病能力，从而影响疾病的发展和转归。

二、重症患者的营养筛查和评估

（一）营养筛查

营养风险筛查（nutrition risk screening，NRS2002）是欧洲肠外肠内营养学会（ESPEN）推荐使用的住院患者营养风险筛查方法。营养风险是指与营养因素有关的出现临床并发症的风险，指现存或潜在的与营养因素相关的导致患者出现不利临床结局的风险，而不是出现营养不良的风险。

针对重症患者，美国危重病医学会（SCCM）与美国肠外肠内营养学会（ASPEN）在2016年《成人重症患者营养支持疗法提供与评定指南》中，同时推荐NRS2002和重症患者营养风险评分（NUTRIC评分）。下面来介绍这2种重症常用的营养筛查工具。

1. 营养风险筛查（NRS2002）由初步筛查和最终筛查两部分组成。

（1）初步筛查：包括4个判断性问题，见表3-15。

表3-15　NRS2002第一步：初步营养筛查

筛查项目	是	否
BMI是否小于18.5？（中国标准）		
患者在过去的3个月有体重下降吗？		
患者在过去的1周有摄食减少吗？		
患者有严重疾病吗（如ICU治疗）？		

如果对以上任一问题的回答“是”，则直接进入最终筛查。

（2）最终筛查：NRS2002评分包括三部分的总和（表3-16），即总分 = 疾病严重程度评分 + 营养状况受损评分 + 年龄评分。

表 3-16 NRS2002：最终营养筛查

评分项目	0分	1分	2分	3分
营养状况受损评分	正常营养状态：BMI ≥ 18.5，近 1~3 个月体重无变化，近 1 周进食量无变化	3 个月内体重丢失 > 5%，或 1 周内食物摄入量比正常量低 25%~50%	一般情况差，或 2 个月内体重丢失 > 5%，或 1 周内食物摄入量比正常量低 50%~75%	BMI < 18.5，且一般情况差或 1 个月内体重丢失 > 5%（或 3 个月丢失 > 15%），或最近 1 周内食物摄入量比正常量低 70%~100%
疾病严重程度评分		骨盆骨折；慢性病患者有急性并发症者：肝硬化、慢性阻塞性肺疾病、血液透析、糖尿病、一般肿瘤	腹部重大手术、脑卒中、重症肺炎、血液系统肿瘤	颅脑损伤、骨髓抑制、APACHE > 10 分的 ICU 患者
年龄	18~69 岁	≥ 70 岁	—	—

注：总分≥ 3 分表示患者存在营养风险；总分< 3 分表示每周复查营养风险筛查。

NRS2002 使用的困难之处在于如果患者卧床无法测量体重，或有水肿、腹水等影响体重的测量，以及意识不清的患者无法回答评估者的问题时，该工具的使用将受到限制。此外，工作表中规定的疾病种类非常有限，遇到表中未出现的疾病时，需要采用选择类似疾病的方法进行评分，这可能会使最终评分有误差。

2. NUTRIC 评分　评分包括五部分的总和（表 3-17），即总分 = 年龄评分 + APACHE Ⅱ评分 +SOFA 评分 + 器官功能不全评分 + 入住 ICU 前住院天数评分。

表 3-17 NUTRIC 评分表

评分	0	1	2	得分
年龄	< 50	50~75	≥ 75	
APACHE Ⅱ评分	< 15	15~20	20~28	
SOFA 评分	< 6	6~10	≥ 10	
引发器官功能不全 / 个	0~1	2+	-	
入住 ICU 前住院时间 / 天	0~1	1+	-	
总分				

注：总分为≥ 5 分表示高营养风险；总分< 5 分表示低营养风险。

根据 NRS2002 评分表 /NUTRIC 评分，我们将 NRS2002 评分≥ 5 分或者 NUTRIC（不纳入 IL-6）评分≥ 5 分的患者定义为高营养风险人群。该类患者为营养治疗的适宜人群。

（二）营养评估

通过营养评估，可以对患者进行全面的检查和评估，以确定其营养不良的类型及程度，估计营养不良所致后果的危险性，用于制订营养支持计划。下面介绍一些常见的营养评估方法。

1. 营养评估工具　目前用于营养评估的评分工具非常多，常用的营养评估工具主要有 SGA 评分、PG-SGA 评分、MNA 评分等。

2. 营养评估的其他方法　大部分重症患者都存在营养风险，当患者同时存在代谢或功能方面的障碍，或无法通过工具判断患者是否存在营养不良时，可以采用以下方法对患者实施营养评估。

（1）询问病史：询问患者的既往病史、饮食改变、体重变化、身体功能变化、胃肠道症状、用药情况、经济情况等，了解患者的营养需求，找出营养不良的可能原因。

（2）体格检查：观察脂肪组织、肌肉组织的消耗程度，水肿和腹水，头发和指甲的质量，皮肤和口腔黏膜等，有助于评价能量和蛋白质缺乏的严重程度。

（3）实验室检查：主要检测血常规、肝功能、肾功能、血脂谱、血浆蛋白、C 反应蛋白、免疫功能、电解质和维生素水平等。

（4）人体测量：动态监测体重是最方便、最直接的方法，但是易受到干扰，如体液潴留、昏迷、瘫痪、水肿、巨大肿瘤等。另外，很多患者往往难以追溯到末次准确测量体重的时间和具体数值。其他指标有 BMI、上臂围、小腿围、肱三头肌皮褶厚度（TSF）、上臂肌围（AMC）、日常活动能力、握力、体力活动受限程度、液体平衡与组织水肿等。

（三）营养筛查与评估的现状

2018 年 8 月，ESPEN 在最新的重症监护病房临床营养指南中提出：由于对“风险患者”及重症疾病营养不良患者的定义没有“金标准”，ESPEN 不同意 2016 年美国危重病医学会（SCCM）与美国肠外肠内营养学会（ASPEN）指南中提出的使用 NRS2002 或 NUTRIC 评分对患者进行分类制订的营养方案。由此可以看出，迄今为止，全球还没有专门的经过验证的重症疾病营养评分工具。在开发出有效的筛查工具以前，务实的方法是考虑存在风险的患者，如在 ICU 住院＞ 2 天、机械通气、感染、喂养不足＞ 5 天和 / 或存在严重慢性疾病的患者。因此，除了使用评分工具外，我们应对重症疾病的营养不良患者进行一般的临床评估（可包括既往史、入 ICU 前无意识的体重丢失或体能下降的报告、体格检查、身体组成的一般评估、肌肉质量和肌力等），直至某种特定工具得到验证。

三、重症患者营养支持治疗的相关计算

（一）能量需求量（REE）计算方法

首先根据患者的身高、体重、年龄计算得出每日基础能量代谢值（BEE），再根据活动状态和应激情况等估算患者每日所需的能量需求量（REE）。

（二）简易能量计算方式——“拇指法则”

在实际工作中，对营养支持的实际需要量提出一个“拇指法则”，而“拇指法则”的意思就是“差不多合适”。因此，目前提出的营养支持能量需求值为一个范围区间。针对重症患者，急性应激期的营养支持热量目标为每日20~25kcal/kg理想体重；在应激与代谢状态稳定后，能量供给量需要可适当增加至每日25~30kcal/kg理想体重。蛋白质的量推荐每日为1.2~1.5g/kg理想体重。

而在2016年《成人重症患者营养支持疗法提供与评定指南》中，针对肥胖患者的肠内营养支持，推荐采用高蛋白质低热量的方案来保存瘦体组织：对于BMI=30~50kg/m^2患者的每日能量需求量，除了使用理想体重计算外，也可以使用实际体重，每日能量目标以11~14kcal/kg进行计算。而蛋白质的每日推荐剂量根据BMI值分为两部分：BMI为30~40kg/m^2的患者，每日推荐剂量为2g/kg理想体重；BMI ≥ 40kg/m^2的患者，每日推荐剂量增加至2.5g/kg理想体重。

通过下面的案例可以看到，不同推荐值算出的能量需求值还是有一定差距的。因此，一方面还需要更多的临床研究；另一方面需要监测患者整个病程中的营养状况，随时调整营养支持方案。

案例：患者，女，25岁。因“糖尿病酮症酸中毒”入院，入院时身高155cm，体重约105kg。

分析：通过计算，患者的BMI为43.7kg/m^2，为重度肥胖人群。首先根据患者的身高，计算得出患者的理想体重为46.8kg，根据每日能量需求值，得出应激期营养支持的能量目标为936~1170kcal/d，稳定期能量供给最高可增加至1404kcal/d，蛋白质的需求量为52.4~70.2g/d。

若按照实际体重进行计算，得出该患者的EN营养支持能量目标为1 155~1 470kcal/d，蛋白质的需求量最高可达到262.5g/d。

（三）间接测热法

由于食物在人体内氧化时，需消耗吸入空气中的氧，生成二氧化碳，释放出能量。因此，间接测热法是通过测定人体消耗掉的氧气量和生成的二氧化碳量，计算人体所生成热量的方法。

四、重症患者营养支持治疗的途径及时机

（一）营养支持途径选择

临床营养支持分为肠外营养（parenteral nutrition，PN）和肠内营养（enteral nutrition，EN）2种方法。对于重症患者，早期营养支持有助于改善其临床结局。只要胃肠道解剖与功能允许，并能安全使用，应积极采用EN。只有当EN不能达到营养需要量时，考虑与PN联合应用，或选择全肠外营养（total parenteral nutrition，TPN）进行营养支持。流程见图3-1。

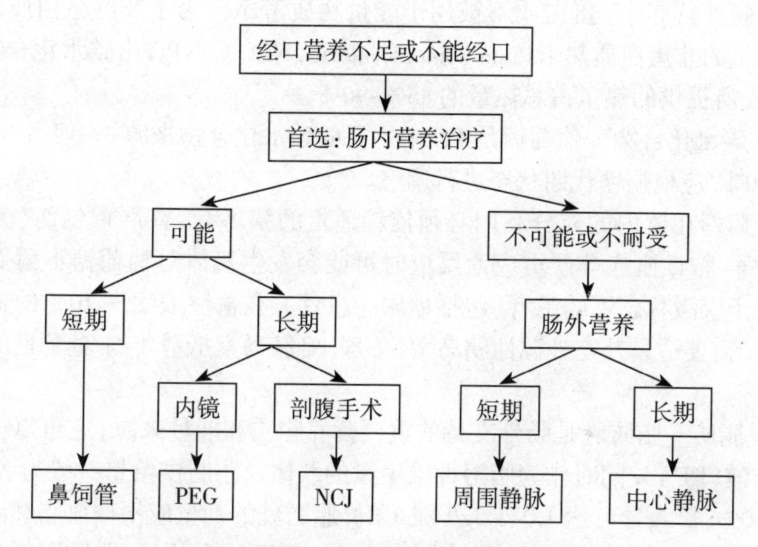

PEG. 经皮内镜下胃造口；NCJ. 腹部手术后导管针空肠造口。

图3-1　营养支持途径选择

（二）营养支持时机

1. 肠内营养　在患者的胃肠道功能允许的情况下，ESPEN建议在患者的血流动力学稳定24小时后给予；而ASPEN的推荐为24~48小时。由于患者的疾病状态和身体状况的差异大，肠内营养给予的时机还需要临床上进一步观察，进行个体化给药。

2. 肠外营养　对于无风险或低营养风险（NRS2002 ≤ 3分或NUTRIC评分≤ 5分）的患者，如果不能维持自主进食，或早期EN不能实施超过7天，考虑实施PN（低证据）；对于高营养风险（NRS2002 ≥ 3分或NUTRIC评分≥ 6）或严重营养不良，且EN不能实施的患者，建议一旦入住ICU就尽快启动PN。PN的实施同样需要患者的血流动力学稳定。

五、重症患者的肠外营养支持

肠外营养支持是指通过静脉途径进行的营养物质补充。重症患者多选择经中心静脉途径，包括经锁骨下静脉、经颈内静脉、经股静脉和经外周中心静脉导管途径。其中经锁骨下静脉置管途径感染及血栓并发症的发生率最低，为经中心静脉实施 PN 的首选。肠外营养素主要包括碳水化合物、脂肪乳、氨基酸/蛋白质、水、电解质和其他微量营养素。具体如下：

（一）非蛋白质热卡

在肠外营养中，蛋白质不被用于能量物质考虑。为了节约蛋白质，必须供给足量的非蛋白质热卡（non protein calorie，NPC）。NPC 由碳水化合物、脂肪提供，所提供的热量占总热量的 85%~90%。

1. 碳水化合物 葡萄糖是 PN 中主要的碳水化合物来源，一般占 NPC 的 50%~60%，应根据糖代谢状态进行调整。

葡萄糖在体内的充分利用必须依赖适量的胰岛素，在严重创伤、大手术后、肝病、脓毒血症等严重应激反应时可能会发生机体对葡萄糖不耐受。因此对处于应激状态下的患者（包括糖尿病患者），在输注浓度＞10% 的葡萄糖溶液时，需要适量补充外源性胰岛素，一般 1U 胰岛素抵消 4~6g 葡萄糖的升糖作用。

2. 脂肪 脂肪乳是肠外支持的重要营养物质和能量来源，它可以提供必需脂肪酸（EFA），同时作为脂溶性维生素的载体。脂肪供给量一般为 NPC 的 40%~50%；摄入量可达 1.0~1.5g/（kg・d），脂肪乳的剂量应根据血脂廓清能力进行调整。每克脂肪完全氧化可供能 9kcal。需要注意的是，脂肪乳剂必须与葡萄糖注射液同时使用，两者作为肠外营养支持的双供能系统，才能更好地发挥节氮作用。

目前临床上脂肪乳剂主要为长链脂肪乳（LCT）、中/长链脂肪乳（MCT/LCT）、结构脂肪乳和鱼油脂肪乳。常用脂肪乳剂的比较见表 3-18。

表 3-18 常用脂肪乳剂的比较

产品名称	代表药物	浓度	总能量/（kcal/L）	pH	渗透压/（mOsm/kg・H_2O）	特点
长链脂肪乳 LCT C14-24	英脱利匹特 Intralipid	20% 30%	2 000 3 000	6.0~8.5 6.0~9.0	350 310	提供人体的必需脂肪酸和能量，氧化代谢速度较慢

续表

产品名称	代表药物	浓度	总能量/(kcal/L)	pH	渗透压/(mOsm/kg·H_2O)	特点
中/长链脂肪乳MCT/LCT C6-24	力能Lipovenis 力保肪宁Lipofundin	20% 10%	1 952 1 032	6.5~8.7 6.5~8.8	273 272	在代谢时进入线粒体不需要肉毒碱携带，较少影响脂蛋白代谢和网状内皮系统功能
结构脂肪乳C6-24	力文Structolipid	20%	1 960	8	350	促进肠道血流，刺激胰酶分泌，促进结肠内的水钠吸收
ω-3鱼油脂肪乳	尤文Omegaven	10%	1 120	7.5~8.7	308~376	促进抗凝和抗炎作用，调节免疫系统

（二）氨基酸/蛋白质

一般以氨基酸作为肠外营养的蛋白质来源，氨基酸静脉制剂含有必需氨基酸（EAA）及非必需氨基酸（NEAA），EAA与NEAA的比例为1∶1~1∶3。每克氨基酸完全氧化可供能4kcal。

根据《危重病人营养支持指导意见》，重症患者PN中的蛋白质供给量一般为1.2~1.5g/（kg·d）。烧伤患者的蛋白质补充建议为1.5~2.0g/（kg·d）。接受血液透析或CRRT的患者同样需要增加蛋白质补充，当合并高代谢时，最大剂量可达2.5g/（kg·d）。肾功能不全患者不应为避免或延迟透析治疗而限制蛋白质摄入量。

根据氨基酸成分和含量的不同，氨基酸制剂可分为平衡型氨基酸和专用型氨基酸。平衡型氨基酸含有人体所需的大多数氨基酸，包括必需氨基酸和非必需氨基酸。平衡型氨基酸的生物利用度高，适用于肝肾功能正常的患者。专用型氨基酸主要指某些疾病如肝病、肾病、创伤和婴幼儿应用的氨基酸。肝病氨基酸（肝氨）富含支链氨基酸，能够调节血浆支链氨基酸/芳香族氨基酸的比例，用于肝硬化、重症肝炎和肝性脑病的治疗；肾病氨基酸（肾氨）由8种必需氨基酸和组氨酸构成，用于纠正因肾病引起的必需氨基酸不足；创伤型氨基酸富含支链氨基酸，用于手术前后、严重创伤、烧伤和骨折等患者。目前市面上的氨基酸制剂种类非常多，在选择每种氨基酸制剂时，一定要仔细阅读其说明书。

（三）水、电解质

营养液的容量应根据病情及每个患者的具体需要，综合考虑每日液体平衡与前负荷状态确定，并根据需要予以调整。每日常规所需要的电解质主要包括钾、钠、氯、钙、镁、磷，营养支持时应常规监测。注意根据患者的情况个体化补充电解质：钠的生理需要量为6~12g/d，大量引流时需额外增加；钾的生理需要量为3~6g/d，根据其生理特点，尿少时应减少钾的输入量；钙、镁、磷的摄入量根据患者的生化指标和每日生理需求量适量添加。

（四）微量营养素（维生素与微量元素）

维生素和微量元素是人体必需的营养素，参与多项代谢与功能，大部分维生素和微量元素人体都无法自身合成，因此，维生素与微量元素在重症患者的营养支持中是不可或缺的。

六、重症患者的肠内营养支持

肠内营养支持是指通过口服或管饲途径进行营养物质的补充。胃肠道功能存在或部分存在，但不能经口正常摄食的重症患者，在条件允许的情况下，应尽早、优先使用EN。

（一）肠内营养的耐受性评估

目前尚无重症患者胃肠道耐受性评分的公认标准，现中华医学会重症医学分会重症营养流程小组提出了一个简易胃肠功能评分方法，可供参考，见表3-19。

表3-19　简易胃肠功能评分表（2017年1月版）

评价内容	计分内容			
	0分	1分	2分	5分
腹胀/腹痛	无	轻度腹胀 无腹痛	明显腹胀 或腹痛自行缓解 或腹内压为15~20mmHg	严重腹胀 或腹痛不能自行缓解 或腹内压＞20mmHg
恶心/呕吐	无，或持续胃减压无症状	恶心 但无呕吐	恶心、呕吐（不需胃肠减压） 或胃残余量＞250ml	呕吐，且需胃肠减压 或胃残余量＞500ml
腹泻	无	稀便3~5次/d 且量＜500ml	稀便≥5次/d 且量为500~1 500ml	稀便≥5次/d 且量≥1 500ml

1. 初始评定　0分：胃肠功能正常，初始EN以25ml/h，使用整蛋白型制剂；1~2分：胃肠功能轻度损害，EN方案同0分；3~4分：胃肠功能中度损害，初始EN以10~15ml/h，使用预消化型制剂；5分以上：胃肠功能重度损害，暂缓EN。

2. 开始肠内营养后，仍可采用该评分方法，每6~8小时评估1次，根据评分结果进行EN输注调整。

（1）评分增加≤1分：继续肠内营养，增加速度*。

（2）评分增加为2~3分：继续肠内营养维持原速度或减慢速度*，对症治疗。

（3）评分增加≥4分或总分≥5分：暂停肠内营养，并做相应处理（包括停止EN、使用促动力药、更换EN输注途径等）。

（4）调整后每6~8小时重新评估，如稳定输注，无须再调整者，每日评估1次即可。

注：*增加速度通常以起始剂量为梯度递增，如起始速度为25ml/h，则每次增加25ml/h；减慢速度则以起始剂量为梯度递减，如起始速度为10ml/h，则每次减量10ml/h。

（二）重症患者肠内营养制剂的选择

见图3-2。

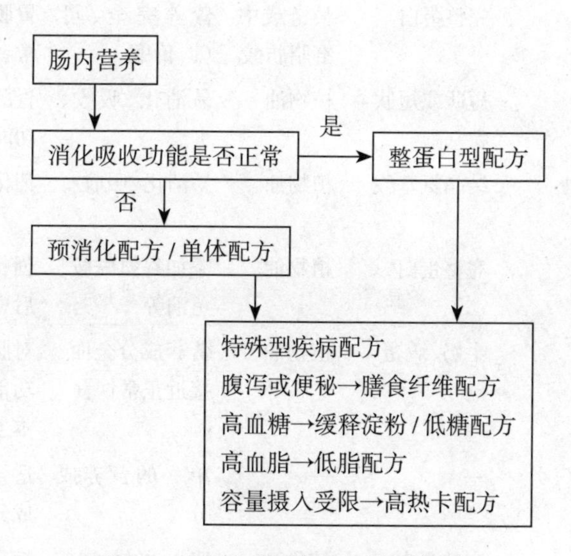

图3-2　重症患者肠内营养制剂的选择

（三）肠内营养制剂的分类及相关物质

1. 普通型EN制剂　主要包括整蛋白型制剂、短肽型预消化制剂、氨基酸型制剂等。

2. 特殊型EN制剂　主要是适合某些疾病，如糖尿病、肺病、肿瘤等患者的EN制剂。此外，在EN制剂中添加精氨酸、核糖核酸和ω-3脂肪酸等物质，能从不同角度提高机体的免疫功能。EN制剂中添加上述物质可能降低手术和创伤后感染的发病率。

SCCM/ASPEN《成人重症患者营养支持疗法提供与评定指南》（2016版）建议，ARDS和严重ALI患者不应常规使用免疫调节型EN制剂（包括鱼油、谷氨酰胺、精氨酸、核苷酸等）；建议SICU术后患者常规给予免疫调节配方EN制剂（含精氨酸与鱼油）。

3. 膳食纤维　膳食纤维是糖类中的一类非淀粉多糖物质，其临床意义主要是肠黏膜屏障和肠功能的保护，调控糖类、脂肪的吸收及携带有害物质排出。但是，膳食纤维在肠内发酵的过程中会产生气体，若突然大量摄入膳食纤维，可能会增加产气量而导致腹胀、肠痉挛、肠蠕动增强等肠道不适或不良反应。

常用的不同配方EN制剂的特点及其适用患者情况见表3-20。

表3-20　不同配方EN制剂的特点及其适用患者

配方	主要营养物组成			特点	适用患者
	碳水化合物	氮源	脂肪		
整蛋白配方	双糖	完整蛋白	长链或中链脂肪酸	营养完全、可口、价廉	胃肠道消化功能正常者
预消化配方	糊精	短肽或短肽+氨基酸	植物油	易消化、吸收、少渣	胃肠道有部分消化功能者
单体配方	葡萄糖	结晶氨基酸	植物油	易消化、吸收	消化功能障碍患者
免疫营养配方	双糖	完整蛋白	植物油	添加谷氨酰胺、鱼油等	创伤患者、大手术后患者
匀浆膳	蔗糖	牛奶、鸡蛋	植物油	营养成分全面，接近正常饮食	对肠道的消化吸收功能要求较高，基本上接近正常功能
组件膳	—	—	—	单一的营养成分	适合补充某一营养成分
低糖高脂配方	双糖	完整蛋白	植物油	脂肪提供50%以上的热量	糖尿病、通气功能受限的重症患者
高能配方	双糖	完整蛋白	植物油	热量密度高	限制液体摄入的患者
膳食纤维配方	双糖	完整蛋白	植物油	添加膳食纤维	便秘或腹泻的重症患者

各种EN制剂的比较见表3-21、表3-22和表3-23。

表3-21　氨基酸型、短肽型EN制剂的比较

分类	氨基酸型	短肽型	
	每500ml	每500ml	每500ml
产品名称	维沃 Vivonex T.E.N 1kcal/ml（AA）	百普力 Peptisorb 1kcal/ml（SP）	百普素 Peptisorb 1kcal/ml（SP）
蛋白质	游离氨基酸（19.2g）	短肽+游离氨基酸（20g）	短肽+游离氨基酸（18.5g）
脂肪	红花油（1.4g）	植物油（8.5g）	植物油（8.5g）
MCT/LCT比例	不含MCT	1∶1	1∶1
碳水化合物	麦芽糖糊精，淀粉（103g）	麦芽糖糊精（88g）	麦芽糖糊精（88.5g）
P∶F∶C	15%∶3%∶82%	16%∶15%∶69%	15%∶15%∶70%
NPC∶N	175∶1	144∶1	148∶1
膳食纤维	0	0	0
乳糖/g	0	≤1	0.5
肉毒碱/mg	30	0	0
钠/mg	330	500	500
钾/mg	475	750	750
维生素K/μg	20	26.5	26.5
渗透压	610mOsm/L	440mOsm/L	粉剂
产品特点及应用的疾病	主要用于肠功能严重障碍、不能耐受整蛋白和短肽类肠内营养制剂的患者；含有谷氨酰胺；但渗透压高，易致腹泻；含有肉毒碱，适用于慢性肾衰竭长期血液净化治疗的患者	可用于消化道功能障碍及脂肪代谢有障碍的患者	可用于消化道功能障碍及脂肪代谢有障碍的患者
粉剂冲调方法	将1袋（80.4g）溶于250ml温开水中，溶解均匀后即成300ml溶液		在洁净的容器中注入50ml温开水，加入本品1袋（125g），充分混合溶解后，再加水至500ml，搅拌均匀即可
产品包装及生产厂家	80.4g×10袋/罐，雀巢	500ml/瓶，纽迪西亚	125g/袋，纽迪西亚

表 3-22　整蛋白型 EN 制剂的比较（均以 500ml 计）

产品名称	能全力 Nutrison Multifibre（TPF）			能全素 Nutriso（TPF）	康全甘 Nutriso（TP-MCT）	瑞素 Fresubi（TPF）	瑞先 Fresubin energy fibre（TPF）	安素 Ensure（TP）	佳维体 Jevity（TPF-FOS）
能量	1kcal/ml	0.75kcal/ml	1.5kcal/ml	1kcal/ml	1kcal/ml	1kcal/ml	1.5kcal/ml	1.06kcal/ml	1.05kcal/ml
蛋白质	酪蛋白（20g）	酪蛋白（15g）	酪蛋白（30g）	酪蛋白（20g）	酪蛋白（25g）	酪蛋白，大豆蛋白（15g）	牛奶蛋白（28g）	酪蛋白，大豆蛋白（17.6g）	酪蛋白，大豆蛋白（20g）
脂肪	植物油（19.5g）	植物油（14.6g）	植物油（29.2g）	植物油（19.5g）	植物油（16.5g）	大豆油＋椰子油（17g）	葵花籽油＋椰子油＋菜籽油（29g）	玉米油（17.6g）	植物油（17g）
MCT/LCT	无 MCT	无 MCT	无 MCT	无 MCT	1.54	0.55	0.49	无 MCT	无 MCT
碳水化合物	麦芽糖糊精，膳食纤维（61.5g）	麦芽糖糊精，膳食纤维（46g）	麦芽糖糊精，膳食纤维（92g）	麦芽糖糊精（60.5g）	麦芽糖糊精（63g）	麦芽糖糊精（69g）	麦芽糖糊精，膳食纤维（94g）	玉米糖浆，蔗糖（69.4g）	麦芽糖糊精，膳食纤维（70g）
P：F：C/%	16：35：49	16：35：49	16：35：49	16：36：48	20：30：50	15：30：55	15：35：50	14：32：54	16：30：54
NPC：N	133：1	133：1	133：1	133：1	100：1	140：1	142：1	152：1	138：1
膳食纤维 /g	7.5	7.5	7.5	0	0	0	10	0	5.3
钠 /mg	500	375	670	500	500	375	500	400	465
钾 /mg	750	565	1005	750	750	625	1035	740	785
维生素 K/μg	26.5	20	39.8	26.5	26.5	25	33	18	6.2

续表

产品名称	能全力 Nutrison Multifibre(TPF)			能全素 Nutriso (TPF)	康全甘 Nutriso (TP-MCT)	瑞素 Fresubi (TPF)	瑞先 Fresubin energy fibre(TPF)	安素 Ensure (TP)	佳维体 Jevity(TPF-FOS)
乳糖/g	＜0.125	＜0.185	＜0.095	＜0.15		＜0.1	＜0.2	0	
渗透压/(mOsm/L)	250	188	300		265	250	310	379	300
产品特点及适用的疾病	麦麸蛋白，可溶性膳食纤维的比例为47%			粉剂，不含膳食纤维，低渣，可用于肠道准备，DM者适用	含更多的MCT，用于术前营养、肝胆手术、消化系统疾病、脂质代谢障碍	围手术期营养不良、肠道准备及短期管饲	高浓缩能量，减少水分摄入，用于卒中/烧伤/脑损伤等需长期营养、液体摄入受限的患者	用于＞4岁的人群；无乳糖，不含麸质	不能用于1岁以下的幼儿，4岁以下的儿童慎用
粉剂冲调方法				9平匙溶于50ml温开水中，充分溶解后再加水至200ml				6平匙倒入200ml温开水缓慢搅匀，即成250ml的溶液	
包装及生产厂家		500ml/瓶，纽迪西亚		320g/罐，纽迪希亚	500ml/瓶，纽迪西亚	500ml/瓶，华瑞	500ml/瓶，华瑞	400g/罐，雅培	500ml/瓶，1 000ml/瓶，雅培

表 3-23　疾病特异型 EN 制剂的比较(均以 500ml 计)

分类	糖尿病型		肿瘤型	烧伤型	肺病型	肝病型	肾病型
产品名称	瑞代 Fresubin Diabetes TPF-D	益力佳 Glucerna SR TPF-D	瑞能 Supportan TPF-T	瑞高 Fresubin MCT TP-HE	益菲佳 Pulmocare TP	立适康 Leskon (for hepatic disease)	立适康 Leskon (for renal disease)
能量	0.9kcal/ml	0.93kcal/ml	1.3kcal/ml	1.5kcal/ml	1.5kcal/ml	0.9kcal/ml	1kcal/ml
蛋白质	大豆蛋白(17g)	酪蛋白(23g)	酪蛋白(29g)	酪蛋白(37.5g)	酪蛋白(63g)	支链氨基酸,胶原蛋白水解物(27.1g)	酪蛋白(12.5g)(谷氨酰胺 2.25g)
脂肪	大豆油(16g)	红花油+菜籽油+卵磷脂(17g)	植物油+鱼油(36g)	大豆油+椰子油(29g)	菜籽油+中链甘油三酯+玉米油+高油酸红花油+卵磷脂(92g)	玉米油(8g)	玉米油,磷脂(14g)
MCT/LCT	0	0	0.47	1.32		含 MCT	
碳水化合物	70%的缓释淀粉,30%的果糖(60g)	缓释麦芽糖糊精、果糖(61.3g)	麦芽糖糊精(52g)	麦芽糖糊精(85g)	蔗糖、麦芽糖糊精(105g)	麦芽糖糊精(67.5g)	麦芽糖糊精(81g)
P:F:C/%	15:32:53	20:33:47	18:50:32	20:35:45	25:35:40	24:16:60	10:28:62
NPC:N	140:1	101:1	115:1	100:1	124:1	79:1	225:1
乳糖/g	0	0	≤0.5	0	0	0	0
膳食纤维/g	7.5	5.9	6.5	0	0	4.5	3.375
钠/mg	315	443	400	600		107	171

续表

分类	糖尿病型		肿瘤型	烧伤型	肺病型	肝病型	肾病型
钾/mg	535	780	860	1178		36	150
钙/mg	300	527	260	400		155	250
磷/mg	100	211	250	315		188	58.5
维生素K/μg	25	28.2	33	33.5		0	0
渗透压/mOsm/L)	320	355	350	300	372		
产品特点及适用的疾病	糖尿病患者使用	高纤维低糖配方，糖尿病患者使用，能量缓释碳水化合物系统；含肉毒碱	高脂肪、高能量、低碳水化合物，含有ω-3脂肪酸、维生素A、维生素C、维生素E，能改善免疫功能	高蛋白、高能量、脂肪易于消化；蛋白质含量高，用于高分解代谢和液体入量受限者；MCT提供近20%的总能量；富含谷氨酰胺和谷氨酸；不含乳糖和果糖，适用于烧伤及低蛋白血症患者	整蛋白型，高能量、高脂、低糖配方，适用于COPD、呼吸衰竭者；含有肉毒碱。ASPEN2016指南建议不要将这种配方用于合并急性呼吸衰竭的ICU患者	富含支链氨基酸（占总氨基酸的50%）	低钠、低钾，添加谷氨酰胺
粉末冲调方法		200ml温开水加入6匙粉末，搅拌均匀得237ml的液体（220kcal）				170ml温开水加入5匙（45g）粉末，搅拌均匀得200ml的液体	170ml温开水加入5匙（45g）粉末，搅拌均匀得200ml的液体
包装及生产厂家	500ml/瓶，华瑞	400g/罐，雅培	500ml/瓶，华瑞	500ml/瓶，华瑞	237ml/听，雅培	360g/罐，西安力康	360g/罐，西安力康

七、营养支持治疗中的特殊营养素及其他物质

(一)谷氨酰胺

谷氨酰胺是机体内含量最多的游离氨基酸，占肌肉氨基酸总量的60%，是肠黏膜细胞、淋巴细胞、肾小管细胞等快速生长细胞的能量底物，对蛋白质合成及机体免疫功能起调节与促进作用。在创伤、感染应激状态下，血浆谷氨酰胺水平降至正常的50%~60%，肌肉谷氨酰胺降至正常的25%~40%，谷氨酰胺需要量明显增加，被称为组织特殊营养素。由于谷氨酰胺单体在溶液中不稳定，易分解为谷氨酸及氨，临床上常用甘氨酰-谷氨酰胺(Gly-Gln)或丙氨酰-谷氨酰胺(Ala-Gln)二肽进行补充。经肠外途径补充谷氨酰胺的药理剂量为0.30~0.58g/(kg·d)，补充双肽制剂0.7g/(kg·d)，可与氨基酸制剂混合或混合于全肠外营养液中输注。

接受肠外营养的重症患者应早期补充药理剂量的谷氨酰胺。静脉补充谷氨酰胺有助于降低急性胰腺炎、多发性创伤、急性腹膜炎和外科大手术后感染性并发症的发生率。烧伤、创伤及合并肠屏障功能受损的重症患者，经肠道补充谷氨酰胺可使其获益。

(二)精氨酸

精氨酸是应激状态下体内不可缺少的氨基酸，它影响应激后的蛋白质代谢，参与蛋白质合成。药理剂量的精氨酸能有效地促进细胞免疫功能，通过增强巨噬细胞的吞噬功能、增强NK细胞的活性等，使机体对感染的抵抗能力提高。此外，精氨酸还可促进生长激素、催乳素、胰岛素、生长抑素等多种激素的分泌，具有促进蛋白及胶原合成的作用。一般认为静脉补充量可占总氮量的2%~3%，静脉补充量一般为10~20g/d。但是，在临床应用中，精氨酸作为NO合成的底物，在上调机体免疫功能与炎症反应方面具有双刃剑的作用。

添加精氨酸的肠内营养对创伤和手术后患者有益，而严重感染的患者其肠内营养不应添加精氨酸。

(三)鱼油

鱼油(ω-3PUFA)通过竞争方式影响脂肪乳剂ω-6PUFA代谢的中间产物(花生四烯酸)的代谢，产生3个系列的前列腺素和5个系列的白三烯产物，从而有助于下调过度的炎症反应，促进巨噬细胞的吞噬功能，改善免疫功能。ω-3PUFA还可影响细胞膜的完整性、稳定性，减少细胞因子的产生与释放，有助于维持危重疾病状态下的血流动力学稳定。目前，鱼油被认为是有效的免疫调理营养素。

八、营养支持治疗的药学监护

(一)全肠外营养液的设计要点与药学监护

营养处方设计需要切合实际、结合患者情况制订个体化的营养支持治疗方案。以下概述重症患者全营养混合液(total nutrition admixture, TNA)配制的处方要点。在临床实践中,可根据患者情况进行适当调整。

1. 合适的热量　重症患者急性应激期的营养支持应掌握“允许性低热卡”的原则,即在营养支持早期仅给予 10~20kcal/(kg · d)或≤ 500kcal/d; 在应激与代谢状态稳定后,能量供给量可逐渐增加至 25~30kcal/(kg · d)。

2. 合适的热氮比　NPC : N=100~150kcal : 1g N。

3. 合适的糖脂比　糖 : 脂 =6 : 4 或 5 : 5。

4. 合理补充维生素、微量元素、电解质　电解质的 1 价阳离子总量要求为不超过 150mmol/L, 2 价阳离子总量不超过 10mmol/L。常见液体的阳离子浓度见表 3-24。

表 3-24　常见液体的阳离子浓度

常见液体	阳离子浓度
0.9% 氯化钠注射液	0.154mmol/ml Na^+
10% 氯化钠注射液	1.71mmol/ml Na^+
10% 氯化钾注射液	1.34mmol/ml K^+
10% 葡萄糖酸钙注射液	0.22mmol/ml Ca^{2+}
25% 硫酸镁注射液	2mmol/ml Mg^{2+}

5. 肠外营养渗透压(O_{TPN})的计算

$$O_{TPN}=\frac{(5m_G+10m_{AA}+1.4m_{Fat}+35m_{NaCl}+27m_{KCl})}{V_{TPN}}$$

式中, O_{TPN} 为渗透压(mOsm/L); m 为质量(g); V 为 TPN 的总体积(L)。

当 TNA 的渗透压为 1 300~1 500mOsm/L 时应使用中心静脉,低于 900mOsm/L 可使用外周静脉。

6. 液体总量　对患者的液量基本要求为每日 1 500ml ≤液体总量≤ 3 000ml; 或按照体重计算,每日需求量为 30~40ml/kg。

案例：患者，男，40岁，身高165cm，体重58kg，直肠癌根治术后行TPN支持。其肠外营养液配方如下：50%葡萄糖注射液400ml、11.4%复方氨基酸注射液750ml、20%中/长链脂肪乳注射液300ml、5%葡萄糖氯化钠注射液500ml、注射用水溶性维生素1支、甘油磷酸钠注射液10ml、多种微量元素注射液10ml、10%氯化钠注射液30ml、10%氯化钾注射液40ml、10%葡萄糖酸钙注射液20ml、25%硫酸镁注射液3ml。

分析：患者的BMI为21.3kg/m²，为正常体重人群，术后初期患者，按照每日目标量为20～25kcal/kg，蛋白质的量推荐为每日1.2~1.5g/kg，使用患者的实际体重进行计算，得每日能量需求为1 160~1 450kcal、蛋白质需求量为69.6~87g。

通过计算可知，整个肠外营养支持方案提供葡萄糖225g，765kcal；脂肪60g，585kcal，糖脂比约为6∶4，共提供非蛋白质热卡1 350kcal。蛋白质85.5g，热氮比约为100∶1。渗透压为1 116mOsm/L，建议使用中心静脉输注。

7. 胰岛素的使用　胰岛素可被玻璃、PVC和滤器吸附，因此建议单独静脉泵入胰岛素控制血糖。

8. 配制过程　TNA的配制流程对其稳定性影响较大，因此，规范TNA的配制流程尤为重要。TNA的规范化配制流程可参见图3-3。

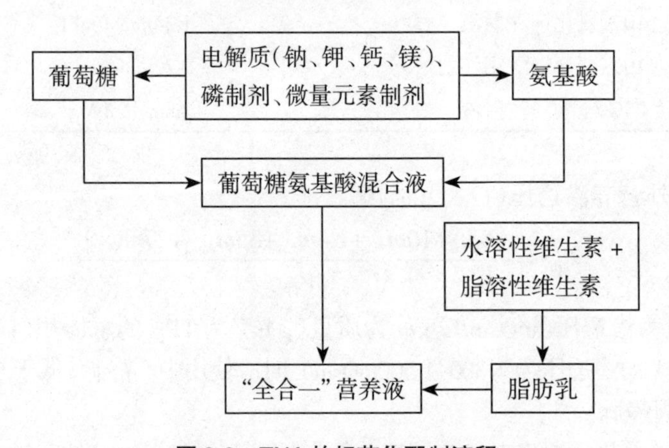

图3-3　TNA的规范化配制流程

9. 存储时间　TNA中添加维生素或微量元素后，应在24小时内输注完毕，如24小时内不能完成输注，则维生素及微量元素都应在输注前再行添加；不含维生素与微量元素的TNA在室温下可保存30小时，2~8℃下可保存7天。

（二）肠外营养制剂的药学监护

1. 长链、中/长链脂肪乳剂

（1）使用的最初几天，特别是应激患者，输注速度应尽可能慢。如输注含长链脂肪乳剂的 TNA 时速度应≤0.1g/（kg·h），而输注含中/长链脂肪乳剂的 TNA 时速度应≤0.15g/（kg·h）。在营养支持中，不推荐脂肪乳制剂单独使用。

（2）不推荐高甘油三酯血症（＞4~5mmol/L）患者使用；而血清甘油三酯轻度升高（2~3.5mmol/L）的患者慎用。

2. 鱼油脂肪乳

（1）鱼油脂肪乳不得作为肠外营养液中唯一的脂肪乳来源，只能占每日脂肪输入量的 10%~20%；混合其他脂肪乳剂后，可与其他输液（如氨基酸溶液、碳水化合物溶液）同时输注。

（2）连续使用不应超过 4 周。

（3）鱼油可能延长出血时间、抑制血小板凝集，接受抗凝治疗的患者应注意。

3. 氨基酸注射液

（1）溶液的渗透压高，宜通过中心静脉输注或稀释后静脉输注。

（2）外周静脉输注时应缓慢滴注，滴速以＜40 滴/min 为宜。

（3）注射液中含有抗氧剂焦亚硫酸钠，应警惕可对哮喘等患者诱发过敏反应。

（4）对肝肾功能不全患者应调整氨基酸的用量（减量或停用）或种类（肝氨或肾氨）。

4. 丙氨酰-谷氨酰胺注射液

（1）溶液浓度高，不可直接输注；同时本品不能作为肠外营养中单一的氮来源，1 体积丙氨酰-谷氨酰胺溶液与 5 体积氨基酸载体溶液混合后输注，混合液中本品的最大浓度不应超过 3.5%。

（2）给予丙氨酰-谷氨酰胺时，应将其计算在每日氨基酸的供给总量中，且不超过每日氨基酸供给总量的 20%。

（3）连续使用不应超过 3 周。

（4）严重肝肾功能不全者禁用。

（三）肠内营养治疗过程中的监护——四度三冲洗

1. 速度　控制输注，从低到高，一般从 40~60ml/h 到 120~150ml/h，极其重症患者的起始输注速度可从 20~30ml/h 开始。

2. 浓度　粉剂应按标准配制以防高渗性腹泻；若患者腹泻或存在腹泻的高危因素，可将溶液进一步稀释。

3. 温度　要注意肠内营养液的温度应为 30~35℃。

4. 角度　胃内喂养时，患者应取头高30°~45°或半卧位。

5. 冲洗　定时冲洗；连续输注营养液时，应每4~6小时用无菌水或温开水冲洗；输注完毕冲洗。

肠内营养输注的管道也可以用于其他药物的管饲，但在给药前后务必冲洗管道（至少20~30ml清水），并且注意每种药物应当单独给药，不能混合。在2种药物给予间隙需使用5~10ml清水进行冲洗。

6. 使用情况监测　在肠内营养制剂管饲过程中，观察患者有无腹痛、呕吐等症状，患者不能耐受时应减慢输注速度（浓度）或停止输注。定时检查胃潴留情况，以减少误吸的发生率。

7. 管路管理　连接肠内营养泵的营养管路建议每24小时更换1次。由于现在仍有很多医院是通过静脉输液器进行鼻饲管内滴注肠内营养液的，因此在鼻饲过程中应注意避免与静脉输注液体使用同一输液架，并悬挂明显的标识以警示。

（四）并发症的防治

1. 肠外营养支持并发症的防治

（1）静脉导管置管相关并发症：对于重症患者，多选择经锁骨下静脉输注肠外营养，采用中心静脉而不使用外周静脉是为了避免血栓性静脉炎的产生。但若中心静脉置管不当，可能产生气胸、空气栓塞、动静脉损伤等情况。导管堵塞的发生则可能是由导管护理不当引起的。由于这部分内容中涉及的操作主要由医师和护士完成，因此，临床药师需要提醒医师和护士注意操作和护理。

（2）感染性并发症：常见的为导管相关性感染，其发生有以下3种可能，包括①营养液在配制过程中被病原菌污染或输液管路的接口处密封不严使病原菌进入；②穿刺点局部病原菌繁殖随导管进入体内；③血液中的病原菌附着于导管尖端并在此繁殖。处理方法为及时更换静脉置管，并将导管尖端进行细菌培养，根据细菌培养和药敏试验结果选择抗菌药。

除此之外，长期禁食的胃肠道空置易导致肠黏膜萎缩、肠屏障破坏、肠道菌群移位，也可能引起腹腔感染。当胃肠道摄入量达到营养目标量的20%时，就可以避免肠黏膜屏障的破坏，因此，仅推荐在全肠外营养支持患者的TNA中常规添加谷氨酰胺。

（3）代谢性并发症：葡萄糖的输入总量过多或输注速度过快容易导致糖代谢异常产生的高血糖、糖尿和渗透性利尿，而脂肪乳的过量输注和患者本身的脂肪廓清能力下降可能会造成血脂异常、必需脂肪酸缺乏和脂肪超载综合征。其他的代谢异常如肾前性氮质血症、氨基转移酶异常、胆汁淤积、电解质和微量元素代谢异常等也有可能出现。需要临床药师与医师和护士共同监测患者的体征、血糖及生化指标，及时调整肠外营养液的处方和输注速度。

除了以上提到的这些比较常见的代谢性并发症外，还有一个近年来受到越来越多关注的概念——再喂养综合征（refeeding syndrome，RFS）。RFS通常在营养治疗开始后的4~6天内出现，是因患者处于长期饥饿或营养不良的情况下，重新摄入营养物质后产生的代谢、生理改变，表现为低磷、低镁、低钾及糖代谢异常和水平衡失调，并进一步导致机体各脏器和系统异常。对于RFS，最好的处理方法是预防，在营养支持前先纠正电解质紊乱，逐步恢复循环容量；从小剂量开始营养支持。此外，由于维生素B_1（硫胺素）为体内碳水化合物和蛋白质代谢合成的重要辅酶，而维生素B_1作为一种水溶性维生素，体内不能储存，并且会随着尿液排出体外。在重新摄入营养物质后，机体的代谢合成使维生素B_1的消耗量增多，从而导致体内维生素B_1缺乏，可能会引起韦尼克脑病（视觉异常、运动失调、昏迷、低体温等）及科萨科夫综合征（维生素B_1缺乏导致的精神障碍）。因此，临床药师需要提醒医师，识别RFS高危患者；建议再喂养时，常规给予维生素B_1，并同时添加维生素B_2、维生素B_6、维生素B_{12}等水溶性维生素。有文献指出，针对RFS高危患者，建议选择静脉途径给予维生素B_1。一方面口服制剂因疾病原因可能无法使用，另一方面其吸收代谢也受到胃肠道功能影响。但是，国内的维生素B_1注射液说明书目前仅有肌内注射1种用法，因此，针对维生素B_1注射液的使用，仍建议按照说明书规定，采用肌内注射。

案例：患者，男，61岁，因“突发意识障碍伴抽搐”入院。家属述患者饮酒史40年，既往10余年多次停止饮酒1~2天后出现抽搐，饮酒后症状缓解。3日前患者再次停止饮酒，并不愿饮食。入院血生化提示磷0.68mmol/L，钾2.35mmol/L，镁0.59mmol/L，葡萄糖9.92mmol/L。入院后纠正电解质紊乱；鼻饲复合维生素B片3片，一日3次。临床药师查看患者，建议增加使用维生素B_1，每日200mg，分2次肌内注射。

分析：根据患者情况，考虑患者出现酒精戒断综合征。根据患者的饮食情况及血生化，提示该患者为再喂养综合征高危患者。在初始方案中，医师根据经验，常规补充B族维生素口服制剂。因患者有饮酒史，考虑B族维生素胃肠道吸收不良，因此，临床药师建议除鼻饲复合维生素B片以外，增加维生素B_1注射剂的使用。

2. 肠内营养支持并发症的防治

（1）机械性并发症：大部分重症患者将采用管饲的方式进行肠内营养支持，在这个过程中可能出现喂养管放置不当，鼻、咽及食管损伤，喂养管堵塞、拔除困难、移位和脱出，误吸及造口并发症。因此，喂养管的材质选择、放置和使用监测尤其重要。

（2）胃肠道并发症：注意观察患者有无不能耐受肠内营养的表现，如恶心、呕吐、腹泻、腹胀和肠痉挛等。进行胃内喂养时，建议定时测定胃残液量，其量应< 250ml。进行空肠喂养时，询问及检查患者有无不能耐受的表现，如患者不能耐受，应针对其状况，及时调整肠内营养的成分及输注细节（浓度、温度、喂养速度等）。

（3）代谢性并发症：肠内营养对机体代谢方面的干扰较肠外营养小，但还是可能出现水代谢异常、糖代谢异常、电解质和微量元素异常、酸碱平衡紊乱、肝功能异常和再喂养综合征等代谢状况异常。同时需注意肠内营养制剂中水的含量，在1~2kcal/ml的配方中含有50%~80%的自由水。在计算患者的出入量时，冲洗饲管的液体用量也需要进行记录。

在整个营养支持过程中，需要对患者进行周密的监测，包括记录患者每日的液体出入量，定期测定肝功能、肾功能、血脂谱、血浆蛋白、免疫功能、电解质和维生素水平等。

（4）感染性并发症：常见的有吸入性肺炎和消化道感染。在使用过程中，注意观察患者的反应，防止患者误吸，发生吸入性肺炎。肠内营养乳剂在开启后未使用的情况下放置于冰箱内（2~10℃）不得超过24小时；肠内营养粉剂在开启后需密封保存在阴凉、干燥处，冲好的液体应立即服用，或加盖保存于冰箱中同样不能超过24小时，从而防止制剂污染，避免使用后引发消化道感染。

（5）精神心理方面的并发症：重症患者的肠内营养通常采用管饲方式，因此清醒患者失去咀嚼食物、吞咽食物的感觉，在病情允许的情况下，应鼓励患者进行咀嚼运动（如口香糖的使用），以满足其心理要求。

案例：患者，女，54岁，因“重物砸伤致多处骨折”入院。治疗1个月后，患者清醒卧床，鼻饲肠内营养，期间反复告知腹胀。在多次调整营养支持方案及药物、物理治疗后，患者均未自述好转。对此，临床药师建议购买口香糖，在患者可以配合的情况下尝试进行咀嚼锻炼。医师评估患者的情况后，采纳临床药师的意见，让患者在医护监测的情况下使用，3日后患者自述腹胀好转。

分析：患者长期卧床，一方面可能是运动不足造成的消化系统功能减低，根据RCT研究，胃肠外科患者中，清醒且能够配合者口香糖的使用可以有效帮助排便，其可能的机制是口腔的咀嚼运动增加胃肠道的蠕动和消化液的分泌；另一方面可能是精神心理因素，对于这类长期鼻饲的清醒患者，让患者进行咀嚼锻炼，可以使其心理上得到满足。

（五）营养状况监测

营养方面的监测是为了观察营养支持的效果，以便于及时调整营养支持的方案，同时注意防止过度喂养的发生。在最初的营养支持阶段，每日测定氮平衡，定期测量体重、三头肌皮褶厚度等，定期测定血浆蛋白如白蛋白、前白蛋白等。对于长期营养支持的患者，可根据患者的情况增加微量元素和维生素水平的监测。

第五节　重症患者血栓栓塞性疾病的药物治疗与药学监护

重症患者由于长期卧床、制动、血管损伤和/或血液高凝状态等因素，是发生血栓的高危人群，因此在血栓的发生、预防和治疗等方面有明显的特殊性。其中动脉血栓形成常常是患者需要入住ICU的原因，而ICU中静脉血栓（venous thrombosis，VT）的发生率远高于普通病房，而且随着患者入住ICU时间延长其发生率增加。因病情、血栓预防方法和检查手段不同，既往研究显示重症患者的血栓发生率差异很大。因为在ICU中发生静脉血栓后患者多无症状或症状不明显，易被忽略，故实际发生率可能更高。即使在ICU中进行静脉血栓预防，其发生率仍然较高。

目前尚无针对入住ICU的患者评估血栓风险的评分标准。《ICU患者深静脉血栓形成预防指南》给出的增加重症患者深静脉血栓（deep venous thrombosis，DVT）发生的危险因素包括遗传因素，高龄，既往深静脉血栓病史或家族史，恶性肿瘤，严重创伤，脓毒症，急性生理和慢性健康评分Ⅱ（APACHE Ⅱ）＞12分，手术（尤其是急诊手术），转入ICU前的住院时间，制动，机械通气，留置中心静脉（尤其股静脉）导管，血液净化治疗，使用肌松和镇静药、雌激素药物、缩血管药物，输注血小板和血栓预防失败，药物诱导的血小板减少症等，具体见表3-25。全身炎症反应综合征（systemic inflammatory response syndrome，SIRS）是重症患者高凝状态的最重要的诱因。由于炎症与凝血进化同源，两者在SIRS全过程中相互影响，既使炎症反应越演越烈，又使凝血级联反应激活。从上述危险因素或疾病可以看出，入住ICU的患者血栓危险因素越复杂，出血风险越多，且目前无法对风险评估标准进行量化并采取标准的治疗或预防措施。目前较为适宜的方法是针对患者具体的诊疗手段，若患者以内科治疗为主可选择Padua评分进行静脉血栓风险评估，以外科手术治疗为主可选择Caprini评分进行评估。若涉及冠心病、心肌梗死患者需要结合Grace评分、Crusade评分等进行血栓及出血风险评估。若同时存在多种治疗手段，在目前无综合量化标准评估的阶段，只有请血液学疾病专家或医疗机构抗栓管理小组的专家团队进行综合评估，给出个体化抗栓的具体建议更为妥善。

表 3-25　重症患者血栓形成的危险因素

疾病、因素、措施	具体涉及内容
全身炎症反应综合征、创伤与外科手术、遗传因素	
加强医疗措施的影响	血管内导管、机械通气、缩血管药物、输注血小板、天冬酰胺酶、沙利度胺、他莫昔芬、雌激素类药物与口服避孕药
血流淤滞	麻醉与镇静、卧床、制动、心排血量减少、休克
基础疾病	肾病综合征、COPD、心功能不全、肝功能异常、多器官功能障碍综合征（MODS）
周围动脉病变	吸烟、糖尿病、高血压、高血脂、绝经、高同型半胱氨酸血症、动脉退行性病变、动脉炎、类风湿关节炎、系统性红斑狼疮、血清病、自身免疫病

现就重症患者的常见血栓疾病进行详细介绍，旨在完善重症患者预防和治疗血栓的药学监护措施，保障患者用药安全。

一、急性肺栓塞

（一）概述

肺栓塞是以各种栓子阻塞肺动脉或其分支为其发病原因的一组疾病或临床综合征的总称，包括肺血栓栓塞症（pulmonary thromboembolism，PTE）、脂肪栓塞综合征、羊水栓塞、空气栓塞、肿瘤栓塞等。其中，PTE 是最常见的肺栓塞类型，是来自于静脉系统或右心的血栓阻塞肺动脉或其分支所致，以肺循环和呼吸功能障碍为主要病理生理特征和临床表现。PTE 占急性肺栓塞的绝大多数，因此，通常将 PTE 也称为急性肺栓塞。

深静脉血栓（deep venous thrombosis，DVT）是引起 PTE 的主要血栓来源。DVT 多发于下肢或骨盆深静脉，脱落后随血流循环进入肺动脉及其分支，PTE 常为 DVT 的并发症。由于 PTE 与 DVT 在发病机制上存在相互关联，是同一疾病病程中两个不同阶段的临床表现，因此，将二者统称为静脉血栓栓塞症（venous thromboembolism，VTE）。

（二）症状与体征

急性肺栓塞的症状缺乏特异性，临床表现取决于栓子的大小和数量、栓塞的部位及患者是否存在心、肺等器官的基础疾病。多数患者因呼吸困难、胸痛、先兆晕厥、晕厥和/或咯血而疑诊为急性肺栓塞。胸痛是急性肺栓塞的常见症状，多因远端肺栓塞引起的胸膜刺激所致。患者的体征主要表现在呼吸系统和循环系统，特别是呼吸频率增加（＞20次/min）、心率加快（＞90次/min）、血压下降及发绀。

（三）治疗原则

临床常用Wells评分、Geneva评分（表3-26）判定PTE的可能性。对高度怀疑的急性肺栓塞伴有休克或持续性低血压（收缩压＜90mmHg和/或下降≥40mmHg，并持续15分钟以上）直接再灌注治疗；而对不伴有休克或持续性低血压的患者，可采用肺栓塞严重指数（pulmonary embolism severity index，PESI）或其简化版本（sPESI）来评估临床风险。若PESI分级Ⅲ~Ⅳ或sPESI≥1，同时存在右心室形态或功能异常和/或血肌钙蛋白阳性，需要抗凝、监测，甚至补救性再灌注治疗等。但2018版《肺血栓栓塞症诊治与预防指南》建议按照表3-27进行肺血栓栓塞症的危险分层。根据患者是否出现休克或持续性低血压进行不同的诊断流程，具体见图3-4和图3-5。

表3-26　PTE临床可能性评分表

简化Wells评分	计分	修订版Geneva评分	计分
PTE或DVT病史	1	PTE或DVT病史	1
4周内制动或手术	1	1个月内手术或骨折	1
活动性肿瘤	1	活动性肿瘤	1
心率/（次/min）	1	心率/（次/min）	
≥100		75~94	1
咯血	1	≥95	2
DVT的症状或体征	1	咯血	1
其他鉴别诊断的可能性低于PTE	1	单侧下肢疼痛	1
临床可能性		下肢深静脉触痛及单侧下肢水肿	1
不可能	0~1	年龄＞65岁	1
可能	≥2	临床可能性	
		不可能	0~2
		可能	≥3

注：PTE. 肺血栓栓塞症；DVT. 深静脉血栓。

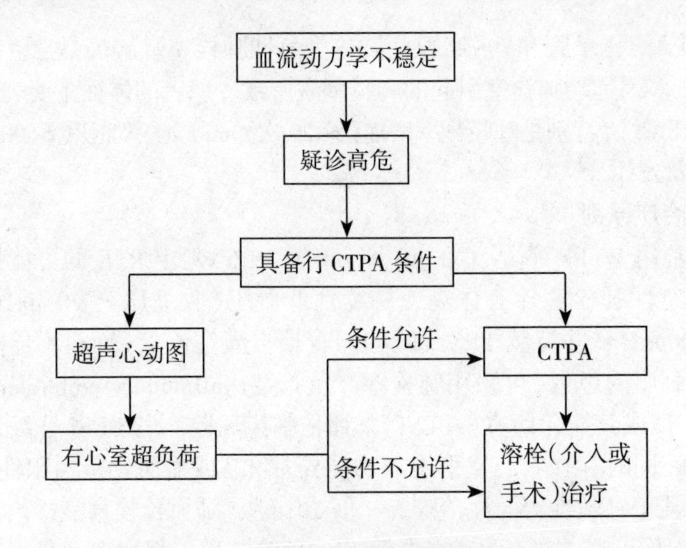

CTPA. CT肺动脉造影。

图3-4　高危肺血栓栓塞症诊断流程

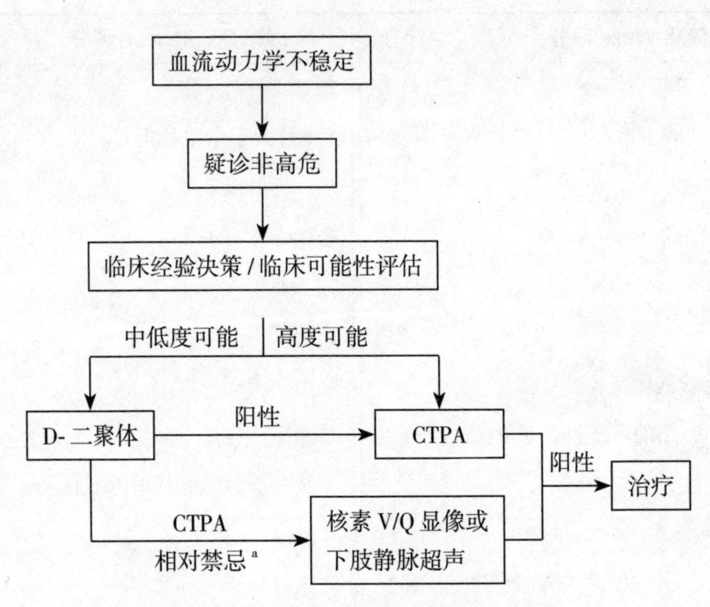

CTPA. CT肺动脉造影；V/Q. 肺通气/灌注；

[a]碘剂过敏、肾功能不全、孕妇。

图3-5　非高危肺血栓栓塞症的诊断流程

表 3-27　肺血栓栓塞症的危险分层

危险分层	休克或低血压	影像学(右心室功能不全)[a]	实验室指标(心脏生物学标志物升高)[b]
高危	+	+	+/–
中高危	–	+	+
中低危	–	+/–[c]	–/+[c]
低危	–	–	–

注:[a] 右心功能不全(RVD)的诊断标准,即影像学证据包括超声心电图或 CT 提示 RVD,超声检查符合下述表现,包括①右心室扩张(右心室舒张末期内径 / 左心室舒张末期内径＞ 1.0 或 0.9);②右心室游离壁运动幅度减低;③三尖瓣反流速度增快;④三尖瓣环收缩期位移减低(＜ 17mm)。CTPA 检查符合以下条件也可诊断为 RVD,包括四腔心层面发现的右心室扩张(右心室舒张末期内径 / 左心室舒张末期内径＞ 1.0 或 0.9)。[b] 心脏生物学标志物包括心肌损伤标志物(心脏肌钙蛋白 T 或 I)和心力衰竭标志物(BNP、NT-proBNP);[c] 影像学和实验室指标两者之一阳性。

(四)药学监护

1. 一般支持治疗　急性右心衰竭导致的心排血量不足是急性肺栓塞患者死亡的首要原因。急性肺栓塞合并右心衰竭患者的支持治疗极其重要。对心脏指数低、血压正常的急性肺栓塞患者,给予适度的液体冲击(500ml)有助于增加心排血量。但需要注意的是积极扩容不仅无益,反而有可能因过度机械牵张或反射机制抑制心肌收缩力而恶化右心功能。

在药物、外科或介入再灌注治疗的同时,通常需使用升压药。但需要注意急性肺栓塞患者的药物选择需非常谨慎,针对药物的特性必须做好药学监护工作。

急性肺栓塞常用改善症状药物的比较见表 3-28。

表 3-28　急性肺栓塞常用改善症状药物的比较

药物	优势	存在的问题
去甲肾上腺素	直接正性变力性作用可改善右心室功能,同时通过刺激外周血管 α 受体升高体循环血压,也能改善右心室冠状动脉灌注	限于低血压患者使用
多巴胺或多巴酚丁胺	对心脏指数低、血压正常的急性肺栓塞患者有益	心脏指数超过生理范围可导致血流由阻塞血管向未阻塞血管的进一步重新分配,从而加重通气血流比例失调

续表

药物	优势	存在的问题
肾上腺素	无体循环扩血管效应，可能对急性肺栓塞伴休克的患者有益	问题同前述两栏药物
血管扩张药	降低肺动脉压力和肺血管阻力	缺乏肺血管特异性，经体循环给药后可能导致体循环血压进一步降低

2. 抗凝治疗　临床上常用的抗凝血药仍以普通肝素、低分子量肝素和华法林为主。与上述传统药物相比，新型抗凝血药磺达肝癸钠、达比加群酯、利伐沙班等的应用仍较少，指南推荐级别多为2B或2C级。

对于高或中度临床可能性的患者，等待诊断结果的同时，应给予肠道外抗凝。普通肝素、低分子量肝素或磺达肝癸钠均有即刻抗凝作用。初始抗凝治疗可优先考虑低分子量肝素和磺达肝癸钠。但普通肝素具有半衰期短、抗凝效应容易监测、可迅速被鱼精蛋白中和的优点，因此推荐用于拟直接再灌注的患者以及严重肾功能不全（Ccr ＜ 30ml/min）或重度肥胖患者。建议普通肝素或低分子量肝素使用前和使用中监测抗凝血酶活性，如果活性下降，需考虑更换抗凝血药。

（1）治疗药物：临床高度可疑急性PTE，在等待诊断结果的过程中，建议开始应用肠外抗凝治疗（UFH、LMWH、磺达肝癸钠等）。若无法进行溶栓治疗，单纯进行抗凝治疗，排除抗凝治疗禁忌即可进行，应保证抗凝治疗的及时性。对于序贯溶栓后的抗凝治疗，抗凝治疗时间选择需根据凝血指标确定。肝素/低分子量肝素的起始治疗时间为溶栓治疗后2~4小时即需复查部分凝血活酶时间（APTT），当其水平低于基线值的2倍（或＜ 80秒）时即可开始给予规范的肝素治疗。华法林应在肝素/低分子量肝素应用后的第24~48小时加用，与肝素/低分子量肝素重叠应用至少4~5天，连续2天测定INR，达标后停用肝素/低分子量肝素，单用华法林治疗。需要注意的是华法林受患者的病理生理条件、食物、药物、基因等多种因素的影响，需要进行极其严格规范的个体化治疗。

普通肝素（UFH）

负荷剂量2 000~5 000IU或80IU/kg静脉注射，继以18IU/（kg・h）持续静脉滴注。初始24小时内每4~6小时测定活化的APTT 1次，并根据APTT调整普通肝素的剂量，具体见表3-29。每次调整剂量后的3小时再测定APTT，使其尽快达到并维持于正常值的1.5~2.5倍。治疗达到稳定水平后，改为每日测定 APTT 1 次。UFH 也可采用皮下注射方式给药。一般先予静脉注射负荷剂量 2 000~5 000IU，然后按 250IU/kg 皮下注射，1 次 /12h。调节注射剂量，使 APIT 在注射后的 6~8 小时达到治疗水平。

UFH 可能会引起肝素诱导血小板减少症（HIT）。对于 HIT 高风险患者，建议在应用 UFH 的第 4~14 天内（或直至停用 UFH），至少每隔 2~3 天行血小板计数监测。如果血小板计数下降＞基础值的 50% 和 / 或出现动静脉血栓的征象，又或血小板计数＜ 100×10^9/L，应停用 UFH，并改用非肝素类抗凝血药。对于高度可疑或确诊的 HIT 患者，不推荐应用 UFH，除非血小板计数恢复正常（至少达到 150×10^9/L）。对于出现 HIT 伴血栓形成的患者，推荐应用非肝素类抗凝血药，如阿加曲班和比伐卢定。合并肾功能不全的患者建议应用阿加曲班，病情稳定后（如血小板计数恢复至 150×10^9/L 以上）时可转为华法林或利伐沙班。

表 3-29 根据 APTT 调整普通肝素剂量的方法

APTT	普通肝素剂量
＜ 35 秒（＜ 1.2 倍的正常对照值）	静脉注射 80IU/kg，然后静脉滴注剂量增加 4IU/（kg · h）
35~45 秒（1.2~1.5 倍的正常对照值）	静脉注射 40IU/kg，然后静脉滴注剂量增加 2IU/（kg · h）
46~70 秒（1.5~2.3 倍的正常对照值）	无须调整
71~90 秒（2.3~3.0 倍的正常对照值）	静脉滴注剂量减少 2IU/（kg · h）
＞ 90 秒（＞ 3 倍的正常对照植）	停药 1 小时，然后静脉滴注剂量减少 3IU/（kg · h）

注：下一次 APTT 测定的间隔时间一般为 6 小时。

低分子量肝素（LMWH）

综合目前的多个版本指南，应明确 LMWH 在治疗肺栓塞治疗中的突出地位和作用。除肾功能损伤患者外，一般可首选 LMWH 作为肺栓塞抗凝治疗的药物，因其优于 UFH 和口服抗凝血药。

所有低分子量肝素均应按体重给药，各种低分子量肝素的推荐剂量见表 3-30。过度肥胖者或孕妇宜监测血浆抗Ⅹa 因子活性并据此调整剂量。其峰值应在最近一次注射后 4 小时测定，谷值应在下次注射前测定。每天给药 2 次的抗Ⅹa 因子活性目标范围为 0.6~1.0IU/ml，每天给药 1 次的目标范围为 1.0~2.0IU/ml。

表 3-30　各种低分子量肝素制剂的推荐剂量

通用名称	推荐剂量	注意事项
那屈肝素钙*	85~100IU/kg q12h. i.h.	单日总量不大于 17 100IU
依诺肝素	100 a XaIU/kg q12h. i.h. 或 1.0mg/kg q12h. i.h.	单日总量不大于 180mg
帕肝素钠	4250~6400IUa Xa i.h.	
达肝素	100IU/kg q12h. i.h. 或 200IU/kg q.d.	单日总量不大于 18 000IU
磺达肝癸钠	5.0mg(体质量＜50kg)，1 次 /d； 7.5mg(体质量 50~100kg)，1 次 /d； 10.0mg(体质量＞100kg)，1 次 /d	

注：因厂家不同，在推荐剂量上略有差异，具体药物建议参阅说明书。

磺达肝癸钠

磺达肝癸钠是选择性Xa 因子抑制剂，通过与抗凝血酶特异性结合，介导对Xa 因子的抑制作用。磺达肝癸钠应根据体重给药，1 次 /d 皮下注射，无须监测。应用方法根据体重调整，见表 3-30。对于中度肾功能不全(肌酐清除率为 30~50ml/min)患者，剂量应该减半；对于严重肾功能不全(肌酐清除率＜30ml/min)患者禁用。初始抗凝治疗通常指前 5~14 天的抗凝治疗。与 UFH 相比，LMWH 和磺达肝癸钠发生大出血或者 HIT 的风险较低，所以首选用于 PTE 患者的初始抗凝治疗。

阿加曲班

阿加曲班是精氨酸衍生的小分子肽，与凝血酶活性部位结合发挥抗凝作用。在肝脏代谢，药物清除受肝功能影响明显，可应用于 HIT 或怀疑 HIT 的患者。用法为 2μg/(kg・min)，静脉泵入，监测 APTT 维持在 1.5~3.0 倍的基线值(≤100 秒)，酌情调整用量[≤10μg/(kg・min)]。

比伐卢定

比伐卢定是一种直接的凝血酶抑制剂，其有效抗凝成分为水蛭素衍生物片段，通过直接并特异性地抑制凝血酶活性而发挥抗凝作用。作用短暂(半衰期为 25~30 分钟)而可逆，可应用于 HIT 或怀疑 HIT 的患者。用法为肌酐清除率＞60ml/min 时的起始剂量为 0.15~0.2mg/(kg・min)，监测 APTT 维持在

1.5~2.5 倍的基线值；肌酐清除率为 30~60ml/min 与＜ 30ml/min 时的起始剂量分别为 0.1 与 0.05mg/（kg · min）。

口服抗凝血药

应尽早给予口服抗凝血药，最好与肠外抗凝血药同日开始使用。口服抗凝血药主要包括以下 2 种：

华法林：肠外初始抗凝（包括 UFH、LMWH 或磺达肝癸钠等）治疗启动后，应根据临床情况及时转换为口服抗凝血药。最常用的是华法林，起始剂量可为 3.0~5.0mg，＞ 75 岁和出血高危患者（表 3-31）应从 2.5~3.0mg 起始。INR 达标之后可以每 1~2 周检测 1 次 INR，推荐 INR 维持在 2.0~3.0（目标值为 2.5），稳定后可每 4~12 周检测 1 次。对于口服华法林的患者，如果 INR 在 4.5~10.0，无出血征象，应将药物减量，不建议常规应用维生素 K。如果 INR ＞ 10，无出血征象，除将药物暂停使用外，可以口服维生素 K。一旦发生出血事件，应立即停用华法林，并根据出血的严重程度，可立即给予维生素 K 治疗，5~10mg/ 次，建议静脉应用。

非维生素 K 拮抗剂口服抗凝血药（NOAC）：此类药物包括达比加群酯、利伐沙班、阿哌沙班和依度沙班。此类药物的常见用法用量见表 3-32，药物异同见表 3-33。目前国内常用的 NOAC 主要为达比加群酯和利伐沙班，均可替代华法林用于初始抗凝治疗。虽然 NOAC 并不需要常规对凝血功能进行监测，但与其他药物的相互作用不可忽视，见表 3-34。NOAC 中利伐沙班和阿哌沙班可作为单药治疗，国内指南建议达比加群酯和依度沙班必须联合肠道外抗凝血药应用，而欧洲《非瓣膜病心房颤动患者 NOAC 实践指南》中提到 NOAC 换为非肠道抗凝血药（肝素或低分子量肝素）在下次给药时直接更换即可。需要注意的是以上 4 种新型口服抗凝血药均不能用于严重肾损害患者，严重肾损害患者建议选用华法林，根据 INR 调整剂量或肝素根据凝血酶原时间或活化部分凝血活酶时间（APTT）调整给药剂量。

接受抗凝治疗的患者，目前尚无恰当的方法评估出血风险。一些专家建议选择 HAS-BLED 评分，但该评分是否适用于肺栓塞患者，目前没有循证证据。表 3-31 中的危险因素是可能增加抗凝肺栓塞治疗患者的出血风险。

表 3-31　抗凝治疗的出血高危因素

患者自身因素	并发症	治疗相关因素
年龄＞ 75 岁	恶性肿瘤	抗血小板治疗中
既往出血史	转移性肿瘤	抗凝血药控制不佳
既往卒中史	肾功能不全	非甾体抗炎药使用

续表

患者自身因素	并发症	治疗相关因素
近期手术史	肝功能不全	
嗜酒	血小板减少	
频繁跌倒	糖尿病	
	贫血	

表 3-32　直接口服抗凝血药的特点及其在肺血栓栓塞症中的用法

药物	用法用量	肾脏清除
达比加群酯	胃肠外抗凝至少 5 天，达比加群酯 150mg，2 次 /d	++++
利伐沙班	利伐沙班 15mg，2 次 /d × 3 周；后改为 20mg，1 次 /d	++
阿哌沙班	阿哌沙班 10mg，2 次 /d × 7 天；后改为 5mg，2 次 /d	+
依度沙班	胃肠外抗凝至少 5 天，依度沙班 60mg，1 次 /d	++

表 3-33　NOAC 间的药动学比较

特征	达比加群酯	利伐沙班	阿哌沙班	依度沙班
t_{max}	2 小时	2~4 小时	1~4 小时	2~4 小时
$t_{1/2}$	12~17 小时	6~9 小时（年轻人）；11~13 小时（老年人）	12 小时	9~11 小时
生物利用度	3%~7%	66%，与食物同服为 100%	50%	62%
前体药	是	否	否	否
肾脏清除	80%	35%	27%	50%
肝脏代谢：CYP3A4 参与	否	是	是（很少）	是（很少）
食物影响吸收	否	增加 39%	很少	增加 6%~22%
与食物同服	不需	必须	不需	无建议
H_2 受体拮抗剂 / PPI 影响吸收	降低 12%~30%	否	否	否
胃肠道不良反应	消化不良	无	无	无

表 3-34 PTE 患者常用溶栓药物的用法用量及注意事项

药物	用法用量	注意事项
尿激酶	方案 1：20 000IU/(kg · 2h)静脉滴注；方案 2：负荷剂量 4 400IU/kg 静脉注射 10 分钟，随后以 2 200IU/(kg · h)持续静脉滴注 12 小时	使用尿激酶溶栓期间，勿同时使用普通肝素
链激酶	负荷剂量 25 万 IU 静脉注射 30 分钟，随后以 10 万 IU/h 持续静脉滴注 24 小时；或者快速给药：150 万 IU 静脉持续滴注 2 小时	链激酶具有抗原性，用药前需肌内注射苯海拉明或地塞米松，以防过敏反应
阿替普酶	50mg 持续静脉滴注 2 小时，无须负荷剂量；体重 < 65kg 的患者总剂量不超过 1.5mg/kg	rt-PA 溶栓时，是否停用普通肝素无特殊要求，输注过程中可继续应用
瑞替普酶	大多数研究推荐 18mg(相当于 10MU)溶于生理盐水静脉推注 > 2 分钟，30 分钟后重复推注 18mg；也有研究推荐 r-PA 18mg 溶于 50ml 生理盐水静脉泵入 2 小时，疗效优于静脉推注	

(2)抗凝治疗时程：目前的证据表明，急性肺栓塞患者应进行至少 3 个月的抗凝治疗。部分患者在 3 个月的抗凝治疗后血栓危险因素持续存在，为降低复发率，需要继续抗凝治疗。通常将 3 个月以后的抗凝治疗称为延展期抗凝治疗，是否需要延展期抗凝治疗需要充分评估延长治疗后的获益 / 风险比，如表 3-31 中的血栓、出血风险。延长抗凝对于预防 VTE 复发具有重要意义。

1)有明确诱发危险因素的急性肺栓塞：常见的诱发因素包括手术、创伤、制动、妊娠、口服避孕药或激素替代治疗，为暂时性或可逆性的危险因素。通过 3 个月的抗凝治疗后，如果已经去除危险因素，建议停用抗凝治疗。

2)特发性 PTE：无明确危险因素的患者复发风险较高，应给予口服抗凝治疗至少 3 个月，后根据复发和出血风险决定抗凝治疗时程。如果仍未发现确切的危险因素，同时出血风险较低，推荐延长抗凝治疗时间，甚至终身抗凝。如果出血风险高，建议根据临床情况，动态评估血栓复发与出血风险，以决定是否继续进行抗凝治疗。

3)肿瘤合并急性肺栓塞：建议给予 PTE 合并肿瘤的患者至少 3~6 个月的

低分子量肝素治疗，如果肿瘤仍处于活动期，即应长期给予低分子量肝素或华法林治疗。

4）延展期抗凝治疗的药物选择：延展期抗凝治疗的药物通常与初始抗凝血药一致，也可根据临床实际情况作出适当调整。常用的延展期抗凝血药有华法林、LMWH、NOAC（利伐沙班、达比加群酯、阿哌沙班等）。此外，在延展期治疗过程中，如果患者拒绝抗凝治疗或无法耐受抗凝血药，尤其是既往有冠心病病史并且曾因冠心病应用抗血小板治疗，可考虑给予阿司匹林口服进行 VTE 的二级预防。

5）复发性 PTE 或 DVT 的问题：在抗凝治疗期间出现复发，应首先注意是否存在抗凝治疗不规范的情况，如抗凝方案不正确、药物剂量不足等。若为此原因，进行规范化抗凝治疗。排除以上因素后，当出现不能解释的复发性 VTE 时，应评估患者是否存在潜在的疾病。在规范抗凝治疗过程中出现 PTE 或 DVT 复发，应考虑将口服维生素 K 拮抗剂（VKA）转换为 LMWH 抗凝治疗，或将原来应用的 LMWH 抗凝治疗剂量适当增大（增加 1/4~1/3 的剂量），同时积极寻找复发的可能原因并进行干预。

3. 溶栓治疗

（1）溶栓时间窗：急性肺栓塞发病 48 小时内开始行溶栓治疗的效果最好。对于溶栓的治疗窗一般为 14 天以内，但鉴于可能存在血栓的动态形成过程，对溶栓的时间窗并不需要进行严格规定。

针对急性高危 PTE，如无溶栓禁忌，推荐溶栓治疗；如果需要初始抗凝治疗，推荐首选 UFH。急性非高危 PTE 患者不推荐常规溶栓治疗。急性中高危 PTE 患者建议先给予抗凝治疗，并密切观察病情变化，一旦在治疗和观察过程中出现低血压、休克，或尚未进展至低血压、休克，但出现心肺功能恶化，如症状加重、生命体征恶化、组织缺氧、严重低氧血症、心肌酶谱升高等，且无溶栓禁忌，建议给予溶栓治疗。对于急性高危 PTE 溶栓存在绝对禁忌，如条件允许，建议介入治疗或者手术治疗，这部分内容不作为本书的药学监护重点。

（2）常用溶栓药物及用法：溶栓治疗的禁忌证分为绝对禁忌证和相对禁忌证。对于致命性高危 PTE，权衡利弊，绝对禁忌证也应视为相对禁忌证。

常用溶栓药物尿激酶、链激酶、阿替普酶和瑞替普酶的具体用法用量及注意事项见表 3-34。

（3）溶栓后的序贯治疗：溶栓治疗结束后，每 2~4 小时测定 APTT，当水平低于基线值的 2 倍（或＜ 80 秒）时，应重新开始规范的抗凝治疗，常规使用普通肝素或低分子量肝素。由于溶栓的出血风险，以及有时可能需立即停用并逆转肝素的抗凝效应，推荐溶栓治疗后的数小时继续给予普通肝素，然后可切换成低分子量肝素或磺达肝癸钠。如果患者在溶栓开始前已接受低分子量肝素或磺达肝癸钠治疗，普通肝素输注应推迟至最近一剂低分子量肝素注射后 12 小时（每日 2 次给药），或最近一剂低分子量肝素或磺达肝癸钠注射后 24 小时（每日 1 次给药）。

4. 妊娠合并 PTE 患者接受溶栓治疗的原则　必须考虑孕妇和胎儿的安全，是否溶栓取决于患者的病情，若合并血流动力学不稳定可以进行溶栓。Rt-PA 和链激酶均不易透过胎盘屏障，可以应用；尿激酶能通过胎盘，妊娠期使用的安全性尚缺乏资料。分娩时不能使用溶栓治疗，除非在栓塞极为严重，危及生命且外科取栓手术无法马上进行的情况下可谨慎溶栓。

无休克或持续性低血压的妊娠期患者，推荐进行低分子量肝素抗凝治疗，需根据体重调整剂量，但一般无须监测。由于缺乏证据，不建议使用磺达肝癸钠、NOAC。华法林可透过胎盘屏障，引起新生儿出血和胎盘早剥。整个妊娠期间华法林都有引起中枢神经系统异常的可能性，因此孕妇禁用。华法林可用于哺乳期患者，产后可用华法林替代肝素治疗。抗凝治疗至少维持至产后 6 周，总疗程至少 3 个月。

二、深静脉血栓抗栓治疗

（一）概述

深静脉血栓形成（deep venous thrombosis，DVT）是血液在深静脉内不正常凝结引起的静脉回流障碍性疾病，常发生于下肢。血栓脱落可引起 PTE，DVT 与 PTE 统称为 VTE，是同种疾病在不同阶段的表现形式。DVT 的主要不良后果是 PTE 和血栓后综合征（post thrombotic syndrome，PTS），它可以显著影响患者的生活质量，甚至导致死亡。DVT 多见于大手术或严重创伤后、长期卧床、肢体制动、肿瘤患者等，这些患者主要集中在 ICU 病房，因此 ICU 更易发生 DVT。这里对 PTE 不再阐述，主要对 ICU 发生的下肢深静脉血栓治疗进行总结。

（二）症状与体征

根据发病时间，DVT 分为急性期、亚急性期和慢性期。急性期是指发病 14 天以内；亚急性期是指发病 15~30 天；发病 30 天以后进入慢性期。早期 DVT 包括急性期和亚急性期。急性下肢 DVT 主要表现为患肢突然肿胀、疼痛等，体检患肢呈凹陷性水肿、软组织张力增高、皮肤温度增高，在小腿后侧和/或大腿内侧、股三角区及患侧髂窝有压痛。发病 1~2 周后，患肢可出现浅静脉显露或扩张。慢性期可发展为 PTS，一般是指急性下肢 DVT 6 个月后出现慢性下肢静脉功能不全的临床表现，包括患肢沉重和胀痛、静脉曲张、皮肤瘙痒、色素沉着、湿疹等，严重者出现下肢高度肿胀、脂性硬皮病、经久不愈的溃疡。

（三）治疗原则

1. 早期治疗

（1）抗凝：急性期 DVT 建议使用维生素 K 拮抗剂联合低分子量肝素或普通肝素；在 INR 达标且稳定 24 小时后，停用低分子量肝素或普通肝素，也可选用直接（或间接）Ⅹa 因子抑制剂。具体的抗凝血药剂量与 PTE 类似，请参照 PTE 药物治疗的相关内容。这里需要补充介绍的是Ⅹa 因子抑制剂利伐沙班。利伐沙班治疗剂量的个体差异小，无须监测凝血功能，单药治疗急性 DVT 与标准治疗（低分子量肝素联合华法林）的疗效相当。推荐用法为前 3 周 15mg p.o. b.i.d.，维持剂量为 20mg p.o. q.d.。

（2）溶栓治疗：DVT 患者不推荐常规应用静脉溶栓治疗，但巨大髂股静脉 DVT 存在肢体坏疽风险的患者建议静脉溶栓治疗。全身性溶栓治疗时尿激酶最为常用，对急性期血栓起效快、效果好。治疗剂量无统一标准，一般首次剂量为 4 000IU/kg，30 分钟内静脉推注；维持剂量为 60 万 ~120 万 IU/d，持续 48~72 小时，必要时持续 5~7 天。重组组织型纤溶酶原激活剂的溶栓效果好，出血的发生率低，可重复使用。溶栓治疗过程中须监测血浆纤维蛋白原（FG）和凝血酶时间（TT）。FG＜1.0g/L 应停药，INR 应控制在 2.0~3.0。溶栓治疗的适应证包括急性近端（髂、股、腘静脉）DVT、全身状况好、预期生命＞1 年和低出血并发症风险。溶栓治疗的禁忌证包括①对溶栓药物过敏；②近期 2~4 周内有活动性出血，包括严重的颅内、胃肠、泌尿道出血；③近期接受过大手术、活检、心肺复苏、不能实施压迫的穿刺；④近期有严重的外伤；⑤严重的难以控制的高血压（血压＞160/110mmHg）；⑥严重的肝肾功能不全；⑦细菌性心内膜炎；⑧出血性或缺血脑卒中病史者；⑨动脉瘤、主动脉夹层、梿动静脉畸形患者；⑩年龄＞75 岁和孕妇慎用。

2. 长期治疗

（1）抗凝治疗

1）药物及强度：维生素 K 拮抗剂、直接Ⅹa 因子抑制剂等对预防复发有效。低标准强度治疗（INR 1.5~1.9）的效果有限，而且不能减少出血的发生率；高标准强度治疗（INR 3.1~4.0）并不能提供更好的抗血栓治疗效果，且出血风险增加；中等强度（INR 2.0~3.0）的抗凝治疗是目前临床采用的标准。

2）抗凝疗程：DVT 的抗凝疗程与 PTE 类似。继发于一过性危险因素的首次发生的 DVT 患者，3 个月的抗凝已经足够。对于危险因素不明的首次发生的 DVT 患者是否进行长疗程抗凝治疗应充分考虑其利弊后决定。伴有癌症的首次发生 DVT 的患者应在低分子量肝素治疗 3~6 个月后，长期口服维生素 K 拮抗剂治疗。具有血栓形成的原发性危险因素的首次发生 DVT 的患者其复发率高，长期口服维生素 K 拮抗剂是有益的。反复发作的 DVT 患者，长期抗凝治疗对预防复发和控制血栓蔓延也是有益的。

（2）其他药物治疗：静脉血管活性药物，如黄酮类、七叶皂苷等也有一定的作用。类肝素抗栓药物舒洛地特有较强的抗血栓作用，同时具有保护内皮、抗血小板和抗炎作用。

三、重症患者抗栓药物治疗的围手术期管理

目前并没有专门针对长期服用抗栓药物的重症患者进行非心脏手术的围手术期血栓管理出台权威性标准或指南。对于这类长期服用抗栓药物并需要进行普通外科手术的患者，药物导致的凝血功能障碍会影响围手术期的安全，应该对患者实施多学科评估，并根据评估结果决定围手术期是否应该暂停抗栓药物，以及暂停药物期间是否需要进行桥接抗栓治疗。现参考 2016 年《中国普通外科围手术期血栓预防与管理指南》、欧洲心律协会关于《非瓣膜病房颤患者新型口服抗凝剂使用的临床实践指南》、2017 年美国心脏病协会《非瓣膜病房颤患者围手术期抗凝管理决策的专家共识》等内容进行总结。

（一）接受抗凝血药治疗的患者的围手术期药物管理

1. 血栓及出血风险评估

（1）血栓风险评估：按照血栓栓塞发生风险将患者分为高、中、低危。高危指年血栓栓塞风险＞10%，中危指年血栓栓塞风险为 5%~10%，低危指年血栓栓塞风险＜5%。

心脏机械瓣膜置换术后、心房颤动、VTE 患者的血栓风险分层及桥接抗凝治疗推荐意见分别如表 3-35、表 3-36 和表 3-37 所示。

表 3-35　心脏机械瓣膜置换术后患者的血栓风险分层及桥接抗凝治疗推荐

风险分级	危险因素	中断维生素 K 拮抗剂后是否桥接
高危	二尖瓣置换；笼球瓣或斜碟形主动脉瓣置换术；6 个月内卒中或短暂性脑缺血发作	推荐
中危	双叶状主动脉瓣膜置换和下列因素中的 1 个或多个：心房颤动、既往有卒中或短暂性脑缺血发作、原发性高血压、糖尿病、充血性心力衰竭、年龄＞75 岁	推荐
低危	双叶状主动脉瓣置换，且无心房纤颤和其他卒中的危险因素	无须桥接

注：桥接治疗的定义为有创性操作前和 / 或之后停用口服抗凝血药而用皮下注射或静脉注射抗凝血药替代的过程。

表 3-36　房颤患者的血栓风险分层及桥接抗凝治疗推荐

风险分级	危险因素	中断维生素K拮抗剂后是否桥接
高危	CHADS2 评分为 5 或 6 分、3 个月内卒中或短暂性脑缺血发作、风湿性心脏瓣膜疾病	推荐
中危	CHADS2 评分为 3 或 4 分	无须桥接
低危	CHADS2 评分≤ 2 分	无须桥接

注：CHADS2 评分为充血性心力衰竭 1 分，原发性高血压 1 分，年龄＞ 75 岁 1 分，糖尿病 1 分，脑卒中或短暂性脑缺血发作 2 分。现代欧美指南推荐 CHA2DS2-VASc 积分≥ 2 分的非瓣膜性房颤（NVAF）患者使用口服抗凝血药（OAC）。

表 3-37　有静脉血栓栓塞症病史患者的血栓风险分层及桥接抗凝推荐

风险分级	危险因素	中断维生素K拮抗剂后是否桥接
高危	3 个月内静脉血栓栓塞症史、严重的血栓形成倾向（蛋白 S、蛋白 C、抗凝血酶缺乏，抗磷脂抗体等）	推荐
中危	既往 3~12 个月内静脉血栓栓塞症史、不严重的血栓形成倾向（凝血因子 Leiden 杂合子、凝血酶原基因突变）、静脉血栓栓塞症复发；肿瘤治疗 6 个月内或姑息性治疗	推荐
低危	既往静脉血栓栓塞症史＞ 12 个月，且无其他危险因素	无须桥接

（2）围手术期出血风险评估

1）手术出血风险评估：根据手术类型评估出血风险决定是否需要术前停用抗凝血药：接受低出血风险手术的患者可以继续抗凝治疗；对于非低出血风险的手术患者，术前应暂停抗凝血药；对正在服用华法林的患者需根据患者发生血栓栓塞的风险，决定停药后是否行桥接抗凝治疗。常见的手术及操作的出血风险见表 3-38。

许多专业学会发表的指南或共识依据出血风险对常规手术进行分层，提供围手术期抗凝治疗管理。虽然某些共识提供非瓣膜性房颤患者指导，但其对手术出血风险的预估仍存在证据不足。指南或共识中，通常将手术出血风险分为高危或低危，较少将手术出血风险分为中危。目前多数手术的出血风险评估存在分歧（如髋关节或膝关节置换术、前列腺活检、子宫切除术），另外许多手术的出血风险仍未能分层。

表 3-38 常见手术及操作的出血风险

风险分级	手术及操作名称
高危	脊髓或硬膜外麻醉；腹部外科手术；肝脏活检
中危	经内镜取组织活检；前列腺和膀胱活检
低危	内镜检查无外科操作；皮肤浅表手术；脓肿切开引流、皮肤活检

注：手术是否需要临时中断抗凝治疗，首先需要明确①具体的手术出血倾向；②出血是否导致临床后果；③有无出血风险增加的患者因素。部分手术虽未分级，但不中断使用 VKA 较临时中断并桥接治疗产生更低的出血风险，如起搏器或植入式心脏复律除颤器、房颤导管消融。

2）患者的相关出血风险评估：除某些手术特定的出血风险外，患者的相关因素也可能增加出血风险，如 HAS-BLED 评分，其中也包括既往出血史（以近 3 个月为甚）、相似手术的出血或既往桥接治疗出血、血小板质量或数量异常（如尿毒症）、同时使用抗血小板药治疗（或导致血小板功能障碍的药物、保健品、中药饮片）、服用 VKA 的患者的国际标准化值（INR）高于治疗范围。如果可能，进行择期手术是降低患者本身存在的出血风险的最好办法。HAS-BLED 评分及前述患者可能的出血特征通常被认为是出血增加的重要因素。

因此，使用多种评分系统评价正在使用抗凝血药治疗的患者的出血风险较为合理。当然最为广泛应用的仍然是非瓣膜性房颤相关治疗指南提倡的 HAS-BLED 评分标准。该评分不应仅用于排除患者使用口服抗凝血药治疗，更应用于确定可纠正的危险因素，从而减轻出血风险。目前 HAS-BLED 评分在许多研究及临床实践中被初步证实在围手术期具有预测价值，但目前指南并未在围手术期的抗凝管理领域进行推荐。针对出血风险评估，仍然主要以手术大出血的发生率区分手术出血风险的高危和低危。相关权威综述以 1.5%~2% 的大出血发生率为界限分为低危、高危风险。可以说这种分级过于简单，对于复杂抗血栓治疗的患者并不能准确评估出血风险，建议多学科合作，对患者的具体情况给出个体化抗凝治疗方案。

2. 术前管理

(1)服用VKA患者的术前管理

1)确定VKA药物是否中断：华法林是目前世界范围内最常使用的VKA，其抑制维生素K依赖的凝血因子Ⅱ、Ⅶ、Ⅸ、Ⅹ的合成，以及抗凝蛋白C和S。其半衰期为36~42小时，因此针对需要服用华法林的患者，围手术期建议下列方案，包括①临床后果不严重出血或低危出血风险的手术，同时不合并使出血风险增加的因素，不应中断VKA治疗。②中高危出血风险的手术，或手术出血风险不确定且合并使出血风险增加的因素，应中断VKA治疗。③临床后果不严重出血或低危出血风险的手术，但合并出血风险增加的因素；或手术出血风险不确定，但不合并出血风险增加的因素，依据临床判断及与医师协商后，考虑中断VKA治疗。

2)确定围手术期如何中断VKA：服用VKA的所有患者，术前5~7天应检查1次INR水平。对不需临时中断抗凝治疗的患者可检出INR＞3.0存在的出血风险，对于需要临时中断抗凝治疗的患者可确定术前VKA应停用的天数。

围手术期中断VKA的具体参考办法如下：①INR为1.5~1.9的患者，如要求INR降至正常，则术前应停用VKA 3~4天；如要求INR可高于正常而低于治疗水平，则停用VKA的时间可缩短。术前24小时内应复查INR，尤其是要求INR降至正常者。INR持续不降低者应延迟择期手术，尽可能将INR降至要求水平。②INR为2.0~3.0的患者，术前应停用VKA 5天。依据当时的INR值、距离择期手术的时间以及手术要求的INR值，停用VKA的时间可缩短。术前24小时内应复查INR，尤其是要求INR降至正常者。INR持续不降低者，应延迟择期手术，尽可能将INR降至要求的水平。③INR值＞3.0的患者，术前应至少停用VKA 5天。需停用VKA的确切天数取决于当时的INR值、距离择期手术的时间以及手术要求的INR值。术前24天内应复查INR，尤其是要求INR降至正常者。INR持续不降低者，择期手术应延迟，尽可能将INR降至要求水平。④VKA的维持剂量较大(7.5~10mg/d或更大)或INR较快降至正常的患者，术前可能需缩短停用VKA的时间。

(2)服用NOAC患者的术前管理：目前有4种NOAC被批准用于降低非瓣膜性房颤患者卒中和体循环栓塞的风险，包括达比加群酯、阿哌沙班、依度沙班和利伐沙班，这些药物在药动学、给药次数、肾排泄率、剂量调整方面明显不同。但由于其相对较短的半衰期，术前如需临时中断治疗时，可缩短停用抗凝治疗的持续时间。在1或2天的给药间期，药物峰值和谷值水平差异巨大，在NOAC血药谷值时(下一次给药前)进行手术，随后在当天晚上或术后第 2 天重新开始给药，仅停服 1 剂或部分患者不停用 NOAC。如患者服用某种 NOAC 1 天（如下午 6 时服药），某些手术可于下午进行，术前晚上给予 1 剂，计划当天较晚时（即晚上 10 时）重新启动给药而不停用 1 剂药物，或第 2 天（如下午 6 时）给药仅停服 1 剂药物。另一种方法为服用某种 NOAC 2 次（如早晨 9 时和下午 9 时），某些手术可于近中午时进行，术前晚上给予 1 剂，计划当晚重新启动给药（如晚上 6 时）而仅停服 1 剂药物，或第 2 天上午（如上午 9 时）给药而停服 2 剂药物。

目前 NOAC 的临床使用上让医师存在顾虑，即出现严重的大出血时无特异性拮抗剂，尤其是围手术期以及需要再次手术的患者。最近获得重大进展，批准单克隆抗体片段 idarucizumab 用于逆转达比加群酯的作用；另外 2 种新型拮抗剂（andexanet alfa 和 ciraparantag 用于逆转低分子量肝素和Ⅹa 因子抑制剂的作用）正在进行相应的临床试验。

服用 NOAC 的患者需要临时中断抗凝治疗，必须评价肾功能以确定停用药物后抗凝效果预期持续的时间（4~5 倍的药物半衰期）。NOAC 应该停用的确切时长取决于该手术的出血风险、具体药物以及估测的 Ccr。对慢性肾病Ⅴ期（Ccr ＜ 15ml/min 或透析）的患者，几乎没有研究资料提供治疗的指导。这些患者在应用 NOAC 时，如有条件应考虑进行特异性的化验检查（达比加群酯进行稀释凝血酶凝固时间检测，阿哌沙班、依度沙班和利伐沙班进行特异性抗Ⅹa 因子活性显色），并咨询熟悉定性和定量 NOAC 凝血试验的血液学专家，来解释上述检验结果。

与服用 VKA 的患者首先评价手术出血风险不同，服用 NOAC 的患者推荐首先评价出血风险增加的患者因素。对于服用 NOAC 的患者主要由于无证据推荐何种手术不需临时中断抗凝治疗而可安全进行手术。未来大量手术将不临时中断 NOAC 治疗而进行手术，该方法需进一步精细化。

每种 NOAC 治疗推荐临时中断持续的时间与下列因素有关：①药物的预期清除或代谢；②手术的出血风险；③增加出血风险的患者因素。对出血风险较高的患者，择期手术应延迟，尽可能矫正使出血风险增加的患者因素。如果手术不能延迟或患者因素不可矫正，根据临床判断应中断 NOAC。如果需要急诊手术，应该停用 NOAC。如果可能，则手术或介入干预应推迟至服用最后一剂药物后至少 12 小时，最好 24 小时以后。当抗凝血药的药动学减慢时（如肾功能不全和 / 或合并用药），可以考虑用普通凝血试验（APTT 用于直接凝血酶抑制剂，敏感型 PT 用于 FⅩa 抑制剂）或各自特异性的凝血试验（稀释凝血酶凝固时间用于 DTI，显色分析法用于 FⅩa 抑制剂）进行评价。但是该策略从未进行评价，因此不推荐常规应用。

不合并出血风险增加的患者，重要的是评估手术出血风险。手术出血风险后果不严重的患者，NOAC 可能仅需停用 1 剂药物。另一种方法是不中断抗凝血药而进行手术，在预计 NOAC 的血药浓度最低时手术。日常手术如果预期出血风险低（如白内障手术），不中断或仅停服几剂药物可较好完成，但该方法的经验有限。建议服用 NOAC 治疗的患者行不同级别出血风险的手术，中断 NOAC 治疗持续的时间依据估测的肌酐清除率（表 3-39）。

3. 桥接

（1）围手术期的桥接抗凝治疗：一旦手术前后决定中断 OAC 治疗，下一步策略的制订需满足停用 OAC 期间使围手术期血栓风险降到最低和围手术期出血风险降到最低。NOAC 具有较短的半衰期，多数情况临时中断不需使用替代抗凝治疗桥接。相反，VKA 的抗凝效果在停药后需要较长时间才能消除，重新启动后需较长时间才可达到治疗效果。因此服用 VKA 的患者同时具有较高的血栓栓塞事件风险时，围手术期中使用注射抗凝血药桥接治疗可能获益。必须评价患者的血栓和出血风险，以确定 VKA 停服时是否需要桥接治疗。虽然 OAC 中断时机及桥接治疗决策依据患者的血栓栓塞风险估测，但无有效的评估方案来确定这一风险。基于年度风险模式于中断期推断血栓事件风险可能较好，但未经验证。虽然 CHA2DS2-VAsc 评分在围手术期未经验证，但可用于评价个体患者的血栓风险。随着血栓风险增加，桥接治疗的需求会更加强烈，除非出血风险非常高。

（2）服用 NOAC 患者的临时中断和桥接治疗：鉴于 NOAC 的半衰期短，桥接治疗极少，如果需要则术前进行。如术后有出血风险，则术后重启这些药物治疗可能推迟。依据手术是否需要增加操作和 / 或患者对口服药物的耐受性，也可能延迟启动 NOAC 治疗；当出现这 2 种情况时，如血栓风险较高，2 次手术间隔或术后可能需要短效注射抗凝血药（如普通肝素）桥接治疗。预防剂量的普通肝素或低分子量肝素也许效果足以，但取决于各种适应证（如静脉血栓栓塞的预防）。这些都是特殊方案，临床少见。

（3）服用 VKA 患者的临时中断和桥接治疗

1）不同血栓风险患者的 VKA 中断和桥接情况：见表 3-40。

表 3-39　不合并出血风险增加的患者因素时，依据手术出血风险和估测的肌酐清除率推荐 NOAC 中断时间

	达比加群酯					阿哌沙班、依度沙班或利伐沙班		
肌酐清除率 /（ml/min）	≥ 80	50~79	30~49	15~29	< 15	≥ 30	15~29	< 15
估测的半衰期 / 小时	13	15	18	27	30（非透析）	6~15	阿哌沙班 17 依度沙班 17 利伐沙班 9	阿哌沙班 17（非透析） 依度沙班 10~17（非透析） 利伐沙班 13（非透析）
手术出血风险	—	—	—	—	—	—	—	—
低风险手术需临时中断的时间	≥ 24 小时	≥ 36 小时	≥ 48 小时	≥ 72 小时	无资料，检测 dTT 和 / 或中断≥ 96 小时	≥ 24 小时	≥ 36 小时	无资料，检测特异性抗Ⅹa 因子水平和 / 或中断≥ 48 小时
不确定、中或高风险手术临时中断的时间	≥ 48 小时	≥ 72 小时	≥ 96 小时	≥ 120 小时	无资料，检测 dTT	≥ 48 小时	无资料，检测特异性抗Ⅹa 因子水平和 / 或中断≥ 72 小时	

注：dTT 为稀释凝血酶凝固时间检测。

表 3-40 不同血栓风险患者的 VKA 中断和桥接情况

风险分级	处置	注意事项
血栓风险低危患者	非瓣膜性房颤患者进行关节等手术前可以停用 VKA，当手术出血风险安全后可重启治疗，不需要桥接	不推荐术前或术后注射用抗凝血药治疗
血栓风险中危患者	出血风险增加	推荐中断 VKA 而不桥接
	无明显的出血风险	既往卒中、TIA、全身栓塞患者，考虑使用注射抗凝血药进行围手术期桥接治疗；既往无卒中、TIA、全身栓塞患者，不建议使用注射抗凝血药进行围手术期桥接治疗
血栓风险中危患者	通常应考虑桥接治疗	近期血栓事件的患者（近 3 个月内），择期手术最好延迟

2）桥接治疗的推荐：抗凝治疗中最常用普通肝素或低分子量肝素。对肝素诱导血小板减少症或既往史者，按医院制订的策略和肝肾功能选用其他非肝素类抗凝血药。非瓣膜性房颤患者使用 LMWH 较 UFH 可缩短住院期，而血栓栓塞率和出血率相似。围手术期使用 LMWH 的患者需监测肾功能，以确保 LMWH 的剂量合适。

华法林停服第 1 剂后的 24 小时（或更长）可以开始使用注射抗凝血药。该时机具有手术特异性，并应与术者讨论后确定。通常当 INR ＜ 2 时（如果未查 INR，则停用 2~3 剂口服抗凝血药后）开始使用 UFH 或 LMWH，血栓和出血风险均增高时可考虑个体化策略，如使用预防剂量（或低剂量）的注射抗凝血药或仅术后桥接治疗。确定 UFH 而非 LMWH 为桥接抗凝血药取决于下列情况：①肾功能（依据 Ccr）；②桥接治疗的临床情况（住院与门诊）；③自我注射患者的舒适度；④确保疗效覆盖的时间范围。如果 Ccr ＜ 30ml/min，优先选用 UFH 而非 LMWH；而对 Ccr 在 15~30ml/min 的患者，尽管建议 LMWH 的使用应谨慎，但是剂量指导的 LMWH 是可用的。桥接治疗建议包括：①虽然 UFH 或 LMWH 最常用于桥接治疗，但是肝素诱导血小板减少症急性活动期或有既往史的患者，应依据医院策略以及肝肾功能选择使用非肝素类抗凝血药；②到 INR 低于治疗范围时（如非瓣膜性房颤患者的 INR ＜ 2.0）开始使用注射抗凝治疗；③术前≥ 4 小时停用 UFH，UFH 的残余抗凝作用可用 APTT 检测；④术前至少 24 小时停用 LMWH，LMWH 的残余抗凝作用可用 LMWH 特异性抗Ⅹa因子试验检测。

3)桥接抗凝剂量：见表3-41。

表3-41 桥接抗凝剂量

	依诺肝素	达肝素	普通肝素
治疗剂量	1mg/kg，2次/d，皮下注射或每日总用量为1.5mg/kg	100IU/kg，2次/d，皮下注射或每日总用量为200IU/kg	静脉用量保持APTT 1.5~2.0倍于标准APTT
低剂量（预防剂量）	30mg，2次/d，皮下注射或每日总用量为40mg	每日用量为5 000IU，皮下注射	5 000~7 500IU，2次/d，皮下注射
中间剂量（介于治疗和预防剂量之间）	40mg，2次/d，皮下注射		

4)特殊人群的桥接治疗剂量：①肾功能不全。对使用低分子量肝素治疗剂量进行桥接抗凝的患者，严重肾功能不全患者（肌酐清除率＜30ml/min）应使用比标准剂量低的低分子量肝素剂量。如依诺肝素应减量至1mg/kg，1次/d，同时考虑检测抗Ⅹa活性。②低体重。建议评估低体重患者的肌酐清除率，并调整用药剂量。③高龄。年龄≥75岁，如果采取治疗剂量的桥接，依诺肝素可减量至0.75mg/kg，1次/12h。

5)术后注射抗凝血药桥接治疗的适应证和特殊手术后桥接的适应证：术后注射抗凝血药的建议包括①卒中或血栓栓塞事件中高危风险患者，可考虑术后注射抗凝血药桥接治疗；②出血风险高危患者，术后应恢复VKA治疗（多数情况患者使用常规治疗剂量）而不使用注射抗凝血药桥接。

4. 重启治疗

（1）术后抗凝治疗的重启：术后的出血风险取决于①抗凝治疗重新启动的时间选择；②手术类型；③术中意外，稳定为预定手术过程还是出现并发症；④使用的抗凝血药。这些因素整体决定术后出血的风险。术后出血的风险常反映手术本身术前的风险（如高危或低危），但是具体的手术细节可能使其风险进一步增加或降低。

术后首先对手术的部位仔细评估，以确定止血是否充分。需要以团队为基础的方法，包括一线医疗人员或术者。出血后果的评价同样重要，最后应评价出血风险增加的患者因素。重启抗凝治疗时，近期出血史、血小板数量或功能异常，或凝血试验异常将影响出血风险。当非瓣膜性房颤患者临时中断后考虑重启抗凝治疗时，血栓危险因素的评估同样重要。最近研究显示桥接和非桥接治疗患者血栓栓塞的总体发生率均很低。因此，延迟给药以确保完全止血后再启动抗凝治疗，对多数患者是一种谨慎策略，使围手术期患者出血和血栓并发症的风险处于尽可能低的状态。手术后重新启动抗凝治疗的建议为：①确保手术部位完全止血；②考虑出血后果，尤其是出血高风险手术，如开放性心脏手术、颅内手术或脊柱手术；③考虑患者个体因素（如出血体质、血小板功能异常、抗血小板药），其可使患者易于发生出血并发症。

（2）术后 VKA 治疗的重启：一旦完全止血并无明显的出血并发症，手术后可重启 VKA 治疗，但应其给予患者常规治疗剂量而不需负荷剂量。重启的时机可能依据手术个体化，以及应与术者和医疗团队协商确定。手术后早期启动 VKA 不会增加早期出血的风险，由于其抗凝作用通常在给药后 24~72 小时出现。如果启动治疗时 INR 正常，通常启动治疗 5~7 天后才充分起效。VKA 的抗凝效果与肝功能、抗菌药应用、营养状况、其他药物的相互作用密切相关，手术后所有这些因素可能发生改变，因此术后 VKA 的剂量可能需要进行调整。下列情况可考虑延迟重启抗凝治疗，包括①术中或术后出血并发症；②高出血风险手术；③增加术后出血风险的患者个体因素。术后 VKA 重启治疗时机的共识声明指出，如果使用常规治疗剂量，多数情况手术后最初 24 小时内可重启 VKA 治疗。

（3）中或高危血栓风险患者术后注射抗凝治疗的临床因素和监测：术后注射抗凝治疗启动的时机取决于手术类型和止血程度。出血风险低的手术使用注射抗凝治疗推荐术后 24 小时内启动；相反，出血风险高的手术后应尽可能推荐延迟注射抗凝血药治疗至少 48~72 小时。但当出血风险升高同时血栓风险也高时，可考虑个体化策略。

使出血风险最小化的选择包括：①启动 UFH 治疗，但不给予负荷剂量；②使用较低剂量的 UFH 或 LMWH（如用于深静脉血栓预防剂量）；③单独启动 VKA 治疗。

血栓风险中高危患者手术后注射抗凝治疗启动的建议包括：①确认完全止血，考虑手术特异性出血并发症，评价患者的特异性出血因素，以及术者和一线医务人员参与重启抗凝治疗决策；②手术后出血风险较低，如果有指征，注射抗凝治疗可于术后 24 小时内启动，术者与治疗团队要协作；③手术后出血风险较高，注射抗凝治疗应至少延迟至术后 48~72 小时；④当重启 VKA 治疗时，桥接期间需要仔细监测 INR 以降低出血风险；⑤当 INR 达到目标范围（≥ 2）时，应停用 LMWH 或 UFH。由于阿加曲班使 INR 升高，故当使用阿加曲班时需修改该方案。

（4）术后 NOAC 治疗的重启：与 VKA 治疗相似，NOAC 重启治疗首先需要手术部位完全止血，随后要考虑手术部位出血的后果以及可能增加出血并发症的患者因素。与 VKA 不同，NOAC 服用全剂量的首剂药物后几小时内就可使患者达到抗凝效果。因此，术后 NOAC 重启时机的考虑应与前面讨论的术后注射抗凝治疗启动时机相似。在多数情况下，如果计划术后重启 NOAC 治疗，不需注射抗凝血药桥接治疗。依据药动学结果，NOAC 中断后不需桥接治疗，但可能具有风险，由于肾功能损害会影响所有 NOAC 的用药剂量，术后必须密切监测肾功能。

术后 NOAC 重启的建议：①手术部位完全止血后，考虑具体的手术出血并发症，评估个体患者的出血危险因素及术者和一线医务人员共同参与确定重启抗凝治；②如果手术后出血风险低，临时中断抗凝治疗，术后当日恢复全剂量的 NOAC 治疗是合理的；③如果手术后出血风险高，达到完全止血后，恢复 NOAC 治疗前等待至少 48~72 小时是合理的；④ NOAC 的剂量应该反映术后的肾功能；⑤通常不需注射抗凝血药桥接治疗。

（二）接受抗血小板药治疗的患者的围手术期药物管理

1. 围手术期的心血管风险评估　建议对手术患者进行心血管风险评估。已知或具有高风险心脏疾病的患者接受高风险手术时应由多学科专家团队进行术前评估。不同类型手术术后 30 天内发生不良心脏事件（心脏性猝死或心肌梗死）的风险如表 3-42 所示。

表 3-42　不同类型手术术后 30 天内发生不良心脏事件的风险

风险分级	发生风险 /%	手术类型
低风险	＜1	体表手术、甲状腺 / 乳腺手术、无症状性颈动脉狭窄手术（CEA 或 CAS）
中风险	1~5	腹腔手术、症状性颈动脉狭窄手术（CEA 或 CAS）、外周动脉成形术、腔内血管瘤修补术、头颈部手术
高风险	＞5	主动脉及大血管手术、开放式下肢血运重建术或截肢术或取栓术、十二指肠 / 胰腺手术、肝切除术、胆道手术、消化道穿孔修补术、肝移植

注：CEA 为颈动脉内膜剥脱术；CAS 为颈动脉支架术。

2. 服用抗血小板单药患者的药物管理策略

（1）出血风险低的小手术可以不停用抗血小板药。

（2）服用阿司匹林单药的患者，心血管事件低危者术前 7~10 天停用，术后 24 小时恢复；心血管事件中至高危者可不停药，但需注意出血风险；术中血流动力学很难控制者，术前可考虑暂时停用阿司匹林治疗。

（3）服用P2Y12受体拮抗剂单药的患者，如不伴严重心血管缺血风险，可考虑停用替格瑞洛或氯吡格雷5天后再手术，或停用普拉格雷7天后再手术。

3. 服用双联抗血小板药的冠状动脉支架置入患者的药物管理策略

（1）推迟外科手术至金属裸支架植入后至少6周，药物洗脱支架植入后至少6个月，围手术期可继续服用阿司匹林；术前5天停用替格瑞洛或氯吡格雷，或术前7天停用普拉格雷，术后24小时恢复使用。

（2）裸支架植入术后6周内或药物洗脱支架植入术后6个月内需要外科手术时，推荐在手术前继续行双联抗血小板治疗。若发生严重出血，可输注单采血小板或其他止血药。

目前尚无证据表明长期服用抗血小板药的患者，围手术期需用肝素桥接治疗。有研究提出围手术期可使用短效GPⅡb/Ⅲa抑制剂进行桥接，但证据尚不充分。使用方法为50mg替罗非班+0.9% NS/5% GS 100ml，初始30分钟的负荷剂量为0.4mg/（kg·min），以1mg/（kg·min）的速率维持滴注。

（三）长期服用抗凝或抗血小板药的患者行急诊手术的建议

术前应仔细询问病史和进行体检，以了解患者的血小板和凝血功能，如刷牙是否出血、皮下有无瘀斑、术前抽血后压迫是否较易止血等。常规检查凝血功能，一般INR＜1.5时大部分手术均可安全进行，无须特殊处理。

对于术前口服华法林等药物的患者，若需急诊手术，而INR明显延长，可以静脉滴注新鲜冷冻血浆（5~8ml/kg）或凝血酶原复合物。

术前口服氯吡格雷等药物的患者，若需急诊手术或发生大量出血，可以静脉滴注单采血小板或其他止血药（如抗纤溶药、重组凝血因子）。对于联合服用阿司匹林和氯吡格雷等抗血小板药的患者，可测定血小板动态功能（血栓弹力图）和静态功能（血小板聚集），但检测结果仅供临床参考，不作为手术依据。

对于特殊患者，在不可长期停止抗血小板治疗的情况下，建议围手术期使用GPⅡb/Ⅲa抑制剂（如替罗非班）桥接治疗；或在特定的时间点静脉滴注血小板，短暂逆转阿司匹林和氯吡格雷的作用。

（四）围手术期麻醉和术后留置硬膜外导管的处理

硬膜外麻醉时使用抗凝血药可导致脊髓或硬膜外血肿的风险，可能造成灾难性的后果。若患者术前已经接受抗栓药物，采取硬膜外麻醉时必须慎重，需特别关注置管和拔管与抗凝血药的用药时间间隔。

1. 椎管内操作围手术期肝素类药物的管理　见表3-43。

表 3-43　硬膜外麻醉置管和拔管与抗凝血药的用药时间

操作	末次给药与硬膜外穿刺时间间隔至少 / 小时	硬膜外穿刺后首次给药时间间隔至少 / 小时	硬膜外导管拔除与再次给药时间间隔至少 / 小时	末次给药与硬膜外导管拔除时间间隔至少 / 小时
肝素皮下注射	6	4~6	4~6	6
治疗剂量的低分子量肝素皮下注射	24	4~6	4~6	24
预防剂量的低分子量肝素皮下注射	12	4~6	4~6	12

2. 椎管内操作围手术期 NOAC 的管理　目前所有临床可用的 NOAC，硬膜外麻醉时均使用提示“黑框警告”。美国区域麻醉和疼痛医学学会在疼痛介入治疗方面制定关于围手术期抗血小板治疗和抗凝治疗指南，该指南推荐椎管内操作前停用 NOAC（达比加群酯停用 4~5 天，Ⅹa 因子抑制剂剂停用 3~5 天）。该推荐的无药间隔长于一般手术前的经典无药间隔，可能由于某些疼痛介入操作的高危性和手术特性。但鉴于出血的可能后果必须谨慎，且该策略非常合理，尤其对于血栓风险低危的患者而言。如果患者处于血栓风险升高状态，考虑术前 2~3 个半衰期的无药间隔，或考虑低分子量肝素桥接治疗，可能是保持脊髓血肿低风险的合理选择。

对于硬膜外导管的取出，基于一般药动学特性，至少 2 倍的半衰期，即年轻患者利伐沙班末次给药至少 18 小时后、老年患者至少 26 小时后才能取出。取出导管至少 6 小时后才能服用利伐沙班。如果进行创伤性穿刺，利伐沙班给药需延迟 24 小时。达比加群酯的处方说明书未提供关于硬膜外导管拔除或抗凝血药重启的具体时机推荐。最重要的是硬膜外导管留置时应避免使用 NOAC。

（五）抗栓药物致出血的药学监护

抗栓药物的常见不良反应主要为出血，常见的有胃肠道、皮肤、牙龈出血等，严重者可发生脑出血，因此对此类患者的监护点是监护出血相关的症状及相关的实验室检查结果。注意询问患者刷牙时有无牙龈出血发生、尿液及粪便有无异常情况，观察患者的皮肤有无出血点存在，定期复查血常规及凝血功能。

四、神经系统重症患者血栓的药物预防

重症监护病房收治的神经系统疾病患者，因静脉血栓栓塞症（VTE）而死亡的风险较高。这是由于瘫痪或手术制动而继发的静脉淤滞风险以及潜在病变的发生增加，从而导致内皮细胞激活，促使血栓形成风险升高。而另一方面，还存在 VTE 标准预防相关的出血风险。目前尚缺乏关于神经系统疾病中不同 VTE 预防策略的前瞻性研究。针对这方面的指导需求，美国神经重症监护学会（NCS）于 2015 年着手制定并发布使用了 GRADE 系统的循证指南，用来安全减少 VTE 及其相关并发症的发生。

本部分内容所针对的重症监护患者包括缺血性脑卒中、颅内出血（intracranial hemorrhage，ICH）和脑室内出血（intraventricular hemorrhage，IVH）、动脉瘤性蛛网膜下腔出血（aneurymal subarachnoid hemorrhage，aSAH）、外伤性脑损伤（traumatic brain injury，TBI）、脊髓损伤（spinal cord injury，SCI）、脑肿瘤、神经肌肉疾病、脑外科术后和血管内介入治疗的患者。

（一）缺血性脑卒中重症患者的 VTE 药物预防

ICU 收治的缺血性脑卒中患者具有高发病率和高死亡率的特点，而此类患者的抗凝治疗则更为复杂，特别是出现大面积脑梗死同时合并需要抗凝治疗的疾病时，出血风险增高，例如心房颤动、心力衰竭、静脉血栓栓塞的情况下。关于上述问题，已有许多基于随机对照试验的相关指南，包括美国心脏协会和美国胸科医师学会发布的指南。许多 meta 分析也探讨了缺血性脑卒中患者不同形式的抗血栓治疗，包括普通肝素、低分子量肝素、梯度压力弹力袜（graduated compression stockings，GCS）、间歇充气加压（intermittent pneumatic compression，IPC）。抗栓药物与机械性预防具有协同作用。一般来讲，所有文献均支持使用普通肝素或低分子量肝素来预防静脉血栓栓塞，联合 IPC 使用也是安全的。

总体来讲，建议所有急性缺血性脑卒中患者尽快启动 VTE 预防，抗栓方式首选预防剂量的 LMWH 联合 IPC，次选预防剂量的 UFH 联合 IPC。虽然证据不足，但指南推荐在进行开颅手术或血管内治疗的卒中患者，在手术后即刻或血管内治疗同时使用 UFH、LMWH 和 / 或 IPC 进行预防 VTE，但血管内治疗患者溶栓的情况下，预防措施应推迟 24 小时。

（二）颅内出血重症患者的 VTE 药物预防

颅内出血（ICH）患者发生 VTE 的风险也很大。①推荐在入院初始使用 IPC 和 / 或 GCS 预防 VTE；②推荐血肿稳定和没有凝血功能障碍的 VTE 患者在入院后的 48 小时内，皮下注射预防剂量的 UFH 或 LMWH（弱推荐和低质量证据）；③推荐与药物预防同时使用 IPC 等连续的机械性预防措施（弱推荐和低质量证据）。

（三）动脉瘤性蛛网膜下腔出血重症患者的VTE药物预防

动脉瘤性蛛网膜下腔出血（aSAH）患者的VTE发生风险增加，但对于伴有急性ICH的患者，选择合适的VTE药物预防策略较困难。如果患者放置了脑室外引流和/或进行了开颅手术，这些操作也增加出血风险。目前很少有论文提到aSAH中的VTE预防问题，大多数建议都是基于对缺血性脑卒中患者观察的扩展。

除某些动脉瘤破裂接受外科手术患者外（强推荐和低质量证据），建议对所有aSAH患者应用普通肝素预防VTE（强推荐和高质量证据）。而对于动脉瘤外科或栓塞手术的患者，推荐术后24小时开始普通肝素预防VTE（强推荐和中等质量证据）。

（四）创伤性脑损伤重症患者的VTE药物预防

因对颅脑损伤而收入ICU的患者，PTE是导致其在24小时内死亡的第三大原因。严重的TBI是多发性外伤患者DVT的一个独立危险因素，可能是由于运动减少、长时间通气、凝血因子活化等原因。到目前为止，尚无对伴有严重创伤性脑损伤和脑出血的多系统损伤患者进行LMWH和UFH抗栓作用的比较。存在脊髓损伤而不伴有头部损伤的多系统创伤患者，相关临床试验表明，低分子量肝素比普通肝素预防静脉血栓栓塞更有效。第8版美国胸科医师学会指南《静脉血栓栓塞症抗血栓治疗》给出建议，推荐不伴有头部损伤的创伤性患者使用低分子量肝素来预防静脉血栓栓塞。2007年美国神经外科医师协会和脑外伤基金会发布的《脑外伤外科治疗指南》认为在严重颅脑损伤的情况下，选择何种抗血栓药是未知的，且没有足够的证据能为VTE抗凝预防的时机作出推荐。

（五）脑肿瘤重症患者的VTE药物预防

约有20%~30%的恶性胶质瘤患者会发生VTE，而脑肿瘤开颅术患者的DVT风险高达31%。脑肿瘤患者具有VTE的危险因素，如多形性胶质母细胞瘤、肿瘤体积较大、下肢瘫痪、高龄、较长的手术时间、化疗及激素的使用等。上述患者的DVT预防可以通过机械性（IPC）和/或药物性手段（UFH或LMWH）。但在选择合适的方法时，必须考虑到出血并发症的风险。药物治疗对于降低VTE风险有效，多项研究表明，对于大出血风险较低和无出血性转化征象的脑肿瘤患者，推荐住院期间使用LMWH或UFH预防VTE（强推荐和中等质量证据）。

（六）脊髓损伤重症患者的VTE药物预防

脊髓损伤（SCI）是DVT的一个独立危险因素，尽管在SCI人群中的DVT患病率由于诊断方法的差异，在不同的研究中有所不同。采用临床标准，下肢DVT的发生率在12%~64%不等。采用标记的纤维蛋白原、容积描记法或静脉造影术，在没有预防治疗的情况下 DVT 的发生率范围在 50%~80%。在麻痹性 SCI 患者中，已报道的 DVT 的总发生率在前 12 周内为 18%~100%，PTE 的发生率在 4.6%~14%。在损伤后的前 2 周风险最大，而在前 3 个月后减少。虽然 6 个月后 DVT 发生率进一步降低，但在损伤几个月后仍会发生。

UFH 和 LMWH 对于减少 SCI 患者的 DVT 发生是有效的。在《抗栓治疗与血栓的预防（9 版）：美国胸科医师学会循证临床实践指南》中，使用 UFH（2C 等级）、LMWH（2C 等级）或机械性预防，特别是 IPC（2C 等级），是优于不预防的。美国脊柱医学联合会推荐使用调整剂量的 UFH。SCI 患者 DVT 预防的疗程未确定。美国脊柱医学联合会推荐根据神经功能状态、其他危险因素、医疗条件、支持设备的可获得性来决定 DVT 预防的时间。

对于脊髓损伤患者，建议：①脊髓损伤后的 72 小时内，VTE 预防的启动越早越好（强推荐和高质量证据）；②不推荐单独使用机械性措施预防 VTE（弱推荐和低质量证据）；③一旦出血得到控制，推荐使用 LMWH 或调整剂量的 UFH（强推荐和中等质量证据）；④如果不能用 LMWH 或 UFH 预防 VTE，建议使用 IPC 进行机械性预防（弱推荐和低质量证据）。

（七）神经肌肉疾病重症患者的 VTE 药物预防

住院、重症、瘫痪以及呼吸衰竭是 DVT 和 PTE 明确的高危因素，因此有严重的神经肌肉疾病如吉兰 - 巴雷综合征（Guillain-Barré syndrome，GBS）和重症肌无力（myasthenia gravis，MG）的患者发生 DVT 和 PTE 的风险极高。

对于神经肌肉疾病患者：①推荐用预防剂量的 UFH（每日 2 或 3 次）或 LMWH 或磺达肝癸钠作为预防 VTE 的首选方法（强推荐和中等质量证据）；②对于药物性预防措施有高出血风险的患者推荐 IPC（强推荐和中等质量证据）；③神经肌肉疾病患者推荐药物联合机械性预防措施（IPC）（弱推荐和低质量证据）；④推荐对药物预防性治疗或 IPC 治疗都不耐受的患者只用 GCS（弱推荐和低质量证据）；⑤推荐对于住院急性期或是直到能下床走路前连续使用一段时间的 VTE 预防措施（弱推荐和低质量证据）。

（八）神经外科和神经血管介入治疗重症患者的 VTE 药物预防

术后的 VTE 如 DVT 和 PTE 是影响神经外科发病率和死亡率的重要因素。神经外科患者的病情及其病程有高度的多样性，因此接受不同手术治疗的患者，如择期脊柱手术、脑肿瘤切除术、微创介入手术等，VTE 的发生率也不尽相同。

1. 择期脊柱手术的 VTE 预防建议

（1）特定的手术体位，如俯卧位或跪式，不导致任何 VTE 的发生。我们建议只考虑 IPC 用于 VTE 预防（弱推荐和低质量证据）。

（2）标准的择期脊柱手术，建议下床活动或机械性 VTE 预防措施（GCS 或

IPC)，也可联合 LMWH。对于 VTE 高风险患者，建议下床活动、GCS 或 IPC、LMWH 联合治疗(强烈推荐和中等质量证据)。

(3)由于增加出血风险，肝素只作为其他 VTE 预防措施的备选方案(强烈推荐和中等质量证据)。

2. 复杂脊柱手术的 VTE 预防建议

(1)推荐使用 IPC 联合 LMWH 或 UFH(强烈推荐和中等质量证据)。

(2)在严重脊髓损伤或复杂脊柱手术中不推荐常规使用下腔静脉滤器(弱推荐和低质量证据)。

(3)在 PTE 和 DVT 患者或不耐受抗凝治疗的患者，下腔静脉临时滤器可作为临时性的预防措施(弱推荐和低质量证据)。

3. 择期开颅手术的 VTE 预防建议

(1)推荐在开颅手术后的 24 小时内使用 IPC 联合 LMWH 或 UFH(强烈推荐和中等质量证据)。

(2)推荐在胶质瘤标准切除术后的 24 小时内使用 IPC 和 LMWH 或 UFH(强烈推荐和中等质量证据)。

4. 择期颅内/动脉内手术的 VTE 预防建议

(1)推荐使用 CS 和 IPC 直到患者能下床行走(弱推荐和低质量证据)。

(2)推荐立即使用 LMWH 或 UFH 作为预防性抗凝措施(弱推荐和低质量证据)。

5. 颅内血管内治疗的 VTE 预防建议

(1)因卒中或其他神经系统损伤而导致的偏瘫患者，在 APTT 检测后，推荐在 24 小时内启用药物性预防措施(如 UFH)或机械性 VTE 预防措施(如 IPC 或 CS)(弱推荐和低质量证据)。如果进行 r-tPA 或其他溶栓药物治疗，谨慎建议至少在溶栓 24 小时后进行药物性预防(弱推荐和低质量证据)。

(2)择期手术的患者可能不需要早期 LMWH 或 UFH，但有可能从早期下床活动和/或机械性预防措施如 IPC 或 CS 中获益(弱推荐和非常低质量证据)。

五、血液净化的抗凝治疗

血液净化的抗凝治疗是在评估患者凝血状态的基础上，个体化选择合适的抗凝血药及剂量，定期监测、评估和调整，以维持血液在透析管路和透析器中的流动状态，保证血液净化顺利实施；避免体外循环凝血而引起的血液丢失；防止体外循环过程中血液活化所诱发的炎症反应，提高血液净化的生物相容性，保障血液净化的有效性和安全性。

(一)血液净化治疗前患者凝血状态的评估

1. 出血性疾病发生的风险　①有无遗传性出血性疾病；②是否正在服用

华法林等抗凝血药或阿司匹林等抗血小板药；③既往存在潜在出血风险的疾病；④严重创伤或手术后24小时内。

2. 血栓栓塞性疾病发生的风险　①患有糖尿病（diabetes mellitus，DM）、系统性红斑狼疮（systemic lupus erythematosus，SLE）等伴有血管内皮细胞损伤的基础疾病；②既往存在血栓栓塞性疾病；③有效循环血量不足、低血压；④长期卧床；⑤先天性抗凝血酶Ⅲ缺乏或合并大量蛋白尿导致抗凝血酶Ⅲ从尿中丢失过多；⑥合并严重的创伤、外科手术或急性感染。

（二）抗凝血药的使用禁忌

抗凝血药的使用禁忌见表3-44。

表3-44　抗凝血药的使用禁忌

药物	禁忌证
肝素或低分子量肝素	①既往存在肝素或低分子量肝素过敏史；②既往曾诊断过肝素相关的血小板减少症（HIT）；③合并明显的出血性疾病；④抗凝血酶Ⅲ活性＜50%的患者，不宜直接选择肝素或低分子量肝素。应适当补充抗凝血酶Ⅲ制剂或新鲜血浆，抗凝血酶Ⅲ活性≥50%后再使用
枸橼酸钠	①严重的肝功能障碍；②低氧血症和/或组织灌注不足；③代谢性碱中毒、高钠血症
阿加曲班	明显的肝功能障碍
抗血小板药	存在血小板生成障碍或功能障碍的患者不宜使用抗血小板药；而血小板进行性减少、伴血小板活化或凝血功能亢进的患者应加强抗血小板治疗

（三）抗凝血药的合理选择

对于临床上没有出血性疾病的发生和风险，没有显著的脂代谢和骨代谢异常，血浆抗凝血酶Ⅲ活性＞50%，血小板计数、KPTT、PT、INR、D-dimer正常或升高的患者，推荐选择普通肝素作为抗凝血药。

对于临床上没有活动性出血性疾病，血浆抗凝血酶Ⅲ活性＞50%以上，血小板计数正常，但脂代谢和骨代谢异常程度较严重，或KPTT、PT和INR轻度延长具有潜在出血风险的患者，推荐选择低分子量肝素作为抗凝血药。

对于临床上存在明确的活动性出血性疾病或明显的出血倾向，或KPTT、PT和INR明显延长的患者，推荐选择阿加曲班、枸橼酸钠作为抗凝血药，或采用无抗凝血药的方式实施血液净化治疗。

对于以糖尿病肾病、高血压肾病等为原发疾病，临床上心血管事件发生风险较大，而血小板数量正常或升高、血小板功能正常或亢进的患者，推荐每日给予抗血小板药作为基础抗凝治疗。

对于长期卧床、具有血栓栓塞性疾病发生风险、INR 较低、血浆 D-dimer 水平升高、血浆抗凝血酶Ⅲ活性＞ 50% 的患者，推荐每日给予低分子量肝素作为基础抗凝治疗。

合并肝素诱发血小板减少症，或抗凝血酶Ⅲ活性＜ 50% 的患者，推荐选择阿加曲班或枸橼酸钠作为抗凝血药，此时不宜选择普通肝素或低分子量肝素作为抗凝血药。

（四）抗凝血药的剂量选择

1. 普通肝素

（1）血液透析（HD）、血液滤过（HF）或血液透析滤过（HDF）：一般首剂量为 0.3~0.5mg/kg，追加剂量 5~10mg/h，间歇性静脉注射或持续性静脉输注（常用）。血液透析结束前 30~60 分钟停止追加，应根据患者的凝血状态个体化调整剂量。

（2）血液灌流、血浆吸附或血浆置换：一般首剂量为 0.5~1.0mg/kg，追加剂量 10~20mg/h，间歇性静脉注射或持续性静脉输注（常用），预期结束前 30 分钟停止追加。实施前给予 40mg/L 肝素生理盐水预冲，保留 20 分钟后，再给予于生理盐水 500ml 冲洗，有助于增强抗凝效果。肝素剂量应根据患者的凝血状态个体化调整。

（3）连续性肾脏替代治疗（CRRT）：采用前稀释的患者，一般首剂量为 15~20mg，追加剂量 5~10mg/h，静脉注射或持续性静脉输注（常用）；采用后稀释的患者，一般首剂量为 20~30mg，追加剂量 8~15mg/h，静脉注射或持续性静脉输注（常用）。治疗结束前 30~60 分钟停止追加。抗凝血药的剂量依据患者的凝血状态个体化调整。治疗时间越长，给予的追加剂量应逐渐减少。

2. 低分子量肝素　一般给予 60~80IU/kg 静脉注射。HD、血液灌流、血浆吸附或血浆置换的患者无须追加剂量。CRRT 患者可每 4~6 小时给予 30~40IU/kg 静脉注射。治疗时间越长，给予的追加剂量应逐渐减少。有条件应监测血浆抗凝血因子Ⅹa 活性，并根据测定结果调整剂量。

3. 枸橼酸钠　用于 HD、HF、HDF 或 CRRT 患者，枸橼酸的浓度为 4%~46.7%，以临床常用的 4% 枸橼酸钠为例，180ml/h 滤器前持续注入。控制滤器后的游离钙离子浓度为 0.25~0.35mmol/L。在静脉段给予 0.056mmol/L 氯化钙生理盐水（10% 氯化钙 80ml 加入 1 000ml 生理盐水中）40ml/h，控制患者体内的游离钙离子浓度为 1.0~1.35mmol/L，直至血液净化治疗结束。也可采用枸橼酸置换液实施。重要的是，临床应用局部枸橼酸抗凝时，需要考虑患者的实际血流量，并应依据游离钙离子的检测相应调整枸橼酸钠（或枸橼酸置换液）和氯化钙生理盐水的输入速度。

4. 阿加曲班　HD、HF、HDF 或 CRRT 患者的一般首剂量为 250μg/kg，追加剂量 2μg/(kg·min);或 2μg/(kg·min)持续滤器前输注。CRRT 患者给予 1~2μg/(kg·min)持续输注。血液净化治疗结束前 20~30 分钟停止追加,应依据患者的血浆部分活化凝血酶原时间监测来调整剂量。

(五)血液净化过程中凝血状态的监测

采用不同的抗凝血药行血液净化治疗时,凝血状态的监测指标有所不同,具体见表 3-45。

表 3-45 血液净化过程中抗凝血药的凝血状态监测

抗凝血药	监测指标
肝素	活化凝血时间、APTT
低分子量肝素	抗凝血因子Ⅹa 活性
枸橼酸钠	滤器后和患者体内的游离钙离子浓度、活化凝血时间或 APTT
阿加曲班	APTT

注:低分子量肝素建议无出血倾向的患者抗凝血因子Ⅹa 活性维持在 500~1 000IU/L,伴有出血倾向的血液透析患者维持在 200~400IU/L。但抗凝血因子Ⅹa 活性不能及时检测,临床指导作用有限。

六、瓣膜性心脏病患者的抗栓和溶栓治疗

瓣膜性心脏病是一类常见的心脏疾病,其发病率在发达国家低于冠心病、心力衰竭或高血压,但在发展中国家风湿性瓣膜性心脏病仍属于危害国民健康的重大疾病,是引起心力衰竭、心律失常以及再住院、早期死亡的一个重要病因。随着社会老龄化进程的加快、生活水平及饮食结构的改变,退行性瓣膜性心脏病的发病率也在逐年升高。目前瓣膜病治疗多以外科手术或内科介入治疗为主,相对于其他心脏疾病,瓣膜性心脏病药物治疗相关领域的临床研究较少,尤其缺少大型随机对照研究。

血栓栓塞是心脏瓣膜病的最严重的并发症之一。抗凝治疗虽然不能完全消除,但是可以减少发生这一灾难性事件的可能性。心脏瓣膜病变引发的瓣膜内皮损伤必然触发机体最基本的防护反应——血栓形成,虽然有潜在的出血风险,但心脏瓣膜病患者血栓栓塞的后果总体上讲比抗凝治疗引起的出血并发症更严重,对于血栓栓塞风险较高的患者应该接受长期抗凝治疗。

(一)心脏瓣膜病变

风湿性二尖瓣病变并发血栓、房颤等的患者推荐华法林等口服抗凝血药治疗,不建议常规联合抗血小板治疗。INR 达标仍发生体循环栓塞者,推荐加用阿司匹林 75~100mg/d。风湿性二尖瓣并正常窦性心律者,若左房直径＜5.5cm,不

建议使用抗栓治疗；若左房直径＞5.5cm或并发左房血栓，推荐华法林治疗。对所有机械人工瓣膜患者，推荐华法林长期治疗，INR目标值主动脉瓣为2.5、二尖瓣或二尖瓣联合主动脉瓣为3.0。二尖瓣置入生物瓣膜前3个月，无危险因素者推荐每日口服阿司匹林75~100mg；有危险因素者建议口服华法林，INR目标值为2.5。换瓣3个月后，房颤患者长期应用华法林。窦性心律者建议阿司匹林75~100mg长期治疗。感染性心内膜炎患者如果没有特别的指征，不推荐常规抗凝和抗血小板治疗。人工瓣膜并应用华法林治疗的感染性心内膜炎患者建议停用华法林，直至明确不需要侵入性手术和没有CNS受累的征象后，建议重新启动华法林治疗。

（二）经导管主动脉瓣置换术

近几年，随着以经导管主动脉瓣置换术（transcatheter aortic valve implantation，TAVI）为代表的瓣膜治疗新技术在欧美普及，以及包括PARTNER、SURTAVI、SAPINE 3在内的至少5个TAVI与外科主动脉瓣置换术（surgical aortic valve replacement，SAVR）比较治疗中危患者的临床试验结果公布，均促使心脏瓣膜管理指南的更新。目前并无大规模的临床试验给出新的换瓣技术实施是否需要调整抗凝治疗方案这一答案。通过2017年ESC/EACTs与AHA/ACC心脏瓣膜疾病管理的指南解读，现阶段我们可以给出一些方案。

TAVI术后的抗血栓治疗是近年来重点关注的问题之一。有研究显示，TAVI术后发生瓣膜血栓的风险为7%~40%，而一旦发生瓣膜血栓将可能会降低瓣叶活动度，其中18%的患者将进展出现临床症状。而对于该问题，2017年ESC/EACTs指南《心脏瓣膜病患者的管理》和2017年AHA/ACC指南《心脏瓣膜病患者的管理》的推荐存在差异。2017年ESC/EACTs指南推荐TAVI术后使用双联抗血小板药3~6个月，之后终身使用单一抗血小板药（Ⅱa、C），然而该推荐暂无临床证据支持。2017年AHA/ACC指南推荐TAVI术后前3个月使用维生素K抑制剂进行抗凝治疗，并建议抗凝期间的INR应至少达到2.5（Ⅱb、B）。这一推荐的基础来源于有研究显示TAVI术后使用不包含华法林的抗血栓治疗方案可能与人工生物瓣膜血栓发生相关。

总的来讲，术后进行抗血栓治疗的获益明确，然而具体采用何种治疗方案尚需进一步的临床试验结果证实。

2份指南对于人工生物瓣瓣膜血栓的干预相对统一。2017年ESC/EACTs上述指南对于不考虑手术干预的瓣膜血栓患者推荐使用维生素K抑制剂治疗（Ⅰ、C），而这一推荐在2017年AHA/ACC的指南推荐等级为Ⅱa，证据等级为C。

（三）瓣膜性心脏病抗栓治疗的药学监护要点

1. 疗效的监护

（1）肝素：首先在给药前应监测患者的基线血常规、APTT、肝肾功能及电解质。开始使用肝素后和剂量调整时应监测 APTT，根据 APTT 调整肝素的用量。

（2）低分子量肝素：以抗Ⅹa 因子活性来计算其活性，因此Ⅹa 因子活性是监测 LMWH 药效的指标，相比 APTT 是更为敏感和直接的生物标志物。

（3）华法林：监测凝血酶原时间（PT）和国际标准化比值（INR）。华法林的有效性和安全性与其抗凝效应密切相关，效应关系在不同的个体间有很大的差异，因此必须考虑华法林的药动学、药效学以及患者个人特有的因素等信息，确定患者的目标 INR 值范围，见表 3-46。在华法林治疗的最初几天内，主要反映半衰期为 6 小时的凝血因子Ⅶ的减少。随后，PT 主要反映凝血因子Ⅹ和Ⅱ的减少。

表 3-46　机械瓣置换术后华法林抗凝的参考标准

患者情况	INR 目标值
单纯二尖瓣置换	2.0~2.5
单纯主动脉瓣置换	1.8~2.2
二尖瓣、主动脉瓣同期置换	2.0~2.5
三尖瓣置换	2.5~3.0
合并房颤	+0.3~0.5*
合并冠心病、心肌梗死或脑梗死病史	加用阿司匹林 50~100mg

注：*在以上推荐 INR 值的基础上再上调 0.3~0.5。

2. 不良反应的监护和处理

（1）出血：抗凝治疗可增加患者出血并发症的风险，因此在治疗前以及治疗过程中应注意对患者的出血风险进行评估，并确定相应的治疗方案。需明确药物的禁忌证，对于风险人群禁用或慎用，在严密监测的前提下及时发现并处理出血。还需注意临床症状的变化，仔细观察可疑的出血迹象，包括皮下瘀点、瘀斑，紫癜，鼻黏膜出血，呕血，尿液偏红，黑色大便等；使用抗凝血药期间应定期检测凝血功能。

（2）INR 异常和 / 或出血时的处理：INR 升高超过治疗范围，根据升高程度及患者的出血风险采取不同的方法。服用华法林出现轻微出血而 INR 在目标范围内不应立即停药或减量，应寻找原因并加强监测。

（3）非出血性不良反应：①肝素。防止因肝素引起的血小板减少症（HIT），使用肝素 5 天或更长时间治疗后，HIT 的发生率在 3%~5%，因此应在第 1 天监测血小板计数，并在给药后的第 4~14 天需要每 2~3 天监测血小板计数直至停药。②低分子量肝素。肾功能不全患者使用低分子量肝素可能导致出血风险升高，应当在严密观察出血事件的情况下减量使用。③华法林。除了出血外，还有罕见的不良反应——急性血栓形成，可表现为皮肤坏死和肢体坏疽。此外，还能干扰骨蛋白合成，导致骨质疏松症和血管钙化。这些不良反应都需要我们在临床进行密切观察和监护。

（4）药物相互作用：抗血小板药和抗凝血药联合使用会增加出血风险；肝素可抑制肾上腺分泌醛固酮导致钾离子升高，对于糖尿病、慢性肾衰竭、代谢性酸中毒，服用ACEI等保钾类药物可增加高钾血症的风险，但通常可逆；华法林与多种药物、食物有相互作用。

3. 抗凝治疗宣讲，提高患者的依从性　对于瓣膜性心脏病患者术后要进行长期的抗凝治疗。在入院时进行药学评估的基础上，应重点对患者的生活、饮食习惯、依从性等问题进行全面了解和掌握，在住院期间就应给予充分的抗凝治疗宣讲。出院用药教育：首先出院后应按时口服华法林，每天固定时间服用；其次要定期检测凝血指标。

（卜一珊　付　强　李　寅　汪　洁　边　原）

参考文献

[1] 斯威曼. 马丁代尔药物大典. 37版. 北京：化学工业出版社，2013.

[2] 卫生部办公厅. 糖皮质激素类药物临床应用指导原则[EB/OL]. [2011-02-24]. http://www.nhc.gov.cn/yzygj/s3585u/201102/91566d6e98df4916b8aa018e37605603.shtml.

[3] 中国医院协会药事管理专业委员会. 质子泵抑制剂临床应用的药学监护. 北京：人民卫生出版社，2013.

[4] 中华医学会重症医学分会. 中国成人ICU镇痛和镇静治疗指南（2018）. 中华危重病急救医学，2018，30（6）：497-514.

[5] 中华医学会. 临床诊疗指南：肠外肠内营养学分册. 2版. 北京：人民卫生出版社，2011.

[6] 中华医学会外科学分会血管外科学组. 深静脉血栓形成的诊断和治疗指南（第三版）. 中华血管外科杂志，2017，2（4）：201-208.

[7] 中华医学会心血管病学分会肺血管病学组. 急性肺栓塞诊断与治疗中国专家共识（2015）. 中华心血管病杂志，2016，44（3）：197-211.

第四章　特殊人群的药学监护

第一节　肝功能不全患者的药学监护

一、肝功能不全概述

（一）定义

肝功能不全（hepatic insufficiency）指某些病因造成肝细胞严重损伤，引起肝脏形态结构破坏并使其分泌、合成、代谢、解毒、免疫功能等严重障碍，出现黄疸、出血倾向、严重感染、肝肾综合征、肝性脑病等临床表现的病理过程或者临床综合征。

（二）病因和分类

引起肝功能不全的原因较多，临床上常见的病因包括感染、化合物中毒、免疫功能异常、肿瘤、遗传等因素。根据病情经过可分为急性肝功能不全和慢性肝功能不全，病毒及药物等所致的急性重症肝炎是急性肝功能不全的常见病因，而慢性肝功能不全多见于各种类型肝硬化的失代偿期和部分肝癌的晚期。肝功能不全的常见致病因素和相关疾病详见表 4-1。

表 4-1　肝功能不全的常见致病因素和相关疾病

致病因素	相关疾病
感染	寄生虫（血吸虫、华支睾吸虫、阿米巴原虫）、钩端螺旋体、细菌、病毒均可造成肝脏损害；感染肝炎病毒导致的肝脏损害，如乙型肝炎病毒、丙型肝炎病毒、甲型肝炎病毒等
化学药品中毒	如四氯化碳、三氯甲烷、磷、锑、砷剂等，往往可破坏肝细胞的酶系统，引起代谢障碍，或使氧化磷酸化过程受到抑制，ATP 生成减少，导致肝细胞变性坏死；有些药物如氯丙嗪、对氨基水杨酸、异烟肼、某些磺胺药物和抗生素（如四环素）即使治疗剂量也可以引起少数人的肝脏损害，这可能与过敏有关
免疫功能异常	肝病可以引起免疫反应异常，免疫反应异常又是引起肝脏损害的重要原因之一。例如乙型肝炎病毒引起的体液免疫和细胞免疫都能损害肝

续表

致病因素	相关疾病
	细胞；乙型肝炎病毒的表面抗原（HBsAg）、核心抗原（HBcAg）、e 抗原（HBeAg）等能结合到肝细胞表面，改变肝细胞膜抗原性，引起自身免疫。又如原发性胆汁性肝硬化，患者血内有多种抗体（抗小胆管抗体、抗线粒体抗体、抗平滑肌抗体、抗核抗体等），也可能是一种自身免疫病
营养不足	缺乏胆碱、甲硫氨酸时可以引起肝的脂肪性病变。这是因为肝内脂肪的运输须先转变为磷脂（主要为卵磷脂），而胆碱是卵磷脂的必需组成部分。甲硫氨酸供给合成胆碱的甲基。当这些物质缺乏时，脂肪从肝中移除受阻，造成肝的脂肪性病变
胆道梗阻	胆道梗阻（如结石、肿瘤、蛔虫等）使胆汁淤积，如时间过长，可因滞留的胆汁对肝细胞的损害作用和肝内扩张的胆管对血窦压迫造成肝缺血，而引起肝细胞变性和坏死
血液循环障碍	如慢性心力衰竭时，引起肝淤血和缺氧
肿瘤	如肝癌对肝组织的破坏
遗传缺陷	有些肝病是由于遗传缺陷而引起的遗传性疾病。例如由于肝脏不能合成铜蓝蛋白，使铜代谢发生障碍，而引起肝豆状核变性；肝细胞内缺少1-磷酸葡萄糖半乳糖尿苷酸转移酶，1-磷酸半乳糖不能转变为1-磷酸葡萄糖而发生蓄积，损害肝细胞，引起肝硬化

（三）肝功能评估

1. Child-Pugh 分级　Child-Pugh 分级标准是一种临床上常用的用以对肝硬化患者的肝脏储备功能进行量化评估的分级标准，将 5 个指标（包括肝性脑病的有无、腹水、血清胆红素、血清白蛋白浓度及凝血酶原时间）的不同状态分为 3 个层次，分别记以 1、2 和 3 分，并将 5 个指标计分进行相加，总和最低分为 5 分、最高分为 15 分，从而根据该总和的多少将肝脏储备功能分为 A、B 和 C 3 级，预示着 3 种不同严重程度的肝脏损害（分数越高，肝脏储备功能越差）。其具体分级标准如表 4-2 所示。

2. 终末期肝病模型（MELD）与肝功能分级　终末期肝病模型（MELD）积分用于多种肝病的病情及中短期死亡风险预测。MELD 模型包含 Cr、TBIL 和 INR 共 3 项客观指标，是判断终末期肝病患者预后的较好的模型。MELD 评分 = $9.6 \times \ln$[肌酐（mg/dl）]$+3.8 \times \ln$[胆红素（mg/dl）]$+11.2 \times \ln$（INR）$+6.4 \times$（病因：胆汁淤积性和酒精性肝硬化为 0，其他原因为 1），结果取整数。MELD 评分越高，肝病越严重，患者的死亡风险越大。MELD 在 20~30 分的患者病死率>

30%，MELD 在 30~40 分的患者病死率在 50% 以上，MELD ＞ 40 分的患者 70% 以上死亡。MELD 评分系统是目前最有效的终末期肝病模型之一，在评价肝病严重程度、判断预后方面有重要的临床价值。

表 4-2　Child-Pugh 分级标准

临床与生化检测指标	异常程度计分		
	1	2	3
肝性脑病（分级）	无	1~2	3~4
腹水	无	轻度	中度以上
胆红素 /（μmol/L）	＜ 34.2	34.2~51.3（2~3）	＞ 51.3（＞ 3）
白蛋白 /（g/L）	≥ 35	28~34	＜ 28
凝血酶原时间（PT）延长 / 秒	1~4	4~6	＞ 6

注：A 级为 5~6 分；B 级为 7~9 分；C 级为 10~15 分。胆红素 1mg/dl=17.1μmol/L。

二、肝功能不全患者的药动学特点

肝功能不全对患者用药的影响主要表现在影响药物的吸收、分布、代谢等环节。

1. 肝脏内在清除率下降　使主要在肝脏内代谢清除的药物生物利用度提高，体内的血药浓度明显升高。对于具有首关效应的药物生物利用度更会明显提高。因为肝脏疾病时，内源性缩血管物质在肝内灭活减少，影响摄取比例，药物不能有效地经过肝脏首关效应。

2. 肝脏的蛋白合成功能减退　血浆中的白蛋白浓度下降，使药物的血浆蛋白结合率下降。对于血浆蛋白结合率高的药物如维拉帕米、呋塞米、利多卡因、地西泮等，会使其具有活性的游离型药物浓度增加，作用增强，同时不良反应也相应增加。

3. 肝细胞数量减少或功能受损　肝细胞内的多种药物酶活性和数量均可有不同程度的减少。使主要通过肝脏代谢清除的药物的代谢速度和程度降低，清除半衰期延长，血药浓度增高，需注意长期用药会引起蓄积性中毒。肝功能不全时对部分药物半衰期的影响见表 4-3。

表4-3　肝功能不全对药物半衰期的影响

半衰期	相关药物
$t_{1/2}$延长	对乙酰氨基酚、异戊巴比妥、羧苄西林、氯霉素、克林霉素、地西泮、环己巴比妥、异烟肼、利多卡因、林可霉素、哌替啶、普鲁卡因胺、茶碱、格鲁米特、奥美拉唑、安替比林
$t_{1/2}$无明显改变	氨苄西林、氯丙嗪、秋水仙碱、复方磺胺甲噁唑、双香豆素、洋地黄毒苷、地高辛、劳拉西泮、奥沙西泮、对氨基水杨酸、水杨酸、保泰松

三、肝功能不全患者的药学监护要点

（一）信息采集及肝功能评估

收集和记录患者的疾病和用药信息，包括：①肝功能检查结果；②肝脏疾病的表现和症状；③肝脏相关的辅助检查结果；④酒精、药物和毒物暴露史；⑤与肝损害相关的家族病史。应用Child-Pugh、MELD等评分系统对患者肝脏疾病的整体严重程度进行评估。

（二）优化给药方案

临床药师应熟悉对肝脏有损害的药物及所致的肝损害类别，根据患者的肝功能情况谨慎选择在肝内代谢、经肝胆系统排泄的药物。避免使用非必要的肝毒性药物，如无其他药物替代，应注意调整剂量和给药频次，必要时进行血药浓度监测，制订个体化给药方案。

（三）药物不良反应监护

对于使用具有显著肝脏毒性的药物，特别是长期用药的患者，需定期复查肝功能，评估肝脏损害情况，调整给药方案。对于用药复杂的患者需从药物吸收、分布、代谢、排泄等环节全面评估药物之间的相互作用，减少非必要的联合用药以降低肝脏负担。

四、肝功能不全患者常用药物的给药方案调整

（一）抗菌药

重症患者出现肝功能不全的情况较为常见，在选用抗菌药时需要考虑肝功能减退对该类药物体内过程的影响程度，以及肝功能减退时该类药物及其代谢物发生毒性反应的可能性。由于药物在肝脏的代谢过程复杂，不少药物的体内代谢过程尚未完全阐明，根据现有资料，肝功能减退时抗菌药的应用有以下几种情况。

1. 药物主要经肝脏或有相当量经肝脏清除或代谢，肝功能减退时清除减少，并可导致毒性反应的发生，肝功能减退患者应避免使用此类药物，如氯霉

素、利福平、红霉素酯化物等。

2. 药物主要由肝脏清除，肝功能减退时清除明显减少，但并无明显的毒性反应发生，肝病时仍可正常应用，但需谨慎，必要时减量给药，治疗过程中需严密监测肝功能。红霉素等大环内酯类（不包括酯化物）、克林霉素、林可霉素等属于此类。

3. 药物经肝、肾双途径清除，肝功能减退者药物清除减少、血药浓度升高，同时伴有肾功能减退的患者血药浓度升高尤为明显，但药物本身并无明显的毒性反应发生。严重肝病患者，尤其肝、肾功能同时减退的患者在使用此类药物时需减量应用。经肾、肝双途径排出的青霉素类、头孢菌素类等均属此种情况。

4. 药物主要由肾排泄，肝功能减退者不需调整剂量。氨基糖苷类、糖肽类抗菌药等属此类。

肝功能减退患者抗菌药的应用建议见表4-4。

表4-4　肝功能减退患者抗菌药的应用建议

肝功能减退时的应用	抗菌药				
按原治疗量应用	青霉素 头孢唑林 头孢他啶	庆大霉素 妥布霉素 阿米卡星 其他氨基糖苷类	万古霉素 去甲万古霉素 多黏菌素类 达托霉素*	氧氟沙星 左氧氟沙星 诺氟沙星 利奈唑胺*	米卡芬净
严重肝病时减量慎用	哌拉西林 阿洛西林 美洛西林 羧苄西林	头孢噻吩 头孢噻肟 头孢曲松 头孢哌酮	替加环素 甲硝唑	环丙沙星 氟罗沙星	伊曲康唑 伏立康唑 卡泊芬净
肝病时减量慎用	红霉素	培氟沙星	异烟肼**	克林霉素	林可霉素
肝病时避免应用	红霉素酯化物	两性霉素B 咪康唑	磺胺药 利福平	四环素	氯霉素

注：*在严重肝功能不全者中的应用目前尚无资料；**活动性肝病时避免应用。

（二）镇静镇痛药

严重肝病患者对常用的镇静镇痛药都非常敏感，使用不当易引起深度中枢抑制或诱发肝性脑病，故此类患者如出现肝性脑病前兆症状时应禁用吗啡、巴比妥类、哌替啶、芬太尼、水合氯醛、可待因、氯丙嗪等药物。

（三）利尿药

噻嗪类利尿药、呋塞米等排钾利尿药在治疗腹水时可造成低血钾和代谢性碱中毒，增加氨的产生，易诱发肝性脑病，应注意补钾或与保钾利尿药合用。

（四）糖皮质激素

肝功能严重受损的患者，药物在肝脏内的转化和代谢缓慢。临床常用的糖皮质激素中，泼尼松须在肝内将11-酮基还原为11-羟基，转化为泼尼松龙；氢化可的松主要经肝脏代谢，转化为四氢可的松和四氢氢化可的松。因此严重肝功能不全患者不宜选用上述2种药物，可选择泼尼松龙、甲泼尼龙等可通过肝、肾双通道途径代谢的药物。

（五）质子泵抑制剂

除雷贝拉唑外，大部分PPI的代谢对肝药酶P450高度依赖，一般情况下轻、中度肝功能不全患者无须调整剂量，但是PPI在肝功能受损严重的患者体内其半衰期及AUC变化较显著，需注意调整剂量，详见“重症疾病质子泵抑制剂应用的药学监护”相关内容。

（六）肠内营养制剂

当肝功能不全时，芳香氨基酸以及色氨酸、蛋氨酸等的代谢受阻，支链氨基酸降低，芳香氨基酸升高。支链氨基酸经肌肉代谢，不增加肝脏负担，能与芳香族氨基酸竞争性地进入血-脑屏障，改善肝、脑性疾病。因此，以含支链氨基酸35%~40%以上且芳香氨基酸浓度较低的复方氨基酸制剂作为氮源非常适合肝功能不全患者的营养支持。对于腹水患者建议使用浓缩高能量配方的肠内营养制剂维持液体平衡。临床常用的肠内营养制剂说明书中对肝功能不全患者的用药说明如表4-5所示。

表4-5　常用的肠内营养制剂对肝功能不全患者的用药说明

名称	氮源	能量密度	肝功能不全患者的用药说明
维沃®（肠内营养粉AA）	结晶氨基酸	1kcal/ml 300kcal/袋	无相关说明
百普素®（短肽型肠内营养粉剂）	短肽	1kcal/ml 500kcal/盒	严重肝功能不全慎用
百普力®（肠内营养混悬液SP）	85%的短肽+15%的氨基酸	1kcal/ml 500kcal/袋	严重肝功能不全慎用
能全力®（肠内营养混悬液TPF）	整蛋白	1kcal/ml 0.75kcal/ml 1.5kcal/ml	严重肝功能不全慎用

续表

名称	氮源	能量密度	肝功能不全患者的用药说明
能全素®(整蛋白型肠内营养粉剂)	整蛋白	1kcal/ml 1 500kcal/听	严重肝功能不全慎用
安素®(肠内营养粉剂TP)	整蛋白	1kcal/ml 1 750kcal/瓶	无相关说明
瑞素®(肠内营养乳剂TP)	整蛋白	1kcal/ml	无相关说明
瑞代®(肠内营养乳剂TPF-D)	整蛋白	0.9kcal/ml	严重肝功能不全禁用
瑞能®(肠内营养乳剂TPF-T)	整蛋白	1.3kcal/ml	严重肝功能不全禁用
瑞先®(肠内营养乳剂TPF)	整蛋白	1.5kcal/ml	严重肝功能不全禁用
瑞高®(肠内营养乳剂TP-HE)	整蛋白	1.5kcal/ml	严重肝功能不全禁用

五、药物性肝损伤的评估与处置

药物性肝损伤(drug-induced liver injury，DILI)是指由各类处方或非处方的化学药物、生物制剂、传统中药(TCM)、天然药(NM)、保健品(HP)、膳食补充剂(DS)及其代谢产物乃至辅料等所诱发的肝损伤。在我国急性DILI约占急性肝损伤住院比例的20%。

(一)药物性肝损伤的评估

1. 药物相关性评估　目前DLIL的诊断仍然是排除性诊断，主要依据询问病史、血液学检查、肝胆的影像学检查及肝脏活检等。一些临床评分系统可用于指导DILI疑似患者的评估。国内指南认为DILI的诊断成立必须同时具备以下3点：①用药史；②肝损伤；③药物与肝损伤之间的因果关系。需注意排除其他病因所致的肝损伤，当有基础肝病存在时，叠加的DILI易被误认为原有肝病的发作或加重，需注意鉴别；当有多种病因存在时，更难诊断DILI。

2. 临床分型

(1)基于发病机制的分型：基于发病机制的分型，可分为固有型DILI和特异质型DILI。

固有型DILI具有可预测性，与药物剂量密切相关，潜伏期短，个体差异不显著。由于新药临床前研究证实收益明显大于风险的药物才能批准上市，固有型 DILI 已相对少见。

特异质型 DILI 具有不可预测性，现临床上较为常见，个体差异显著，与药物剂量常无相关性，动物实验难以复制，临床表现多样化。多种药物可引起特异质型 DILI。

特异质型 DILI 又可分为免疫特异质性 DILI 和遗传特异质性 DILI。免疫特异质性 DILI 有 2 种表现，一种是超敏性，通常起病较快（用药后 1~6 周），临床表现为发热、皮疹、嗜酸性粒细胞增多等，再次用药可快速导致肝损伤；另一种是药物诱发的自身免疫性损伤，发生缓慢，体内可能出现多种自身抗体，可表现为 AIH 或类似于原发性胆汁性胆管炎（PBC）和原发性硬化性胆管炎（PSC）等自身免疫性肝病，多无发热、皮疹、嗜酸性粒细胞增多等表现。遗传特异质性 DILI 通常无免疫反应特征，起病缓慢（最晚可达 1 年左右），再次用药未必快速导致肝损伤。

（2）基于受损靶细胞类型的分型：基于受损靶细胞类型的分型，可分为肝细胞损伤型、胆汁淤积型、混合型和肝血管损伤型。由国际医学组织理事会（CIOMS）初步建立、后经修订的前 3 种 DILI 的判断标准为①肝细胞损伤型，即 GPT $\geqslant$ 3ULN，且 $R \geqslant 5$；②胆汁淤积型，即 ALP $\geqslant$ 2ULN，且 $R \leqslant 2$；③混合型，即 GPT $\geqslant$ 3ULN，ALP $\geqslant$ 2ULN，且 $2 < R < 5$。若 GPT 和 ALP 达不到上述标准，则称为“肝脏生化学检查异常”。R=（GPT 实测值 /GPT ULN）/（ALP 实测值 /ALP ULN）。在病程中的不同时机计算 R 值，有助于更准确地判断 DILI 的临床类型及其演变。新近有研究提出“新 R 值（new R，NR）”，与 R 不同的是取 GPT 或 GOT 两者中的高值进行计算。胆汁淤积型 DILI 约占 DILI 总数的 30%，有学者认为此估算可能偏低。

肝血管损伤型 DILI 相对少见，发病机制尚不清楚，靶细胞可为肝窦、肝小静脉和肝静脉主干及门静脉等的内皮细胞，临床类型包括肝窦阻塞综合征 / 肝小静脉闭塞病（SOS/VOD）、紫癜性肝病（PH）、巴德 - 基亚里综合征（BCS）、可引起特发性门静脉高压症（IPH）的肝汇管区硬化和门静脉栓塞、肝脏结节性再生性增生（NRH）等。致病药物包括含吡咯双烷生物碱的中药、某些化疗药、同化激素、避孕药、免疫抑制剂及 ART 等，其靶向血管内皮细胞各有不同或存在交叉。例如 SOS/VOD 与肝窦和肝脏终末小静脉内皮损伤有关，临床上主要由大剂量放化疗以及含吡咯双烷生物碱的植物如土三七等引起。近 10 年来，土三七等引起的 SOS/VOD 我国已报道 100 余例。应注意感染、免疫紊乱、各种能导致血液高凝、高黏或促血栓形成的因素，微量元素异常及肿瘤等也可引起肝血管损伤，这些因素可单独或共同起作用。

3. 因果关系评估　中华医学会肝病学分会《药物性肝损伤诊治指南》推

荐采用RUCAM量表对药物与肝损伤的因果关系进行综合评估：①用药史，特别是从用药或停药至起病的时间；②病程长短和生化异常的动态特点；③危险因素；④合并应用的其他药物；⑤肝损伤非药物性因素的排除或权重，以及血液生化异常非肝损伤相关因素的排除。对于需要排除的其他肝损伤病因，除了RUCAM量表已列出的AIH、PBC、PSC、CHB和CHC等疾病外，在我国还需排除急性戊型肝炎和发病率相对较低的IgG4胆管炎等疾病；⑥药物以往的肝毒性信息；⑦药物再激发反应。对难以确诊DILI的病例，必要时可行肝活检组织学检查。

RUCAM量表根据评分结果将药物与肝损伤的因果相关性分为5级。极可能（highly probable）：＞8分；很可能（probable）：6~8分；可能（possible）：3~5分；不太可能（unlikely）：1~2分；可排除（excluded）：≤0分。

4. 严重程度评估　目前国际上通常将急性DILI的严重程度分为1~5级，我国2015年发布的《药物性肝损伤诊治指南》中对分级略作修正，如表4-6所示。

表4-6　DILI的严重程度分级

分级	评估标准
0级（无肝损伤）	患者对暴露药物可耐受，无肝毒性反应
1级（轻度肝损伤）	血清GPT和/或ALP呈可恢复性升高，TBIL＜2.5ULN（42.75μmol/L），且INR＜1.5。多数患者可适应，可有或无乏力、虚弱、恶心、食欲缺乏、右上腹痛、黄疸、瘙痒、皮疹或体质量减轻等症状
2级（中度肝损伤）	血清GPT和/或ALP升高，TBIL≥2.5ULN，或虽无TBIL升高但INR≥1.5。上述症状可有加重
3级（重度肝损伤）	血清GPT和/或ALP升高，TBIL≥5ULN（85.5μmol/L），伴或不伴INR≥1.5。患者的症状进一步加重，需要住院治疗，或住院时间延长
4级（ALF）	血清GPT和/或ALP水平升高，TBIL≥10ULN（171μmol/L）或每日上升≥17.1μmol/L（1.0mg/dl），INR≥2.0或PTA＜40%，可同时出现腹水或肝性脑病，或与DILI相关的其他器官功能衰竭
5级（致命）	因DILI死亡，或需接受肝移植才能存活

（二）药物性肝损伤的处置

1. 停药　及时停用可疑的肝损伤药物是最为重要的治疗措施。参考美国FDA于2013年制定的药物临床试验中出现DILI的停药原则，出现下列情况之一应考虑停用药物：①血清GPT或GOT＞8ULN；②GPT或GOT＞

5ULN，持续 2 周；③ GPT 或 GOT > 3ULN，且 TBIL > 2ULN 或 INR > 1.5；④ GPT 或 GOT > 3ULN，伴逐渐加重的疲劳、恶心、呕吐、右上腹疼痛或压痛、发热、皮疹和 / 或嗜酸性粒细胞增多（> 5%）。对固有型 DILI，在原发疾病必须治疗而无其他替代治疗手段时可酌情减少剂量。

2. 药物治疗　临床上用于 DILI 治疗的药物种类较多，包括解毒类、促进能量代谢类、抗炎类、利胆类、促肝细胞再生类等保肝抗炎药物，通过不同途径对抗 DILI 引起的炎症和肝细胞破坏，进行对症治疗，具体见表 4-7。不推荐 2 种以上的保肝抗炎药联合应用，也不推荐预防性用药来减少 DILI 的发生。

3. 预防　①严格按病情需要合理选择药物种类、剂量和疗程；②用药期间定期进行肝脏生化监测；③加强患者用药教育；④纠正公众对传统中药、天然药、保健品、膳食补充剂无毒的错误认识。

表 4-7　用于 DILI 治疗的相关药物

治疗药物	作用机制	适用类型	证据强度
N- 乙酰半胱氨酸	解毒，清除自由基	对乙酰氨基酚引起的固有型 DILI	1A
异甘草酸镁	抗炎，保护肝细胞	GPT 升高明显的急性肝细胞损伤型或混合型 DILI	1A
双环醇	诱导细胞色素 P450 酶活性	轻至中度肝细胞损伤型或混合型 DILI	2B
甘草酸制剂	控制肝脏炎症		
水飞蓟素	解毒，保护和稳定肝细胞膜		
熊脱氧胆酸	促进胆汁酸转运，胆石溶解和排出	胆汁淤积型 DILI	2B
腺苷蛋氨酸	调节肝细胞膜流动性，参与解毒过程		
糖皮质激素	抗过敏，免疫调节	超敏或自身免疫征象明显，且停用肝损伤药物后生化指标改善不明显或继续恶化，充分权衡利弊后使用	1B
低分子量肝素	抗凝	肝窦闭塞综合征 / 肝小静脉闭塞早期应用	未表态

案例：患者，女，48岁。主因关节痛3个月余，巩膜黄染15天收入免疫科治疗。患者既往体健，3个月前无明显诱因出现双手肿痛伴晨僵，同时伴有双肩、双膝等多关节疼痛，医院诊断为“骨关节病”。予雷公藤口服1周，症状未见好转，复查肝功能提示氨基转移酶升高，遂停药。1周后再次复查肝功能，氨基转移酶降至正常。后就诊于其他医院，诊断为“类风湿关节炎”，患者自行就诊于某中医诊所，口服中药（具体成分不详）。入院前15日出现巩膜黄染，双手拇指掌侧红色点状皮疹、质硬伴压痛，未予重视，未停药。入院前3日，门诊查肝炎系列，均为阴性。入院前2日，患者出现周身皮肤黄染，口腔、鼻黏膜、唇周溃疡伴出血，双手皮疹较前加重，下肢轻度水肿，遂就诊于急诊。根据相关化验，以“系统性红斑狼疮”收入免疫科治疗。后考虑患者的出血风险、肝衰竭，转入ICU治疗。

转入时化验显示GPT 500.4U/L，GOT 2 346.7U/L，TBIL 404.20μmol/L，DBIL 330.22μmol/L，GGT 481.0U/L，ALP 430.0U/L，CHE 2 647.4U/L，ALB 27.8g/L，血氨74μmol/L，PT 16.40秒，KPTT 49.0秒，INR 1.45，凝血酶原百分活度50%，纤维蛋白原1.54g/L，WBC 7.32×10^9/L，血红蛋白52.0g/L，血小板28.00×10^9/L。血涂片未见破损的红细胞。B超提示未见肝内、肝外胆管梗阻。最终考虑患者为药源性肝损伤。

根据该患者的上述化验指标计算*R*值，即*R*=（GPT实测值/GPT ULN）/（ALP实测值/ALP ULN），*R*=2.9，属于混合型肝损伤。根据严重程度分级标准，该患者为4级（ALF）。该患者为典型的药源性肝损害，但由于所用药物成分不明、出现肝损害后未再用药，以及入院后即给予积极血液净化和肝脏替代治疗，RUCAM表中的多项评分不适用，未能进行因果关系评估。

入院后即予血浆置换、血液灌流治疗，予以注射用还原型谷胱甘肽1.2g静脉滴注、异甘草酸镁注射液0.1g静脉滴注。并根据免疫科会诊意见，针对其SLE给予甲泼尼龙80mg q.d.。

经过10天的治疗，患者的化验指标明显好转，GPT 150.2U/L，GOT 159.3U/L，TBIL 274μmol/L，DBIL 226μmol/L，ALB 32.2g/L，血氨32μmol/L，PT 12.40秒，KPTT 38.0秒，INR 1.25，WBC 8.15×10^9/L，血红蛋白90.0g/L，血小板44.00×10^9/L。皮疹已消退，出血点明显减少，转出ICU继续治疗。

第二节 肾功能不全患者的药学监护

肾脏血运丰富，血流量大，清除内、外源性化学物质（包括药物及其代谢产物）是肾脏的重要功能。临床所用药物中约有一半以上完全或部分经肾脏清除。因此，肾功能的变化必然会引起药动学的变化。对于主要以原型经肾脏清除的药物，肾功能减低对其药动学的影响更大。由于药物清除减少，容易出现药物蓄积而产生毒性反应。而采用的血液净化治疗，由于药物清除途径的改变，需兼顾保证疗效和防止不良反应两个方面，多数药物需调整治疗方案，包括用药剂量和给药间隔。

一、肾功能不全概述

肾功能不全（renal insufficiency）是由多种原因引起的肾小球严重破坏，使身体在排泄代谢废物和调节水、电解质、酸碱平衡等方面出现紊乱的临床综合征。

肾小球滤过率（glomerular filtration rate，GFR）是指单位时间内两肾生成滤液的量，是衡量肾功能的常用指标，正常成人为125ml/min左右。临床常用判断肾功能损害程度的指标主要有血肌酐（Scr）、尿素氮（BUN）和内生肌酐清除率（Ccr）。由于血中的肌酐只能从肾小球滤过，所以血肌酐水平在一定程度上反映肾小球滤过能力。但是只有GFR下降到正常的1/3时，血肌酐水平才开始上升。尿素氮全部从肾小球滤过，30%~40%被肾小管重吸收。GFR下降到正常的1/2以下时BUN才开始上升，因此不能作为肾功能损害的早期指标。此外，BUN受其他因素的影响较多，如饮食的蛋白质含量、消化道出血、高分解代谢等。

肾功能不全的临床分期见表4-8。

表4-8 肾功能不全的临床分期

分期	Ccr/（ml/min）	BUN/（mmol/L）	Scr/（μmol/L）
正常值	80~120	3.2~7.1	88.4~176.8
肾功能不全代偿期	51~80	正常	＜177
肾功能不全失代偿期	20~50	＞9	178~445
肾衰竭期	10~19	20~28.6	445~707
尿毒症期	＜10	＞28.6	＞707

二、肾功能不全患者的药动学特点

（一）药物的吸收

影响口服药物的吸收和生物利用度的因素包括药物的理化特性、剂型、胃肠道的内环境以及药物在肠黏膜和肝脏的首关效应等。慢性肾衰竭（CRF）时，由于胃肠道水肿、恶心、呕吐、自主神经病变，以及合并应用的某些药物（如磷结合剂）等因素均可能使药物的吸收下降。尿毒症毒素和胃肠道水肿也使胃 pH、胃排空时间和药物的生物利用度改变，影响药物的吸收量、程度和速度。例如肾衰竭可减低 β 受体拮抗剂的首关效应，增加血液循环中活性药物的血浆浓度。

（二）药物的分布

药物的分布与药物的理化特性和患者的个体差异有关。表观分布容积（V_d）是指体内药物总量平衡后，按测得的血浆药物浓度计算该药物应占有的体液容积。V_d 可以反映药物分布的广泛程度或与组织中大分子的结合程度。当某药物的 V_d 接近 4L 时，约等于正常成人的血浆容积，说明该药物主要集中在血浆中；当某药物的 V_d 接近 14L 时，说明该药物可分布在细胞外液；当某药物的 $V_d > 40L$ 时，说明该药物在体内广泛分布，包括细胞内。

慢性肾功能不全的患者，某些药物的表观分布容积会发生变化。例如甲氨蝶呤、地高辛等药物与组织的结合减少，分布容积下降，血药浓度相应增加。一般来讲，地高辛和心肌及其他组织高度结合，V_d 为 300~500L，由 Na^+，K^+-ATP 酶转运。由于在肾衰竭时，转运抑制物质积聚，从组织结合部位置换出地高辛，减少其分布容积。此外，由于细胞内外的 pH 不同，弱碱性药物易在细胞内积聚，弱酸性药物易在细胞外积聚。肾功能不全时，血气和血液 pH 发生改变，影响药物的结合、分布和生物转化。

血浆蛋白结合率是影响药物分布的重要因素。在尿毒症患者体内既存在蛋白结合减少的因素，也有一些蛋白结合增加的因素。营养不良或创伤应激等时常有血清蛋白水平降低，因而低蛋白血症使药物与蛋白的结合减少。某些尿毒症毒素可降低白蛋白与多种药物的亲和力，因而也可使药物 - 蛋白结合减少。由于 CRF 时常伴有慢性酸中毒，而有机酸可与酸性药物竞争蛋白结合位点，所以酸性药物与蛋白的结合可能减少。如头孢菌素、亚胺培南、万古霉素、环丙沙星等，在慢性肾衰竭时与蛋白的结合率下降，因而其血浆游离型药物水平升高。而碱性药物由于尿毒症时急性反应性酸性糖蛋白水平降低，碱性药物的蛋白结合增加。一般而言，由于 CRF 时常存在低蛋白血症、酸中毒及尿毒症毒素蓄积等情况，因此 CRF 时在药物总浓度相对降低或不变的情况下，常可使药物的血浆游离浓度升高。但是一些与蛋白高度结合的药物，如苯妥英钠、丙戊酸和华法林与蛋白的结合减少，其游离浓度却不一定升高，其作用也未增强。这是由于这些药物主要经肝脏代谢，肾功能不全患者的血药浓度与非肾衰竭患者基本相同。

（三）药物的代谢

严重肾功能不全时，由于药物的相互作用和肝药酶抑制剂及诱导剂的影响，肝脏的氧化、降解、水解作用常发生变化。药物相互作用还可竞争性地抑制代谢过程或增强生物转化过程。而有些药物的代谢产物有药理学作用，并在 CRF 时蓄积。肾小管上皮细胞存在细胞色素 P450，因此肾脏可参加某些药物的代谢，如内源性维生素 D 的代谢和外源性胰岛素的分解，在 CRF 时此种作用均有明显下降。

（四）药物的清除

机体对药物的总清除率为肾脏清除率与非肾清除率之和。在严重肾功能不全患者中，药物的肾脏清除率明显下降。如果其他清除途径能够充分代偿，则机体对药物的总清除率不变。药物的肾脏清除取决于肾小球滤过率和药物与血浆蛋白的结合程度。与血浆蛋白结合的药物不经肾小球滤过，脂溶性药物经肾小球滤过后大部分被肾小管重吸收，而水溶性药物肾小管重吸收则相对较少。游离的和极性小的药物较易通过肾小球滤过屏障。若肾小球滤过率下降，则肾脏对药物的清除减少。肾小管细胞的有机酸转运系统和有机碱转运系统分别转运酸性药物和碱性药物。严重肾功能不全时，内源性配基积聚和酸性药物的竞争使肾小管的转运和有机酸的分泌受到影响，从而使得弱酸性药物如青霉素类、环孢素、磺脲类等的分泌减少而血药浓度升高，利尿药等需要有机阴离子分泌活动而转运到作用位点的药物会出现药效降低。

三、肾功能不全患者的药物剂量调整方法

（一）肾功能不全患者的药物调整原则

1. 药物选择　首先应尽量选择不以肾脏清除为主要消除途径的药物。药物及其代谢产物主要经非肾途径消除，则不需调整剂量。一般以原型经肾脏清除的比例在 40% 以上的药物，在肾功能不全时会产生蓄积。其次应选择肾毒性小或无肾毒性的药物，尽量避免使用氨基糖苷类、第一代头孢菌素、糖肽类等抗菌药以及 NSAID、抗病毒药等。

2. 剂量调整的原则　根据所用药物的药动学特点；剂量选择应能够维持足够的疗效；能够最大限度地降低不良反应。剂量调整的方法主要有

减少给药剂量、延长药物给药间隔、减量联合延长给药间隔；透析后补充剂量。

3. 简化药物治疗　应对患者进行药物重整，减少用药种类，避免潜在的不良药物相互作用。

4. 判断肾功能损害程度　根据前述指标，估算患者的肌酐清除率，评估患者的肾功能损害程度。

（二）肾功能不全患者的药物剂量调整方法

1. 确定负荷剂量　一般而言，负荷剂量仅与药物的表观分布容积相关，肾功能不全患者的负荷剂量不需进行调整。由于肾功能不全患者往往细胞外液增多，常用其理想体重估计其负荷剂量，即负荷剂量 $=V_d$（L/kg）× 理想体重（kg）× C_{ss}。

2. 调整维持剂量　根据患者的血清肌酐水平估算 Ccr，结合药物的药动学特点调整维持剂量。对于半衰期较短或治疗窗较宽的药物，可以采取单次剂量不变而延长给药间隔的方法；对于治疗窗较窄或半衰期较长的药物，可以采用调整单次给药剂量而给药间隔不变的方法。此外，也可以根据患者的实际情况，采用同时调整给药间隔和单次剂量的方法。

3. 抗菌药给药方案优化　肾功能不全时的抗菌药给药方案用药建议如下：

（1）给药间隔不变，减少单次剂量：除首次剂量仍按照正常剂量给药外，以后根据患者的 Ccr 减少用量，多见于半衰期短的药物和时间依赖性抗菌药（如β-内酰胺类）。

（2）延长给药间隔，单次给药剂量不变：多见于半衰期较长的药物及浓度依赖性抗菌药（如氨基糖苷类）。

（3）减少单次剂量和延长给药间隔相结合（如糖肽类）。

（4）终末期肾病接受规律肾脏替代治疗的患者，应根据 Ccr 及各种血液透析参数等调整给药方案。

四、肾功能不全患者常用药物的剂量调整

（一）常用抗感染药的剂量调整

见表 4-9。

表 4-9　常用抗感染药的剂量调整

药物	分子量	肾功能不全的剂量调整	血液净化剂量的调整	
氨苄西林舒巴坦	氨苄西林 349.4 舒巴坦 255.2	Ccr > 50ml/min：3g q6h. Ccr 10~50ml/min：3g q8h.~q12h. Ccr < 10ml/min：3g q24h.	IHD	1~2g（氨苄西林），q12h.~q24h.
			CRRT 负荷剂量	2g（氨苄西林）
			CVVH	1~2g（氨苄西林），q8h.~q12h.
			CVVHD	1~2g（氨苄西林），q8h.
			CVVHDF	1~2g（氨苄西林），q6h.~q8h.
哌拉西林他唑巴坦	哌拉西林 539.54 他唑巴坦 332.28	Ccr > 40ml/min：不需调整剂量 Ccr20~40ml/min：2.25g q6h.（HA 3.375g q6h.） Ccr < 20ml/min：2.25g q8h.（医院获得性感染 2.25g q6h.）		血液透析可以清除 30%~40%，每周 3 次完全透析，应在透析后给药；若不能透析后给药，应在透析后追加 0.75g；腹透可清除 6% 的哌拉西林和 21% 的他唑巴坦
		也有文献认为，只有在 Ccr < 20ml/min 才有必要调整	IHD	2.25g q12h.（医院获得性感染 2.25g q8h.）
			PD	2.25g q12h.（医院获得性感染 2.25g q8h.）
		延长静脉滴注方法：Ccr < 20ml/min 时 3.375g q12h.（静脉滴注 4 小时）	CVVH	2.25~3.375g q6h.~q8h.
头孢唑林	476.5	Ccr 40~70ml/min：12.5~30mg/kg q12h. Ccr 20~40ml/min：3.1~12.5mg/kg q12h. Ccr 5~20ml/min：2.5~10mg/kg q24h.	IHD	0.5~1g q24h.
			CRRT 负荷剂量	2g
			CVVH	1~2g q12h.
			CVVHD	1g q8h. 或 2g q12h.
			CVVHDF	1g q8h. 或 2g q12h.
头孢哌酮舒巴坦	头孢哌酮 667.65 舒巴坦 255.22	肾功能明显降低的患者（Ccr < 30ml/min），头孢哌酮的消除不受影响，但舒巴坦的清除减少	IHD	头孢哌酮在血液透析中的半衰期仅轻微缩短 建议透析后给药
		Ccr 15~30ml/min：舒巴坦的每日最大剂量为 1g q12h.	CRRT	舒巴坦的剂量应为 0.75g q12h.

续表

药物	分子量	肾功能不全的剂量调整	血液净化剂量的调整	
		Ccr < 15ml/min：舒巴坦的每日最大剂量为0.5g q12h.		
头孢噻肟	455.5	Ccr > 50ml/min：2g q6h.~q12h.	IHD	1~2g q24h.
		Ccr 10~50ml/min：2g q12h.~q24h.	CRRT 负荷剂量	无须负荷剂量
		Ccr < 10ml/min：2g q24h.	CVVH	1~2g q8h.~q12h.
			CVVHD	1~2g q8h.
			CVVHDF	1~2g q6h.~q8h.
头孢曲松	554.6	Ccr > 50ml/min：1~2g q12h.~q24h.	IHD	1~2g q24h.
		Ccr 10~50ml/min：1~2g q12h.~q24h.	CRRT 负荷剂量	2g
		Ccr < 10ml/min：1~2g q12h.~q24h.	CVVH	1~2g q12h.~q24h.
			CVVHD	1~2g q12h.~q24h.
			CVVHDF	1~2g q12h.~q24h.
头孢他啶	546	Ccr 31~50ml/min 1g q12h.	IHD	血液透析可清除 50%~100% 透析后给药 0.5~1g q24h. 或 1~2g q48h.~q72h.
		Ccr 16~30ml/min 1g q24h.		
		Ccr 6~15ml/min 0.5g q24h.	PD	间歇：LD 2g MD 0.5g q24h. 持续：LD 1g MD 0.5g q24h.（125mg/L 交换液中额外补充）
		Ccr ≤ 5ml/min 0.5g q48h.		
			CRRT 负荷剂量	2g
			CVVH	1~2g q12h.
			CVVHD/HDF	1g q8h. 或 2g q12h.（两者的稳态浓度接近）；MIC ≥ 4 的 G^- 菌 2g q8h. 或负荷剂量 2g 维持剂量 3g q24h. 持续静脉滴注（MIC ≥ 4）

续表

药物	分子量	肾功能不全的剂量调整	血液净化剂量的调整
头孢他啶阿维巴坦	头孢他啶 646 阿维巴坦 287.2	Ccr > 50ml/min: 2.5g q8h. Ccr 31~50ml/min: 1.25g q8h. Ccr 16~30ml/min: 0.94g q12h. Ccr 6~15ml/min: 0.94g q24h. Ccr < 6ml/min: 0.94g q48h.	
头孢吡肟	480	正常肾功能目标量 / Ccr/(ml/min) 30~60 / 11~29 / < 11 0.5g q12h. 0.5g q24h. 0.5g q24h. 0.25g q12h. 1g q12h. 1g q24h. 0.5g q24h. 0.5g q24h. 2g q12h. 2g q24h. 1g q24h. 1g q24h. 2g q8h. 2g q12h. 2g q24h. 2g q24h.	IHD：1g(负荷剂量)0.5~1g q24h. 或 1~2g q48h.~q72h.(维持剂量)或 2g 每周三次透析后给药 PD：比血液透析清除的少，推荐剂量 q48h. CRRT 负荷剂量：2g CVVH：1~2g q12h. CVVHD：1g q8h. 或 2g q12h. CVVHDF：1g q8h. 或 2g q12h.
亚胺培南西司他丁钠	317	Ccr < 5ml/min: 不应使用，除非间歇血滤 体重 < 30kg 的肾功能不全患者不应使用 每日目标总量 / 肌酐清除率 /(ml/min) 41~70 / 21~40 / 6~20 1.0g 0.25g q8h. 0.25g q12h. 0.25g q12h. 1.5g 0.25g q6h. 0.25g q8h. 0.25g q12h. 2.0g 0.5g q8h. 0.25g q6h. 0.25g q12h. 3.0g 0.5g q6h. 0.5g q8h. 0.5g q12h. 4.0g 0.75g q8h. 0.5g q6h. 0.5g q12h.	IHD：透析后给药，应用 Ccr 6~20ml/min 水平药量(0.25~0.5g q12h.) PD：按 Ccr 6~20ml/min 给药 CRRT 负荷剂量：1g CVVH：0.25g q6h. 或 0.5g q8h. CVVHD：0.5g q6h.~q8h. CVVHDF：0.5g q6h. MIC ≤ 2mg/L: 推荐 0.5g q8h.~q12h. MIC ≥ 4mg/L: 推荐 0.5g q6h.

续表

药物	分子量	肾功能不全的剂量调整	血液净化剂量的调整	
美罗培南	383.5	Ccr > 50ml/min：不需调整剂量	IHD	可被彻底清除，透析后给予 0.5g（每周 3 次透析后）
		Ccr 26~50ml/min：应用原推荐剂量，给药间隔 q12h.	PD	应用推荐剂量，q24h.
		Ccr 10~25ml/min：一半原推荐剂量，q12h.	CRRT 负荷剂量	1g
		Ccr < 10ml/min：一半原推荐剂量，q24h.	CVVH	0.5g q8h. 或 1g q12h.
			CVVHD/HDF	0.5g q6h.~q8h. 或 1g q8h.~q12h.
厄他培南	475	Ccr > 30ml/min：不需调整剂量	IHD	若给药后 6 小时以 q8h. 内进行血液透析，透析后给予 150mg 补充剂量；若给药后 6 小时以上再进行血液透析，透析后不需补充剂量
		Ccr < 30ml/min 及终末期肾脏病：0.5g q24h.	CAPD	0.5g q.d.
氨曲南	435.4	Ccr > 50ml/min：2g q8h.	IHD	0.5g q12h.
		Ccr 10~50ml/min：1~1.5g q8h.	CRRT 负荷剂量	2g
		Ccr < 10ml/min：0.5g q8h.	CVVH	1~2g q12h.
			CVVHD	1g q8h. 或 2g q12h.
			CVVHDF	1g q8h. 或 2g q12h.
环丙沙星	331	Ccr > 30ml/min：不需调整剂量	IHD	可透去 < 10%：0.2~0.4g q24h.
		Ccr 5~29ml/min：0.2~0.4g q18h.~q24h.	CRRT 负荷剂量	无须负荷剂量
			CVVH	0.2~0.4g q12h.~q24h.
			CVVHD	0.4g q12h.~q24h.
			CVVHDF	0.4g q12h.

续表

药物	分子量	肾功能不全的剂量调整	血液净化剂量的调整	
左氧氟沙星	370.4	正常肾功能　Ccr/（ml/min） 目标剂量　20~49　10~19 250mg　不需调整　0.25g q48h. 500mg　LD 0.5g，0.25g q24h.　LD 0.5g，0.25g q48h. 750mg　0.75g q48h.　LD 0.75g，0.5g q48h.	IHD/CAPD	目标剂量为 0.5g q.d. LD 0.5g，MD 0.25g q48h.，透析后不需补充剂量 目标剂量为 0.75g q.d. LD 0.75g，MD 0.5g q48h.，透析后不需补充剂量 目标剂量为 0.75~1g（用于治疗结核） Ccr < 30ml/min：每周 3 次，0.75~1g，透析后给药
			CRRT 负荷剂量	0.5~0.75g
			CVVH	0.25g q24h.
			CVVHD	0.25~0.5g q24h.
			CVVHDF	0.25~0.75g q24h.
莫西沙星	401.4	肾功能不全不需调整剂量	极少被透析清除 IHD、PD、CRRT 均不需给予补充剂量或进行剂量调整	
万古霉素	1 400	Ccr > 50ml/min：起始维持剂量为 15~20mg/kg q8h.~q12h. Ccr 20~49ml/min：起始剂维持剂量为 15~20mg/kg q24h. Ccr < 20ml/min：需延长给药间隔，根据谷浓度确定剂量 重症患者的初始负荷剂量 25~30mg/kg 不能降低，根据肾功能调节维持剂量		透析极少清除（0~5%），但高通量膜 CRRT 可增加万古霉素的清除，需要使用补充剂量
			IHD	LD 15~25mg/kg（第 1 天）；每次透析后给药 MD 0.5~1g 或 5~10mg/kg，根据血液透析前浓度测定结果调整维持剂量： 血药浓度 < 10mg/L：透析后给 1g 血药浓度 10~25mg/L：透析后给 0.5~0.75g 血药浓度 > 25mg/L：透析后不给药 根据血液透析后的浓度测定结果调整维持剂量： < 10~15mg/L：透析后给予 0.5~0.75g

续表

药物	分子量	肾功能不全的剂量调整	血液净化剂量的调整	
			PD	通过腹透液给药 15~30mg/L（透析液中的药物浓度） 全身给药：LD 1g，MD 0.5~1g q48h.~q72h.（密切监测血药浓度）15~25mg/kg
			CRRT 负荷剂量	1g q48h. 或 10~15mg/kg q24h.~q48h.
			CVVH	1g q24h. 或 10~15mg/kg q24h.
			CVVHD	1g q24h. 或 7.5~10mg/kg q12h.
			CVVHDF	CRRT 时，万古霉素的血药浓度 < 10~15mg/L 时需重复给药
利奈唑胺	337.4	轻至重度肾功能不全患者不需调整剂量，但其2个主要代谢产物会蓄积，应慎重使用	IHD	约 30% 的药物被透析掉，应透析后给药 如果不是在透析后立即给药，可考虑给予补充剂量（特别是治疗早期） 也有人推荐 IHD 不需给予补充剂量或进行剂量调整
			PD	不需调整剂量
			CRRT	约有 30% 的患者应用 0.6g q12h. 的剂量，进行 CRRT 时血药浓度达不到 MIC 2mg/L
替加环素	585.6	肾功能不全患者不需进行剂量调整	极少被透析出，不需补充剂量或剂量调整，包括 IHD、PD、CRRT	
达托霉素	1 620	Ccr ≥ 30ml/min：不需调整剂量 Ccr < 30ml/min：皮肤软组织感染 4mg/kg q48h.；金黄色葡萄球菌菌血症 6mg/kg q48h.	IHD	4~6mg/kg q48h.~q72h. 血液透析 4 小时可清除 15% 的药物，4 小时高通量 HD 可清除 50%

续表

药物	分子量	肾功能不全的剂量调整	血液净化剂量的调整	
				按 Ccr ＜ 30ml/min 给药（透析后）或 6mg/kg 每周 3 次透析后给药 按 Ccr ＜ 30ml/min 给药（透析后）
			PD	8mg/kg q48h.
			CRRT 负荷剂量	无须负荷剂量
			CVVH	4~6mg/kg q48h.
			CVVHD	4~6mg/kg q48h.
			CVVH/HDF	4~6mg/kg q48h.
阿米卡星	585.6	Ccr 50~90ml/min：15mg/kg q24h. Ccr 10~50ml/min：7.5mg/kg q24h. Ccr ＜ 10ml/min：7.5mg/kg q48h.	IHD	5~7.5mg/kg q48h.~q72h. 高流量 HF 导致氨基糖苷类以不可预测的速度清除，测定透析后血药浓度以评估效价和毒性 常规可在透析后给予 1/2 的正常肾功能用量
			CRRT 负荷剂量	不需负荷剂量
			CVVH	7.5mg/kg，q24h.~q48h.
			CVVHD	7.5mg/kg，q24h.~q48h.
			CVVHDF	7.5mg/kg，q24h.~q48h.
多黏菌素 B	1 189.5	负荷剂量：2.5mg/kg 维持剂量：Ccr ＞ 80ml/min 时 1.5~2.5mg/(kg・d)，分成 2 次，q12h. 给予 Ccr 30~80ml/min 时 1.0~1.5mg/kg q24h. Ccr ＜ 10ml/min 时 1.0~1.5mg/kg q48h.~q72h.	IHD	1.5mg/kg q24h.~q48h.
			CRRT 负荷剂量	无须负荷剂量
			CVVH	2.5mg/kg q48h.
			CVVHD	2.5mg/kg q48h.
			CVVHDF	2.5mg/kg q48h.

续表

药物	分子量	肾功能不全的剂量调整	血液净化剂量的调整	
复方磺胺甲噁唑	磺胺甲噁唑 253.3 TMP 290.3	Ccr > 30ml/min：无须调整 Ccr 15~30ml/min：50% 的推荐剂量 Ccr < 15ml/min：不推荐使用	IHD	2.5~10mg/kg（TMP）q24h. 或 5~20mg/kg，透析后给予（每周 3 次透析）
			CRRT 负荷剂量	无须负荷剂量
			CVVH	2.5~7.5mg/kg（TMP）q12h.
			CVVHD	2.5~10mg/kg（TMP）q24h.
			CVVHDF	2.5~10mg/kg（TMP）q24h.
氟康唑	306	肾功能不全患者多剂给药时，LD 不变，调整 MD Ccr > 50ml/min：MD 不变；Ccr < 50ml/min：MD 减半	IHD	透析后给予 100% 的剂量，不透析日按照 Ccr 水平给药 也可采用 0.2~0.4g q48h.~q72h. 或 0.1~0.2g q24h. 的方式给药
			CRRT 负荷剂量	0.4~0.8g
			CVVH	0.2~0.4g q24h.
			CVVHD	0.4~0.8g q24h.
			CVVHDF	0.8g q24h. 当治疗耐药菌或采用高通量 CVVHD/HDF 时，MD 可用 0.4g q24h.（CVVH）或 0.8g q24h.（CVVHD）或 0.5~0.6g q12h.（CVVHDF）
伏立康唑	349	i.v.：Ccr ≥ 50ml/min 时不需调整剂量 Ccr < 50ml/min 时含有 β- 环糊精的制剂应避免应用 p.o.：轻至中度肾功能不全患者不需调整剂量	极少被透析出，不需补充剂量，包括 IHD	
米卡芬净	1 270	肾功能不全不需调整剂量	血液净化治疗不需调整剂量	

续表

药物	分子量	肾功能不全的剂量调整	血液净化剂量的调整	
卡泊芬净	1 093	肾功能不全不需调整剂量	血液净化治疗不需调整剂量	
两性霉素B脱氧胆酸盐	924.1	目标剂量的 50%		透析包括 CRRT 不能有效清除，无须调整剂量
			IHD	0.5~1mg/kg q24h.
			CRRT 负荷剂量	不需负荷剂量
			CVVH	0.5~1mg/kg q24h.
			CVVHD	0.5~1mg/kg q24h.
			CVVHDF	0.5~1mg/kg q24h.
两性霉素B脂质体	924.1	无推荐剂量		透析包括 CRRT 不能有效清除，无须调整剂量
			IHD	3~5mg/kg q24h.
			CRRT 负荷剂量	不需负荷剂量
			CVVH	3~5mg/kg q24h.
			CVVHD	3~5mg/kg q24h.
			CVVHDF	3~5mg/kg q24h.
阿昔洛韦	225	Ccr 25~50ml/min：推荐剂量 q12h. Ccr 10~25ml/min：推荐剂量 q24h.	IHD	6 小时血液透析可清除 60% 的药物，2.5~5mg/kg q24h.（透析后给药）
		Ccr < 10ml/min：50% 的推荐剂量 q24h.	PD	每日 50% 的常规剂量，不需补充剂量
			CVVH	5~10mg/kg q24h.
			CVVHD/HDF	5~10mg/kg q12h.~q24h.
更昔洛韦	255	诱导期的给药剂量： Ccr 50~69ml/min：推荐剂量为 2.5mg/kg q12h.	IHD	血液透析可清除 50% 的药物，透析后给药；用于 CMV 诱导期给药 1.25mg/kg q48h.~q72h.
		Ccr 25~49ml/min：推荐剂量为 2.5mg/kg q24h.	PD	PD 剂量等同于 Ccr < 10ml/min

续表

药物	分子量	肾功能不全的剂量调整	血液净化剂量的调整	
		Ccr 10~24ml/min：推荐剂量为 1.25mg/kg q24h.	CVVH	2.5mg/kg q24h.
		Ccr < 10ml/min：推荐剂量为 1.25mg/kg 每周三次	CVVHD/HDF	2.5mg/kg q12h.
膦甲酸钠	191.9	诱导期的给药剂量： 用于 HSV 感染： Ccr 1.0~1.4ml/(min·kg)：推荐剂量为 30mg/kg q8h. Ccr 0.8~1.0ml/(min·kg)：推荐剂量为 35mg/kg q12h. Ccr 0.6~0.8ml/(min·kg)：推荐剂量为 25mg/kg q12h. Ccr 0.5~0.6ml/(min·kg)：推荐剂量为 40mg/kg q24h. Ccr 0.4~0.5ml/(min·kg)：推荐剂量为 35mg/kg q24h. Ccr < 0.4ml/(min·kg)：不推荐使用 用于 CMV 感染： Ccr 1.0~1.4ml/(min·kg)：推荐剂量为 70mg/kg q12h. Ccr 0.8~1.0ml/(min·kg)：推荐剂量为 50mg/kg q12h. Ccr 0.6~0.8ml/(min·kg)：推荐剂量为 80mg/kg q24h. Ccr 0.5~0.6ml/(min·kg)：推荐剂量为 60mg/kg q24h. Ccr 0.4~0.5ml/(min·kg)：推荐剂量为 50mg/kg q24h. Ccr < 0.4ml/(min·kg)：不推荐使用	IHD	45~60mg/kg（透析后给药）

注：1. IHD 为每周 3 次规律透析的情况。

2. 药物清除高度依赖于肾替代治疗的方法、滤器型号和流速。以上数据推荐是以血流 / 超滤比为 1~2L/h 及患者的最小残存肾功能为依据的，临床实践中应根据实际情况进行调整。

案例：患者，男，50岁，身高175cm，体重90kg。主因咳痰、发热、喘憋3天，呼吸困难1天自下级医院ICU转入。患者糖尿病病史5年，平素血糖控制不佳，转入时HbA1c 9.5%。血常规：WBC 8.9×10^9/L，N% 87.9%，PCT 2.69pg/ml，CRP 159mg/L。影像学提示右下肺实变明显，双下肺炎症。气管镜检查：气道黏膜苍白，痰液灰绿色，有血丝。结合病史，考虑以细菌感染为主的混合感染，拟给予亚胺培南西司他丁钠、万古霉素、莫西沙星、更昔洛韦抗感染治疗。入院后查生化：Cr 231mmol/L，血钾4.22mmol/L，白蛋白27.3g/L，GPT 42IU，GOT 28IU。经计算，该患者的肌酐清除率为40~45ml/min。因此，给予该患者的初始抗感染方案为亚胺培南西司他丁钠0.5g+NS 100ml静脉滴注q6h.，莫西沙星氯化钠400mg静脉滴注q.d.，万古霉素2g+NS 100ml/L首剂，万古霉素1g+NS 100ml/L静脉滴注q.d.，更昔洛韦200mg+NS 100ml/L静脉滴注，q.d.。万古霉素给药第5剂前半小时，抽取静脉血测定血药浓度，结果为16.36mg/L，继续原方案。军团菌抗体、支原体抗体均阴性，气管镜吸痰留取培养阴性。治疗10日后，患者右下肺炎症较前减轻，氧合明显好转。WBC 7.2×10^9/L，N% 71.6%，PCT 0.36pg/ml，CRP 48mg/L。生化：Cr 113mmol/L，血钾4.01mmol/L，白蛋白33.2g/L，GPT 24IU，GOT 16IU。考虑患者抗感染治疗有效，停用更昔洛韦、莫西沙星。亚胺培南西司他丁钠调整为1g q8h.，万古霉素调整为1g q12h.。万古霉素给药第5剂前半小时，抽取静脉血测定血药浓度，结果为17.54mg/L，继续原方案。转出监护室继续治疗。

（二）抗凝血药的剂量调整

1. 口服抗凝血药　常用的口服抗凝血药包括维生素K拮抗剂华法林及新型口服抗凝血药（NOAC），包括达比加群酯、利伐沙班、阿哌沙班、依度沙班等。

（1）华法林：经肝微粒体酶CYP2C9（*S*-华法林）及CYP1A2和CYP3A4（*R*-华法林）代谢，肾功能不全患者不需调整剂量。

（2）达比加群酯：用药前应评估患者的肾功能，不推荐应用于Ccr < 30ml/min的患者。轻、中度肾功能受损患者无须调整剂量，对于Ccr为30~50ml/min者应当每年至少进行1次肾功能评估。在治疗过程中，当存在肾功能可能出现下降或恶化的临床状况时（如血容量不足、脱水以及应用肾毒性药物等），应及时对肾功能进行评估。

（3）利伐沙班：在Ccr < 30ml/min的患者中，利伐沙班的血药浓度可能显著升高，进而导致出血风险升高。不建议将利伐沙班应用于Ccr < 15ml/min

的患者，Ccr 为 15~29ml/min 者应慎用利伐沙班。当合并使用可以升高利伐沙班的血药浓度的其他药物时（CYP3A4 酶抑剂和 P-gp 抑制剂），中度肾损害患者应慎用利伐沙班。

（4）房颤合并严重肾功能不全患者口服抗凝血药的选择：CHA2DS2-VASc 评分≥ 2 分且 Ccr ＜ 15ml/min 或接受透析治疗的患者可以使用华法林抗凝治疗；中度或重度 CKD 且 CHA2DS2-VASc 评分≥ 2 分者可考虑减少直接凝血酶抑制剂或Ⅹa 因子抑制剂的剂量。不推荐房颤合并终末期 CKD 或透析患者使用直接凝血酶抑制剂达比加群和Ⅹa 因子抑制剂利伐沙班。

2. 肝素类药物　对于严重肾功能不全患者的抗凝治疗建议选用普通肝素。

低分子量肝素主要经肾脏消除，肾功能不全患者低分子量肝素的生物半衰期延长，且抗Ⅹa 活性增加，肾功能下降可增加治疗剂量下低分子量肝素有关的出血并发症风险。肾功能不全患者在应用不同的低分子量肝素时，药动学存在差异，且目前尚无一个特定的肌酐清除率水平可以判断所有的低分子量肝素会有出血风险增加。当采用治疗剂量给药时，依诺肝素和那屈肝素的消除与肌酐清除率呈线性关系，而亭扎肝素的消除与肌酐清除率不呈线性关系。

依诺肝素在肾功能不全时的治疗剂量调整见表 4-10。

表 4-10　依诺肝素在肾功能不全时的治疗剂量调整

肾小球滤过率	剂量
＞ 80ml/min	1mg/kg q12h.
30~80ml/min	1mg/kg q12h.
＜ 30ml/min	1mg/kg q24h.
血液透析	不推荐皮下注射，可用于体外循环

磺达肝癸钠主要（64%~77%）经肾脏清除，严重肾功能损害（Ccr ＜ 20ml/min）患者应避免使用，中度肾功能损害（Ccr 30~50ml/min）患者应慎用。具体给药剂量如下：

（1）静脉血栓栓塞预防：不应用于 Ccr ＜ 20ml/min 的患者，Ccr 20~50ml/min 的患者的给药剂量应减少至 1.5mg q.d.，轻度肾功能损害（Ccr ＞ 50ml/min）患者不需要减少给药剂量。

（2）不稳定型心绞痛 / 非 ST 段抬高心肌梗死和 ST 段抬高心肌梗死的治疗：不应用于 Ccr ＜ 20ml/min 的患者，Ccr ＞ 20ml/min 的患者不需要减少剂量。

（3）外科手术后的静脉血栓栓塞预防：Ccr 20~50ml/min 的患者应严格遵守首次注射磺达肝癸钠的时间，首次给药不应早于手术结束后的 6 小时内。

五、血液净化治疗对药物消除的影响

血液净化技术应用于临床治疗急、慢性肾衰竭已有近半个世纪，而在对重症患者，如急性肾衰竭的治疗中，连续性肾脏替代治疗（CRRT）较传统的间歇性血液透析具有更大的优势，其临床应用范围也逐渐扩大。

（一）常用血液净化治疗的原理

1. 血液透析　血液透析（HD）采用弥散、超滤和对流原理清除血液中的有害物质和过多水分，是最常用的肾脏替代治疗方法之一，也可用于治疗药物或毒物中毒等。

血液透析的适应证包括：①终末期肾病。当有下列情况时，即使血肌酐水平未达到透析指征，可酌情提前开始透析治疗；严重并发症，经药物治疗等不能有效控制者，如容量过多包括急性心力衰竭、顽固性高血压、高钾血症、代谢性酸中毒、高磷血症、贫血、体重明显下降和营养状态恶化，尤其是伴有恶心、呕吐等，在这种情况下，对药物的清除评估就要充分考虑患者的残存肾功能水平。②急性肾损伤。③药物或毒物中毒。④严重的水、电解质和酸碱平衡紊乱。⑤其他，如严重高热、低体温等。

2. 血液滤过　血液滤过（HF）的溶质清除是模拟肾小球滤过作用，以对流转运的方式得以清除。在滤过膜孔径范围内，所有溶质均以相同的速度跨过滤器，溶质滤过的量与跨膜压及溶质在血浆中的浓度有关。与血液透析相比，血液滤过具有对血流动力学影响小、中分子物质清除率高等优点。血液滤过中溶质（药物）的滤过率主要受膜对水的通透性、跨膜压、血流量、膜的几何形状及血浆蛋白浓度的影响。

血液滤过适合急、慢性肾衰竭患者，特别是伴有以下情况者：①常规透析易发生低血压；②顽固性高血压；③常规透析不能控制的体液过多和心力衰竭；④严重的继发性甲状旁腺功能亢进；⑤尿毒症神经病变；⑥心血管功能不稳定、多脏器衰竭及重症患者。

3. 血液透析滤过　血液透析滤过（HDF）是血液透析和血液滤过的结合，具有 2 种治疗模式的优点，在单位时间内比单独的血液透析或血液滤过清除更多的中小分子物质。

HDF 清除溶质有 3 种方式：对流、弥散及吸附，以前两者为主。弥散主要清除小分子溶质，清除率主要决定于膜两侧的浓度差。此外，还受透析器膜孔径和面积、血流量变化及透析液流量变化的影响。HDF 中对流是清除中、大分子物质的最主要的方式，而对流清除率主要取决于跨膜压，超滤系数反映膜对溶液的通透性，两者呈正相关。HDF 时置换液前稀释和后稀释法对溶质（药物）的清除能力也有影响。高分子合成膜都有吸附作用，但不同的膜材料其吸附能力有别，就其治疗作用（吸附细胞因子、炎症介质）而言这种吸附作用是不足的，但对蛋白质的吸附降低溶质清除率、对药物吸附削弱疗效是不可忽视的。

血液透析滤过的适应证与血液滤过相似。

4. 连续性肾脏替代治疗　连续性肾脏替代治疗（continuous renal replacement therapy，CRRT）是以缓慢的血流速和/或透析液流速，通过弥散和/或对流进行溶质交换和水分清除的血液净化治疗方法的统称。随着血液净化技术的发展，传统的间歇性血液透析（intermittent hemodialysis，IHD）不能满足血流动力学不稳定的重症患者的临床治疗需要。CRRT是目前多种连续性血液净化技术的统称，包括连续性动脉-静脉血液滤过（continuous arteriovenous hemofiltration，CAVH）、连续性静脉-静脉血液滤过（continuous veno-venous hemofiltration，CVVH）、连续动脉-静脉血液透析（continuous arteriovenous hemodialysis，CAVHD）、连续静脉-静脉血液透析（continuous veno-venous hemodialysis）和连续静脉-静脉血液透析滤过（continuous veno-venous hemodiafiltration，CVVHDF）等。

5. 血液灌流　血液灌流技术是将患者的血液从体内引到体外循环系统内，通过灌流器中的吸附剂吸附毒物、药物、代谢产物，清除这些物质的一种血液净化治疗方法或手段。与其他血液净化方式结合可形成不同的杂合式血液净化疗法。

血液灌流的适应证包括：①急性药物或毒物中毒；②尿毒症，尤其是顽固性瘙痒、难治性高血压；③重症肝炎，特别是暴发性肝衰竭导致的肝性脑病、高胆红素血症；④脓毒症或全身炎症反应综合征；⑤银屑病或其他自身免疫病；⑥其他疾病，如精神分裂症、甲状腺危象、肿瘤化疗等。

6. 血浆置换　血浆置换是一种用来清除血液中的大分子物质的血液净化疗法。其基本过程是将患者的血液由血泵引出体外，经过血浆分离器分离血浆和细胞成分，去除致病性血浆或选择性地去除血浆中的某些致病因子，然后将细胞成分、净化后血浆及所需补充的置换液输回体内。

血浆置换的基本原理是通过有效的血浆分离/置换方法迅速地或选择性地从循环血液中去除致病性血浆或血浆中的某些致病因子。血浆置换对致病因子的清除较口服或静脉药物治疗（如自身免疫病应用免疫抑制剂）迅速而有效，特别对那些药物治疗不能奏效和/或不能自行排出的致病物质。

血浆置换的适应证包括①疗效确切的疾病或综合征：抗肾小球基底膜病、炎症性脱髓鞘性多发性神经病、血栓性微血管病、重症肌无力、药物过量（如洋地黄中毒等）、新生儿溶血性疾病、自身免疫性血友病甲、输血后紫癜等；②作为辅助疗法的疾病或综合征：急进性肾小球肾炎、系统性小血管炎、累及肾脏的多发性骨髓瘤、系统性红斑狼疮(尤其是狼疮脑病)、难治性类风湿关节炎、系统性硬化症、抗磷脂抗体综合征、重症肝炎、急性肝衰竭、肝性脑病、胆汁淤积性肝病、高胆红素血症、水疱性皮肤病、自身免疫性甲状腺疾病等。

基于血浆置换的原理,对于某些药物,特别是血浆蛋白结合率较高的药物中毒,可以采用血浆置换进行救治。反之,患者因原发病进行血浆置换治疗时,药师应充分考虑血浆置换对患者治疗药物血药浓度的影响,特别是血浆蛋白结合率较高的药物。

(二)影响药物可透性的因素

1. 药物的分子量　药物的分子量大小决定该药物能否从透析膜清除。小分子易以弥散方式通过透析膜孔,药物清除与分子大小成反比;大分子常以对流方式通过,除非其分子量超过膜孔大小,否则清除与超滤率相关。多数药物的分子量< 500Da,很少大于 1 500Da。高通量膜及延长透析时间可促进较大分子药物的清除。

2. 药物与蛋白的结合特性　药物在体内大部分与蛋白质或组织结合,而游离于血液中的药物才可被透析清除。与蛋白质结合的药物或与组织蛋白结合的药物不能被透析清除,但可通过吸附和灌流方式清除。当出现严重的低蛋白血症时,药物游离增多,清除也增多。当发生腹膜炎时,腹膜通透性增高,某些蛋白质可通过腹膜,与蛋白质结合的药物有可能一同被清除。血浆蛋白结合率可被多种因素影响,理论数值可能与实际情况有一定差异。

3. 药物的分布容积　V_d 大的药物组织分布程度大,被血液透析清除的量小;反之,V_d 小的药物可被移出的量较大。影响分布容积的因素有水溶性与脂溶性程度、与组织或蛋白的结合程度。重症患者的实际 V_d 与理论值有很大差异,而且存在个体差异。$V_d \leq$ 1L/kg 的药物易被清除,$V_d \geq$ 2L/kg 的药物难以清除。高通量血液透析可将较高 V_d 的药物迅速从血浆中清除,降低血药浓度。但 1 次透析只是清除体内药物的一小部分,在 2 次透析之间血药浓度会迅速回升。连续性肾脏替代治疗(CRRT)可持续缓慢地清除高 V_d 药物,此过程中药物可从组织到血浆进行重分布,其在血浆浓度中的改变很小。

4. 其他　对于血浆蛋白结合率高的药物,透析前或透析后给药对血药浓度影响不大;而分子量小、血浆蛋白结合率低的药物,只有在透析后给药,才不易被透析清除。药物筛选系数指滤过液的药物浓度与血浆药物浓度的比值,用于评价血浆中未结合的药物百分数,主要与血浆蛋白结合率相关。筛选系数越接近 1,表示药物可通过膜几乎完全滤出。滤过膜常吸附阴离子,带负电荷,因此带正电荷的药物滤过率减少,而带负电荷的药物滤过率增加。此外,药物的转运主要通过半透膜弥散、对流和吸附作用将药物从血液中移出。

因此,除药物分子量、药物与蛋白的结合特性、药物的分布容积外,给药时间、药物筛选系数、药物电荷以及药物转运方式等都是透析治疗中需要考虑的因素。

（三）透析因素对药物清除的影响

1. 血液净化方式的影响

（1）血液透析：常规血液透析只能移出较小分子量、水溶性和游离型药物。高流量透析、高通量透析器透析可增加药物移出。影响药物清除，与透析相关的因素有透析器膜孔大小、膜面积、膜结构、膜表面电荷、膜超滤系数以及血流速与透析液流速、血液透析时间、间断透析或连续透析。

（2）腹膜透析：由于腹膜透析是药物依靠浓度梯度差的弥散作用，经腹膜毛细血管内移至腹腔内，因此药物清除率与腹膜透析液交换量、超滤量、腹膜面积和腹膜血管病变等因素相关。腹膜透析对药物的清除低于血液透析，主要因腹膜透析液流速缓慢（7ml/min）。带电荷的药物分子较不带电荷的药物分子弥散速度慢，合并低血压、肠系膜血管病变、大网膜血管硬化或血流减少，可使药物清除减少。高容量腹膜透析或高渗腹膜透析液、提高腹膜透析液的温度或伴有腹膜炎都可增加药物清除。

（3）连续性肾脏替代治疗：CRRT 较常规血液透析对血浆水分及未结合的溶质有更强的清除作用，可以清除分子量为 4 960Da 的药物。连续性与间断性肾脏替代治疗因治疗时间不同、应用的透析器不同，对药物的清除（药物分子大小、清除量）不同。

（4）血液灌流和血浆置换：可清除脂溶性、大分子及血浆蛋白结合率高的药物。血液灌流对药物清除的影响因素有吸附剂对药物的亲和力、血液流经吸附剂的速率和药物从外周组织到血液达到平衡的速率。血浆置换可移出与血浆蛋白结合的药物，但与组织结合的药物不易被移出。

2. 透析器的影响　透析器的特性，如透析膜的性质、面积、药物 - 透析膜的电荷作用和膜结合也影响药物清除。各种膜对药物的清除不同，其中聚砜膜仅丢失微量蛋白。透析膜面积大者清除多。带阴电荷的膜对带阴电荷的药物有相斥作用，药物被膜吸收后其清除下降。孔径大小决定可能通过的药物大小，某些药物（万古霉素）一般的透析方式很难透析，然而用较新的有较大孔径的透析膜就能移出较多。KUF 是指单位时间和单位跨膜压产生的超滤量[ml/（mmHg · h）]。具有较高 KUF 的膜，可通过对流方式移出较多未结合的药物。此外，具有较高 KUF 的膜具有较大的膜孔，容许移出大分子药物。透析器的表面积越大，药物接触膜的机会越多，药物移除也多。透析膜是由各种不同类型的材质制造的，如二醋酸纤维素、三醋酸纤维素、聚砜、聚丙烯腈等。用相同材质制成的膜也有不同的性质，如对水和溶质的移除特点不同，构成各种透析器之间的清除率也相异。如此多样化的透析膜，在使用时要仔细了解其对药物的可透析性。而腹膜是固有的，对药物转运的影响较小。

3. 液体流速的影响　药物清除还受透析液的流量、血流量、溶质改变、pH、温度以及透析对流等因素的影响。透析液和血液通过透析膜时往往呈相反的方向移动。透析液流速取决于透析类型。透析液流速越快，药物越容易接触透析膜而移出。一旦药物通过滤器，将蓄积到透析液中，使浓度梯度减少。透析液流速越快，药物从透析液中移出越快，维持弥散所需要的浓度梯度。因此，当解释药物的可透析性时，流速是必须考虑的因素。

（四）透析技术可清除的药物

血液透析和腹膜透析对重症疾病常用药物的清除见表4-11。

表4-11　血液透析和腹膜透析对重症疾病常用药物的清除

透析对药物的清除情况	药物
血液透析和腹膜透析均可清除	氨基糖苷类、氟胞嘧啶、头孢噻吩、头孢拉定、氨曲南、异烟肼、甲基多巴、阿司匹林、硝普钠、苯巴比妥等
血液透析可清除，但不能由腹膜透析清除	青霉素、阿莫西林、阿洛西林、氨苄西林、美洛西林、哌拉西林、替卡西林、头孢唑林、头孢氨苄、头孢噻肟、头孢孟多、头孢西丁、拉氧头孢、阿昔洛韦、甲硝唑、磺胺甲噁唑、舒巴坦、茶碱、阿替洛尔、西咪替丁、雷尼替丁、对乙酰氨基酚、甲氨蝶呤等
血液透析和腹膜透析均不能清除	利福平、两性霉素B、头孢哌酮、头孢曲松、苯唑西林、多西环素、米诺环素、万古霉素、克林霉素、地高辛、拉贝洛尔、普萘洛尔、硝苯地平、硝酸异山梨酯、硝酸甘油、甲氧氯普胺、卡马西平、苯妥英钠、丙戊酸、肝素、胰岛素等
血液透析可以清除，但是否可由腹膜透析清除尚不明确	头孢克洛、头孢羟氨苄、头孢呋辛、克拉维酸、阿糖腺苷、亚胺培南、甲泼尼龙、环磷酰胺等
不能由血液透析清除，但是否可由腹膜透析清除尚不明确	胺碘酮、利多卡因、美托洛尔、维拉帕米、法莫替丁、氯苯那敏、吗啡、格列本脲、地西泮、呋塞米、布洛芬、吲哚美辛等
可由腹膜透析清除，但是否可由血液透析清除尚不明确	头孢替坦
不能由腹膜透析清除，但是否可由血液透析清除尚未明确	头孢唑肟、环丙沙星等

（五）连续性肾脏替代治疗对药物清除的影响

CRRT 选用大孔径、高通透率的滤过膜，一般分子量< 30KD 的药物或毒物只要不与白蛋白结合，都能滤过清除。除了滤过作用外，高分子合成膜尚能吸附部分药物而降低其血药浓度。因此，当患者在接受 CRRT 期间，许多药物的用量均需要根据相应因素进行调整。然而，其具体调整方式，特别是调整的剂量，至今尚无统一标准。

重症患者接受 CRRT 治疗，可能会显著提高某些药物的清除率，有必要调整有关药物的剂量。药物在 CRRT 状态下的清除量是可以衡量或估计的。CRRT 使用的高通透膜对大多数药物都没有滤过屏障作用，因此滤液中的药物浓度可从血液中的药物游离分数计算出。透析过滤使药物的清除率增高，应使用校正因子进行估算。一般而言，接受 CRRT 治疗时，药物剂量增加 30% 被认为是安全的，以确保疗效。但是安全范围窄的药物需进行治疗药物监测，在适当的情况下也可利用现成的参考剂量。

一般来讲，血浆蛋白结合率低的药物受 CRRT 各种形式的清除影响比较大。大多数亲水性抗菌药（β- 内酰胺类、氨基糖苷类、糖肽类）的清除率较高；而脂溶性药物（喹诺酮类、噁唑烷酮类）由于非经肾脏排泄，受 CRRT 的影响较小。但也有一些例外，如头孢曲松、苯唑西林虽然是亲水性的，但是主要经胆汁排泄，所以受 CRRT 的影响比较小；而左氧氟沙星和环丙沙星虽然脂溶性较高，却主要经肾脏排泄，因此会受 CRRT 的影响，需调整剂量。

根据 CRRT 的特点，药物清除的程度与其透析滤过器材的表面积、置换液的模式及超滤液和 / 或透析液的流速有关，而不与药物的分子量相关。另外一些重症患者由于生理因素的改变（如低蛋白血症、体液潴留），导致药物在其体内的药动学也随之变化。

此外，由于在 CRRT 状态下药物的清除率除了与药物的性质有关，还受 CRRT 自身特点的影响，如透析液流速、溶质交换形式等。因此，文献提及的药物剂量调整都是以无残余肾功能为前提的临床参考。对于尚有不同残存肾功能的患者，需考虑患者自身肾脏对药物的清除。

CRRT 中影响药物清除的因素主要包括：

1. 药物的分子量　CRRT 常规使用的透析膜（滤过膜）孔径在 20~30 000Da，而大部分药物的分子量在 500Da 之下（少数分子量较大，如万古霉素为 1 448Da），基本上可以自由通过，所以在 CVVH、CVVHDF 中，药物分子量不是清除效率的影响因素。以弥散为主要交换方式的透析中，溶质的分子量大小与交换速度密切相关，小分子药物更容易被清除。

2. 药物的血浆蛋白结合率　透析膜（滤过膜）的孔径决定只有不与蛋白结合的游离型药物可通过透析或滤过被清除。如果药物的基本药动学资料提示某药物的血浆蛋白结合率高时，可以预料到这种药物很难通过CVVH、CVVHD等清除，与CRRT之前的药物剂量相比无须调整。

3. 药物的分布容积　在IHD中，如果一个药物的分布容积很大，即使该药物有与尿素相当的高清除率，每次透析中清除的药物只占其总量的很小一部分，更多的药物经非肾清除途径清除。但在标准CRRT中，因所有血液都将经过体外滤器，与非肾途径相同，此时药物的分布容积相对次要，CRRT对药物的清除在所有清除途径中所占的相对比例是需要考虑的首要问题。

4. 清除途径的竞争　在一个无尿的非透析患者中，非肾清除主要指肝脏清除。评估CRRT对药物清除的影响，必须考虑不同药物清除途径之间的竞争。同样的CRRT清除率（如15ml/min），对于不同药物可以产生截然不同的影响，引起非肾清除速率差别很大，可低至5ml/min（如万古霉素），也可高至350ml/min（如对乙酰氨基酚）。对于前者来说，CRRT使清除速率增加3倍；而对于后者，CRRT仅占其总清除率的4%左右，在临床中原药物剂量不会受显著影响。

5. 超滤速度、透析液流量、血流量　在理想状态下，CVVH后稀释方式中，游离型药物的清除率与超滤率相等；而在前稀释中，需考虑置换液对药物的稀释作用。

6. 透析膜种类　某些种类的透析膜对药物有吸附作用。透析膜孔径大小也会影响药物的清除。

（六）重症疾病常用抗感染药在血液净化治疗中的剂量调整

见表4-9。

重症疾病常用的抗感染药中，接受CRRT而不需要调整剂量的抗感染药包括头孢曲松、莫西沙星、利奈唑胺。伏立康唑的注射剂型辅料中含有主要经肾脏消除的β-环糊精，因此虽然伏立康唑主要经肝脏代谢消除，但仍不推荐接受任何一种CRRT模式的患者使用含β-环糊精的伏立康唑注射剂型。

第三节　肥胖患者的药学监护

肥胖患者的生理学改变体现在药动学的多个方面，要针对该类患者的药动学特性调整和换算剂量，以期达到目标治疗血药浓度。在临床实践中，很多药物的给药剂量是依赖患者的体重来确定的，但是不同的药物特性决定其在体内不同的分布特性，因此对于肥胖患者应采用不同的体重评估方法来估算剂量。

一、体重的衡量标准

(一)BMI

1. 计算方法　身高体重指数(body mass index, BMI)= 实际体重(total body weight, TBW)/ 体表面积^2。

2. 评价标准　见表4-12。

表4-12　BMI的评价标准

BMI值	肥胖程度
BMI ≤ 18.5	低体重
18.5 < BMI ≤ 25	正常体重
25 < BMI ≤ 30	肥胖前
30 < BMI ≤ 35	肥胖(Ⅰ级)
35 < BMI ≤ 40	肥胖(Ⅱ级)
BMI > 40	肥胖(Ⅲ级)——病态肥胖

3. 指标特点　BMI不能区分脂肪组织和净体重。

(二)理想体重(ideal body weight, IBW)

1. 计算方法　IBW(kg)=45.4kg(49.9kg if male)+0.89(height in cm–152.4)。

2. 指标特点　对于性别、身高相同者无法区分。

(三)调整体重(adjusted body weight, ABW)

1. 计算方法　ABW=IBW+[c ×(TBW–IBW)]。

式中，c 为校正因子，其值介于0.2~0.4，代表过多体重的20%~40%。对于亲水性药物，c 通常为0.3；氨基糖苷类 c 为0.4；喹诺酮类 c 为0.45。

2. 指标特点　可克服相同性别、相同身高者IBW相同的缺点。

(四)瘦体重(lean body weight, LBW)

1. 计算方法　males为LBW(kg)=1.10 × TBW–0.0128 × BMI × TBW；females为LBW(kg)=1.07 × TBW–0.0148 × BMI × TBW。

2. 指标特点　对极高或极重的患者估算不精确。肥胖患者的LBW比相同性别、年龄、身高的正常人要大。

(五)预计正常体重(predicted normal weight, PNWT)

1. 计算方法　男性：PNWT=1.57 × TBW–0.0183 × BMI × TBW–10.5；女性：PNWT=1.75 × TBW–0.0242 × BMI × TBW–12.6。

2. 指标特点　该方法是研究药动学时唯一描述体重的方法，克服LBW对极端身高或体重者的不精确。

（六）老年人的体重描述

老年人的体重描述很复杂。尽管 TBW 变化不大，但是脂肪和瘦体组织的比例随年龄而增加。

二、肥胖患者的药动学特点

（一）药动学参数 V_d 和 Cl

肥胖引起的机体相关病理生理变化对药物的吸收无明显影响，但可由于直接引起药物分布和消除的改变而使药物的药动学参数发生变化。这种变化主要体现在药物的表观分布容积和清除率等方面。

文献资料中确定的药物表观分布容积数据来源于非肥胖人群，而肥胖患者的实际体重过大，分布容积也异于健康人群。由于肥胖患者的体重组成与非肥胖人群不同，且超重部分并非都是脂肪组织，还有肌肉和结缔组织。不同组织的含水量不同，因此无论是水溶性药物还是脂溶性药物，表观分布容积均有所变化。

药物的清除率特别是肌酐清除率常用来估算患者的肾小球滤过率，但对于肥胖患者而言，由于肌肉组织的比例不同，采用血肌酐水平估算 Ccr 时又往往会出现偏差。如以 TBW 计算可能高估 Ccr，而采用 IBW 计算又会低估 Ccr。采用 ABW 进行计算，由于体重计算的公式中已经带入药物的亲水 / 亲脂特性，其估算结果更接近实际情况。

（二）亲水性药物和亲脂性药物

亲水性药物难以进入脂肪，因此在估算肥胖患者的 V_d 时，采用理想体重进行估算更为准确。但是由于肥胖患者的血容量也较非肥胖患者增多，因此水溶性也要考虑 V_d 的变化。相反，亲脂性药物在脂肪组织中分布良好，组织穿透性较好，采用实际体重进行 V_d 的估算更为准确。

亲水性药物的组织穿透性差，主要通过肾脏清除，采用 IBW 或 ABW 来估算 Ccr 更为准确。而脂溶性较高的药物，肝脏是其主要消除方式，由于药物的脂溶性差异很大，还要考虑很多其他干扰因素。

三、各类药物剂量调整方法

（一）抗菌药

抗菌药的肥胖患者剂量调整见表 4-13。

1. β- 内酰胺类

（1）手术预防用药：头孢唑林用于手术预防用药时，一般为术前 30 分钟静脉滴注 1g。但肥胖患者采用上述剂量进行预防用药时，手术部位的感染率明显高于非肥胖患者。因此建议肥胖患者采用头孢唑林作为手术预防用药时，应采用2g的给药剂量。

（2）治疗用药：一项针对哌拉西林他唑巴坦在肥胖和非肥胖患者中的PK/PD研究显示，肥胖患者往往需要比非肥胖患者更高的剂量才能满足理想的PK/PD要求，特别是重症者、耐药菌感染，建议剂量为4.5g q6h.更为适宜。

碳青霉烯类在肥胖患者中的剂量调整，不同的研究结论有所不同。研究结果提示，美罗培南在脂肪组织中分布较少，而不同肥胖程度的分层影响临床研究的结论。

案例：患者，男，64岁，身高170cm，体重120kg。主因甲状腺功能减退症危象，昏迷原因待查收入ICU。入院前1周发现甲状腺功能减低，口服左甲状腺素片50μg q.d.治疗。入院查体，全身重度水肿，心率60次/min，体温不升。予氢化可的松、左甲状腺素片及甲状腺素片等治疗。胸CT提示坠积性肺炎、双侧大量胸腔积液，结合氧饱和度低，予以头孢噻利抗感染治疗。血常规：WBC 15.0×10^9/L，N% 91%，HGB 96g/L，PLT 250×10^9/L；血生化：GPT 54IU/L，GOT 24IU/L，CREA 217mmol/L。

分析：根据该患者的身高和体重值，其TBW、IBW和ABW分别为120、65.5和81.8，采用Cockcroft-Gault公式计算肌酐清除率分别为51、28和35ml/min，分属肾功能轻度、中度及重度损伤。

头孢噻利主要以原型经肾脏清除，推荐日剂量为1~2g，重症感染可用至4g。采用上述肌酐清除率的不同计算方法，该患者的日剂量很难确定。若采用ABW估算肌酐清除率，目标剂量为4g/d，可给予0.5g q8h.静脉滴注。但临床药师认为该患者的体重大、全身性水肿严重，水溶性药物头孢噻利的V_d值较非肥胖患者增加，建议给予1g q12h.。

2. 万古霉素　万古霉素为水溶性药物，在重症感染时，建议负荷剂量为25~30mg/kg，维持剂量为15~20mg/kg。当为非肥胖患者时，采用实际体重进行剂量计算。但对肥胖患者，目前的观点多以TBW或IBW给药。有研究表明，肥胖患者需要更高的万古霉素剂量，而进一步的研究提示，肥胖患者要达到预定的谷浓度范围，IBW相比于TBW更有优势，起始剂量应为45~65mg/(kg·d)。

3. 氨基糖苷类　在ABW的计算中，亲水性药物的c值多为0.3。多个研究推荐，以庆大霉素、阿米卡星为代表的氨基糖苷类在计算ABW时，c值采用0.4更为适宜。TBW/IBW可以推测药物在肥胖患者的V_d。当患者的TBW/IBW ≥ 1.25时，药物的剂量估算推荐使用ABW。

肥胖患者的V_d高于非肥胖患者，对于脓毒症的肥胖患者，由于微血管的变化，细胞通透性增加，V_d 变化更大，而随着病情好转，V_d 也会相应变化。因此，优化氨基糖苷类药物在肥胖患者、特别是脓毒症的肥胖患者中的剂量是比较困难的，采用治疗药物监测是提高此类药物治疗有效性和安全性的必要手段。

4. 喹诺酮类　莫西沙星渗透到脂肪组织是非常缓慢的过程。有研究提示，莫西沙星的 V_d 与 IBW、LBW 的相关性优于 TBW。不同的研究均显示，肥胖患者的喹诺酮类药物清除率低于健康受试者。

5. 利奈唑胺　研究显示，利奈唑胺的 $AUC_{0\sim12h}$ 在肥胖患者和非肥胖患者中相似，V_d 与 TBW、IBW、ABW 和 LBW 呈正相关，但与 BMI 无关，推测肥胖患者不需要通过 BMI 进行剂量调整，推荐使用标准剂量。

案例：患者，女，43 岁，身高 158cm，体重 100kg。主因咳嗽 1 个月，发热 3 天入院治疗。第 2 日因喘息、大汗、氧饱和度低转入 ICU，结合体格检查及影像学证据，诊断为肺炎、冠心病、心功能不全、高血压病、2 型糖尿病。入院后予以插管、呼吸机辅助通气治疗。血常规：WBC 14.0×10^9/L，N% 89%，HGB 101g/L，PLT 3 700 × 10^9/L；血生化：GPT 16IU/L，GOT 21IU/L，CREA 68μmol/L，ALB 30.8g/L。予以亚胺培南西司他丁钠 1g q6h.，利奈唑胺 0.6g q8h. 抗感染治疗。入 ICU 第 3 日，患者的血肌酐升至 176μmol/L，遂将利奈唑胺减至 0.6g q12h.。

分析：利奈唑胺在体内分布广泛，为时间依赖性抗菌药物，AUC/MIC、%T ＞ MIC 均是预测疗效的 PK/PD 参数。其在体内的药动学为非线性动力学，肾功能不全时代谢产物可出现蓄积。

不同文献对该药在肥胖患者是否需要调整剂量的结论尚有不同。多数研究认为，该药在肥胖患者中无须调整剂量。也有人认为对于重症患者，虽然利奈唑胺的吸收和分布没有明显的变化，但血浆蛋白结合率降低，表观分布容积增加，药物在体内的代谢呈现非线性动力学特点，可以增加剂量。

因此，在入 ICU 后，为了更好地控制感染，医师予以利奈唑胺 0.6g q8h.，但在血肌酐明显上升后，临床药师建议调整为 0.6g q12h. 的标准剂量。

6. 达托霉素　达托霉素的 V_d、Cl 与 TBW 有很好的相关性，应根据 TBW 予以 4mg/kg 的剂量。但是用 TBW 计算 Ccr 可能会高估 GFR，应该使用 IBW 利用 Cockcroft-Gault 公式计算合理的 GFR。

7. 抗真菌药

（1）氟康唑：为三唑类药物中水溶性最大的。在 CVVH 模式下，以瘦体重换算氟康唑的剂量是合理的，但也可能会导致 AUC 降低。

(2)伏立康唑：具有较大的脂溶性。一项研究提示，伏立康唑应选用 IBW 或 ABW 进行剂量换算，并采用治疗药物监测保证药物治疗的有效性和安全性。

表 4-13 抗菌药的肥胖患者剂量调整

药物	肥胖患者的剂量估算
万古霉素	推荐使用 TBW 或 IBW 估算剂量
环丙沙星	推荐体重估算方法：IBW+45% 的超重体重
庆大霉素	起始剂量基于 Cockcroft-Gault 公式估算的肌酐清除率，其中体重计算方式为 IBW+0.4×（TBW−IBW）
达托霉素	推荐使用 TBW 估算剂量
美罗培南	MDR 推荐 1250mg q6h. 静脉泵入
厄他培南	建议使用更大的剂量
哌拉西林他唑巴坦	建议使用更大的剂量
利奈唑胺	在肥胖患者中的分布会发生变化，但仍需进一步研究
复方磺胺甲噁唑	不需调整剂量
利福平、链霉素、乙胺丁醇、吡嗪酰胺	根据 IBW 调整剂量
伏立康唑	采用 ABW 或 LBW 估算
氟康唑	可使用 TBW 估算
氟胞嘧啶	采用 IBW 估算

(二)抗凝血药

抗凝血药的肥胖患者剂量调整见表 4-14。

表 4-14 抗凝血药的肥胖患者剂量调整

药物		肥胖患者的剂量估算
阿加曲班		起始剂量根据 TBW 确定，再用 APTT 进行调整
低分子量肝素	依诺肝素	TBW 并不是依诺肝素估算剂量的理想指标 目前尚无描述依诺肝素给药的最佳体重指标
	亭扎肝素	TBW 可用于调整亭扎肝素的给药剂量
	达肝素	可按照 TBW 或 ABW 估算给药剂量

（三）β受体拮抗剂

通过对不同理化性质的β受体拮抗剂药动学的研究提示，亲脂性药物在脂肪组织中的扩散不如在瘦组织中。因此，在肥胖和非肥胖患者中药动学的有限差异并没有临床意义，因为此类药物的治疗指数（therapeutic index）较宽。

（四）镇静镇痛药

镇静镇痛药的肥胖患者剂量调整见表4-15。

表4-15　镇静镇痛药的肥胖患者剂量调整

药物	肥胖患者的剂量估算
丙泊酚	维持剂量使用TBW估算
舒芬太尼	负荷剂量使用TBW估算，维持剂量减量
瑞芬太尼	采用IBW估算

（五）其他

其他常用药物的肥胖患者剂量调整见表4-16。

表4-16　其他常用药物的肥胖患者剂量调整

药物	肥胖患者的剂量估算
卡马西平	维持剂量采用IBW
苯妥英钠	负荷剂量的估算方法为IBW+1.33×（TBW–IBW）
茶碱	负荷剂量采用IBW
地高辛	采用IBW估算

第四节　器官移植患者的药学监护

随着器官移植手术的开展，接受器官移植的受体越来越多，有些患者在围手术期、术后早期或在维持治疗阶段会因各种原因收治入ICU治疗，而ICU的医师、护士或药师对患者使用的免疫抑制剂并不熟悉，所以本章节是指导医护人员如何正确使用免疫抑制剂及如何进行相关的药学监护。

一、器官移植患者的特点

（一）器官移植患者的病理生理学特点

肝脏和肾脏是药物代谢排泄的主要器官。在肝脏或肾脏移植早期，肝肾功能处于恢复期，移植物功能恢复延迟时，以及术后某些并发症或长期服用免疫抑制剂造成肝肾功能损害时，都需要考虑肝肾功能和药物互相影响，药物的选择和调整同肝肾功能不全患者。

(二)器官移植患者的特殊性

器官移植患者需要终身服用免疫抑制剂，目前使用的大多数免疫抑制剂，特别是钙调磷酸酶抑制剂和哺乳动物西罗莫司靶蛋白抑制剂是肝药酶和P糖蛋白的底物或抑制剂，所以使用药物时需考虑药物相互作用。本章列举免疫抑制剂与抗感染药之间的相互作用。

二、免疫抑制剂的药学监护要点

(一)常见的免疫抑制剂

临床常用的免疫抑制剂见表4-17。糖皮质激素和钙调神经酶抑制剂是最常用的维持阶段的治疗药物，诱导治疗药物包括一些生物制剂，最常见的是单克隆抗体。

表4-17　目前常用的免疫抑制剂

免疫抑制剂的分类	药物
糖皮质激素	泼尼松、甲泼尼龙
钙调神经酶抑制剂	环孢素、他克莫司
脱氧核糖核酸或核糖核酸合成抑制剂类	吗替麦考酚酯及其不同剂型、咪唑立宾、硫唑嘌呤等
TOR抑制剂	西罗莫司、依维莫司
生物制剂	兔抗人胸腺细胞免疫球蛋白、巴利昔单抗、马抗人胸腺免疫球蛋白、抗人T细胞CD3鼠单抗、阿仑单抗、利妥昔单抗等

(二)免疫抑制剂的治疗药物监测

血药浓度的影响因素很多，主要有服药时间与采血时间、遗传因素、药物相互作用、剂型与制剂质量、患者的依从性、患者的病理生理因素如肝肾功能不全对药物代谢的影响等。因此在对血药浓度数据进行解读时，应由药师和临床医师配合、综合分析肝移植受者的用药及病理生理因素等方面后决定给药方案的调整，并根据受者的状态及时调整监测频率。常用免疫抑制剂的治疗药物监测方法见表4-18。

表 4-18　免疫抑制剂的治疗药物监测

项目	CNI		代谢拮抗剂*	TOR 抑制剂	
药物	CsA	他克莫司	MMF	西罗莫司	依维莫司
测定样本	全血	全血	血清	全血	全血
监测方式	C_0、C_2、PK	C_0、PK	$AUC_{0\sim12h}$	C_0	C_0
监测频度	术后早期每周 3 次，待血药浓度稳定后可以每周 1 次过渡到每月 1 次；或者必要时随时监测		可以作为术后常规监测，也可在辨别 ADR 时进行监测	前 12 周每周监测 1 次血药浓度，之后每月监测 1 次；或者必要时随时监测	

注：* 该类药物不常规监测血药浓度。

（三）免疫抑制剂的不良反应

免疫抑制剂都缺乏选择性和特异性，不但抑制异常的免疫反应，同时也会抑制机体正常的免疫能力，故长期应用或使用不当可能导致严重的不良反应，主要的不良反应包括感染、肿瘤、骨髓抑制、肝肾毒性、消化道不良反应、代谢性疾病、骨质疏松症、神经系统症状、皮肤和黏膜病变等。常见免疫抑制剂的不良反应见表 4-19。

表 4-19　常见免疫抑制剂的不良反应

不良反应	钙调磷酸酶抑制剂		抗增殖药	mTOR 抑制剂	糖皮质激素
	环孢素	他克莫司	吗替麦考酚酯（麦考酚酸）	西罗莫司	
糖尿病	+	++	–	+	+++
高血压	+++	++	–	++	+++
高血脂	++	+	–	+++	++
慢性肾病	+++	+++	–	++	–
骨质疏松症		+	–	–	+++
骨髓抑制	–	–	++	+	–
脱发	–	++	–	–	–
皮炎	–	+	–	++	+
多毛	++	–	–	–	+
头痛	++	++	++	++	+

续表

不良反应	钙调磷酸酶抑制剂		抗增殖药	mTOR 抑制剂	糖皮质激素
	环孢素	他克莫司	吗替麦考酚酯（麦考酚酸）	西罗莫司	
震颤	++	++	++	–	–
癫痫	+	+	–	–	–
胃肠道不良反应	+	+	+++	++	+

（四）免疫抑制剂的药物相互作用

由于免疫抑制剂的代谢特点，决定该类药物存在与其他药物的相互作用。如钙调磷酸酶抑制剂和哺乳动物西罗莫司靶蛋白抑制主要都经肝脏 CYP 酶代谢，P 糖蛋白也参与其中，同样的情况也存在于糖皮质激素类药物中，常见免疫抑制剂的代谢及转运途径见表 4-20。

感染是器官移植术后最常见的并发症，抗感染药的选择不仅要考虑致病菌，还应考虑抗感染药对免疫制剂的影响。抗感染药和免疫抑制剂的相互作用分为 2 个方面，包括药效学和药动学。药效学相互作用是指增加或减少药物的药效及毒性反应；药动学相互作用如前所述，是指相互作用会影响药物在体内的吸收、分布、代谢和排泄过程。免疫抑制剂与抗感染药的相互作用见表 4-21。

表 4-20　免疫抑制剂的代谢及转运途径

药物	途径			
	CYP3A4	UGT	P-gp	MRP2
甲泼尼龙	底物，弱竞争性抑制剂	NA	底物，抑制剂，诱导剂	NA
泼尼松	底物，诱导剂，竞争性抑制剂	NA	底物，诱导剂	NA
环孢素	底物，抑制剂	NA	底物，抑制剂，诱导剂	NA
他克莫司	底物	底物？抑制剂？	底物，抑制剂	NA
吗替麦考酚酯	NA	底物	NA	底物
西罗莫司	底物	NA	底物，抑制剂	NA

注：MRP2. 多药耐药相关蛋白 2；P-gp. P 糖蛋白；UGT. 尿苷二磷酸葡萄糖酸基转移酶。

表4-21 免疫抑制剂与常用抗感染药间的相互作用

抗感染药	免疫抑制剂	严重程度	相互作用	用药建议	证据级别
氟喹诺酮类					
氧氟沙星	CsA，TAC	++	升高免疫抑制剂的浓度	换药	B
环丙沙星	CsA，TAC	+/–	可能升高免疫抑制剂的浓度	监测免疫抑制剂的血药浓度	B
左氧氟沙星	CsA	+/–	可能升高免疫抑制剂的浓度	监测免疫抑制剂的血药浓度	A
莫西沙星	CsA，TAC，SRL，EVR	–	无	不需调整	B
大环内酯类					
红霉素	CsA，TAC，SRL，EVR	+++	升高免疫抑制剂的浓度	避免合用	A
克拉霉素	CsA，TAC，SRL，EVR	+++	升高免疫抑制剂的浓度	避免合用/免疫抑制剂的剂量减半	A
阿奇霉素	CsA，TAC，SRL，EVR	+/–	升高免疫抑制剂的浓度	无须调整/监测免疫抑制剂血药浓度	A
利福霉素					
利福喷丁	CsA，TAC，SRL，EVR，泼尼松	++	降低免疫抑制剂的浓度	监测免疫抑制剂的血药浓度	N/A
利福平	CsA，TAC，SRL，EVR，MMF，ECMS	+++	降低免疫抑制剂的浓度	监测免疫抑制剂的血药浓度	A
氨基糖苷类					
庆大霉素	CsA，TAC	+++	增加中毒性肾损害	避免合用/监测免疫抑制剂的血药浓度和肾功能	

续表

抗感染药	免疫抑制剂	严重程度	相互作用	用药建议	证据级别
阿米卡星					
三唑类真菌药					A
伏立康唑	CsA，TAC，SRL，EVR	+++	升高免疫抑制剂的浓度	CsA 减少 1/2，TAC 减少 2/3	A
伊曲康唑	CsA，TAC，SRL，EVR	++	升高免疫抑制剂的浓度	监测免疫抑制剂的浓度	A
泊沙康唑	CsA，TAC，SRL，EVR	+++	升高免疫抑制剂的浓度	CsA 减少 1/4，TAC 减少 2/3	A
氟康唑	CsA，TAC，SRL，EVR	++	升高免疫抑制剂的浓度	剂量依赖性地减少 CsA 的剂量，TAC 减少 1/3	
棘白菌素类抗真菌药					
卡泊芬净	TAC	+/–	降低 TAC 的浓度	无	B
	CsA	++	升高卡泊芬净的浓度	监测 GOT/GPT	B
	MMF（ECMS 无资料）	–	无	无	N/A
	SRL，EVR（无资料）				N/A
米卡芬净	TAC，MMF，泼尼松	–	无	无	
	CsA	++	降低 CsA 的浓度	监测免疫抑制剂的浓度	A
	SRL（EVR 无资料）	++	升高 SRL 的浓度	监测免疫抑制剂的浓度	A
多烯类					
两性霉素 B	CsA，TAC	++	肾毒性	监测免疫抑制剂浓度及肾功能	A

续表

抗感染药	免疫抑制剂	严重程度	相互作用	用药建议	证据级别
抗病毒药					
阿昔洛韦	MMF，ECMS	+/–	升高阿昔洛韦的浓度，降低MPA的浓度	无	A
静脉用阿昔洛韦	CsA，TAC	+++	肾毒性	监测肾功能	A
更昔洛韦	MMF，ECMS，AZA	++	血细胞	监测白细胞	B
缬更昔洛韦	MMF，ECMS，AZA	++	血细胞	监测白细胞	B
膦甲酸钠	CsA，TAC	+++	肾毒性，降低血钙、镁	监测肾功能，以及钙、镁、CNI浓度	A
其他					
利奈唑胺	MMF，ECMS，AZA	++	骨髓抑制	监测白细胞和血小板水平	B
磺胺类	MMF，ECMS，AZA，CsA，TAC	++	骨髓抑制	监测白细胞、血细胞比容、血小板和肾功能水平	B
替加环素	CsA	+	升高免疫抑制剂的浓度	监测免疫抑制剂血药浓度	C
甲硝唑	CsA，TAC，SRL，EVR	+/–	可能升高免疫抑制剂的浓度	不需调整/监测免疫抑制剂的血药浓度	B
克林霉素	CsA，TAC，SRL，EVR	+/–	可能降低免疫抑制剂的浓度	不需调整/监测免疫抑制剂的血药浓度	C

注：CsA. 环孢素；TAC. 他克莫司；SRL. 西罗莫司；EVR. 依维莫司；MMF. 吗替麦考酚酯；ECMS. 肠溶吗替麦考酚酸；AZA. 硫唑嘌呤。

（五）免疫抑制剂的剂型

他克莫司临床常用的有静脉制剂、口服胶囊与缓释胶囊。他克莫司缓释胶囊作为他克莫司的缓释剂型，在保持与他克莫司同等免疫抑制强度的同时，具有更平稳的血药浓度，并能提高患者的依从性，并具有更优的药物经济学价值。目前，市面出售的环孢素有瑞士诺华制药的新环孢素及国产的新赛斯平和田可，其剂型有口服液和胶囊。它们的血药浓度变化趋势基本相同，急性排斥反应发生率、人 / 肾存活率、感染发生率的差异无显著性，具有相同的有效性和安全性。但与环孢素（非乳化型）相比，环孢素与新环孢素不具有生物等效性，新环孢素（乳化型）可以得到更好的环孢素药物暴露线性关系，且很少受进餐和昼夜活动规律的影响。与其他环孢素口服剂型相比，新环孢素的吸收迅速，达平均峰值时间提前 1 小时，平均峰值浓度提高 59%，平均生物利用度提高 29%。西罗莫司的上市剂型有口服液和胶囊 2 种。

三、免疫抑制剂的给药注意事项

（一）他克莫司

1. 餐前 1 小时或餐后 2 小时服药，每 12 小时服 1 次（普乐可复缓释胶囊每天只需服用 1 次）。

2. 每天服药时间应固定，如每天 8 时和 20 时服药。

3. 胶囊内的药物不能与含聚氯乙烯（塑料的一种）的材料接触，缓释胶囊不能打开胶囊服用。

4. 如果呕吐发生在服药后的 30 分钟内，立即补服单次药量的半量或全量，超过 30 分钟不需要补服。

（二）环孢素

1. 服药与进食无关，每 12 小时服 1 次，如每天 8 时和 20 时服药。

2. 不能随意改换剂型，如由口服胶囊改为口服液。

3. 口服液可以与牛奶、巧克力奶和橙汁混合服用，微乳口服液可以与橙汁和苹果汁混合，在室温时服用。

4. 如果呕吐发生在服药后的 30 分钟内，立即补服单次药量的半量或全量，超过 30 分钟不需要补服。

（三）吗替麦考酚酯（或麦考酚钠）

1. 麦考酚钠肠溶片餐前 1 小时或餐后 2 小时服药。麦考酚钠肠溶片不能碾碎、咀嚼和切割。

2. 如果呕吐发生在服药后的 20 分钟内，立即补服单次药量的半量或全量，超过 20 分钟不需要补服。

（四）西罗莫司

1. 口服，每天1次。

2. 采取同样的方式服用，即固定地与或不与食物同服，能保证体内的西罗莫司血药浓度稳定。

3. 如果同时服用环孢素，则服用西罗莫司和环孢素应间隔4小时。

案例：患者，男，45岁，身高175cm，体重68kg。因暴发性乙型肝炎、急性肝衰竭行肝移植手术，术中给予甲泼尼龙1.0g联合巴利昔单抗20mg进行免疫诱导治疗。于术后第1天给予甲泼尼龙200mg，自术后第2天起每日递减40mg直至维持剂量4mg/d；术后24小时开始给予他克莫司，起始剂量为2mg q12h.，并给予吗替麦考酚酯750mg q12h.；术后第4天给予第2剂巴利昔单抗20mg，他克莫司的血药谷浓度为4.7ng/ml，加用恩替卡韦2mg q.d.，同日转入普通病房。因该患者属于CMV感染高危人群，术后1周加用更昔洛韦350mg q12h.。

用药监护内容：①根据患者的他克莫司血药浓度调整剂量，目标血药浓度为6~9ng/ml；②甲泼尼龙减量过程中，他克莫司的浓度可能会出现波动，应监测浓度；③他克莫司与吗替麦考酚酯、更昔洛韦同时使用时注意监测血象、肾功能等；④需对患者进行他克莫司、吗替麦考酚酯、恩替卡韦等药物的用药指导。

第五节　经喂食管给药患者的药学监护

重症患者常因神志不清、气管插管、呼吸机辅助通气等原因，接受喂食管给予肠内营养和口服药物进行治疗。由于我国药物制剂发展限制，临床上可以应用的专门为喂食管给药的制剂几乎没有。因此，往往需要将普通口服制剂处理后经喂食管给药。这种给药方式一方面破坏口服药物的原有剂型，另一方面患者的胃肠动力会发生各种变化，导致药物在体内的处置发生很大变化，从而影响这些药物的生物利用度，甚至发生中毒或无效的情况。此外，从严格意义上讲，经喂食管给予普通口服剂型药物均属于超说明书用药，因此更需要临床药师在用药过程中严格把握适应证，充分发挥药学专业特长，保证患者用药的安全与有效。

一、喂食管常用类型与管路养护

(一)喂食管的材质与管径

肠内营养管路有多种材质,管腔直径、长度、开口位置也不尽相同。肠内喂食管可以通过多种途径插入:通过鼻咽,例如鼻胃管(NG)或鼻空肠管(NJ);或者通过皮肤直接进入消化道,例如胃造口或空肠造口管。这些造口管可以通过手术、影像学或内镜下放置。使用的饲管类型将根据预期的饲管持续时间和需要将饲管送到的消化道部分而有所不同。鼻肠管用于短至中期喂养(数天至数周),而造口管用于长期喂养(数月至数年)。

喂食管外径通常用 French(Fr)单位表示,其中每个"French"等于 0.33mm。肠内喂食管由聚氯乙烯(PVC)、聚氨酯(PUR)、硅胶或乳胶组成。硅胶和乳胶管比聚氨酯管更柔软、更灵活,因此管壁更厚,以防止拉伸和塌陷。所以,与聚氨酯管相同尺寸的硅胶管或乳胶管的内径会变小。目前我国多数医疗机构采用的是聚氨酯肠内营养管,近年来的趋势是管径越来越细,以增加患者的舒适度。喂食管材质除影响软硬度、管径外,有些材质的管路还会对某些药物(如卡马西平、环孢素等)有吸附,影响药物剂量的准确性。

(二)喂食管开口位置

1. 鼻胃管(nasogastric tube, NG) 自鼻腔插入,末端开口在胃内,成人的鼻胃管长度通常在 90~100cm。见图 4-1。

2. 鼻十二指肠管(nasoduodenal tube, NDT) 自鼻腔插入,末端开口于十二指肠(图 4-2)。通常在内镜或影像学的协助下放置,也可由受过培训的医护人员徒手放置。放置鼻十二指肠管,主要是用来克服与胃停滞有关的问题。它也被称为"幽门后喂养"。

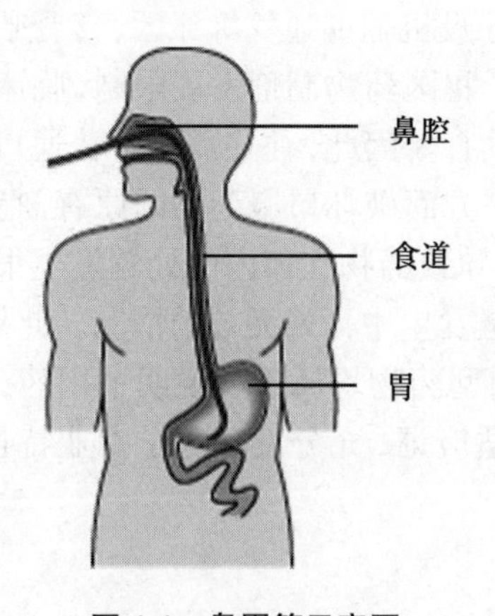

图 4-1 鼻胃管示意图

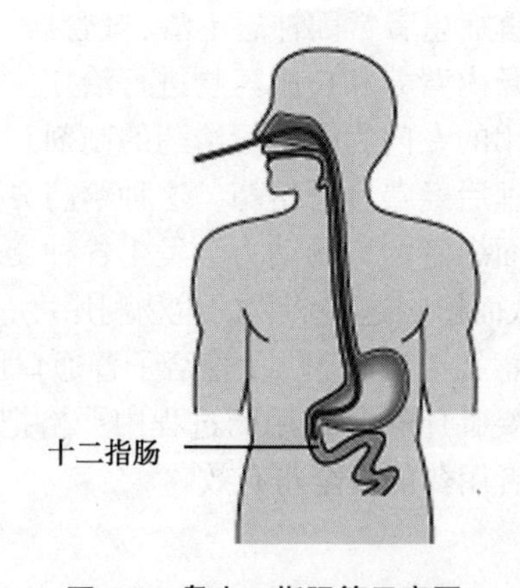

图 4-2 鼻十二指肠管示意图

3. 鼻空肠管(nasojejunal tube，NJ)　自鼻腔插入，末端开口于空肠(图 4-3)。通常在内镜或影像学指导下插入，以确保其在空肠的正确位置。如果要尽量减少对胰腺的刺激性，鼻空肠管要经过肝脏屈氏韧带(Trietz 韧带)之外。

4. 经皮胃 / 空肠造瘘(percutaneous gastrostomy/gastrojejunostomy)　经皮胃造瘘管经腹壁插入胃(图 4-4)，或经皮空肠造瘘管经腹壁插入空肠。在内镜引导下行经皮胃 / 空肠造瘘术，3 周后形成永久性道口。该装置由一个内气囊或缓冲器和一个外固定器固定在适当的位置。

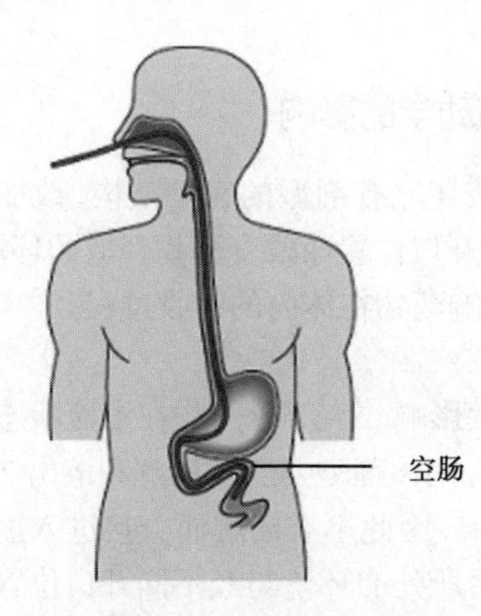

图 4-3　鼻空肠管示意图

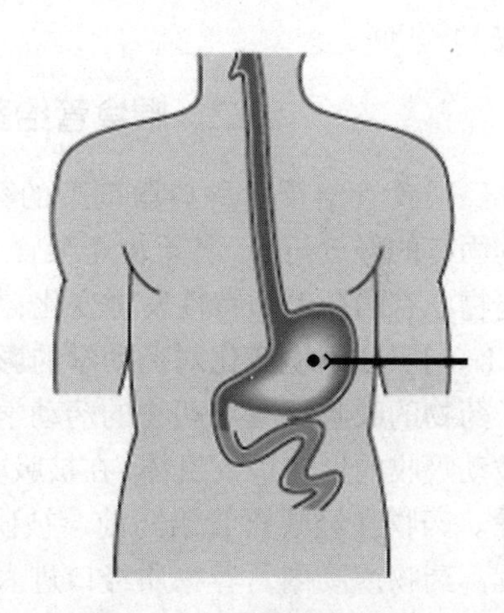
图 4-4　经皮胃造瘘示意图

鼻十二指肠管与鼻空肠管由于其长度通常超过 150cm，容易堵塞，并且由于缺乏证据证明药物在这些部位的吸收特性，因此只能在特殊情况下用于给药。

(三)管路的养护

1. 冲洗工具　管路冲洗应当在确认喂食管放置位置准确后方可进行。恰当地冲洗管路是延长肠内喂食管使用寿命的唯一最有效的措施。由于过小的注射器会对管壁产生较高的腔内压力，并可能损坏管壁，为减少喂食管断裂的风险，应使用较大的注射器进行冲洗。目前临床常用的是 50ml 注射器。

2. 冲洗记录　在每次喂食管给药后，要及时记录给药情况和管路冲洗液量，特别是口服药物品种较多、需严密监控液体入量的患者。在必要的情况下，可使用空气冲洗，但目前国内几乎未采用此方法。

3. 冲管液体　包括美国在内，碳酸饮料曾经是冲洗管路最受欢迎的液体之一，国内很多护士会在管路不畅通时使用碳酸饮料进行冲洗以疏通管路，但碳酸饮料等酸性液体会使肠内营养凝固或蛋白质变性而更容易引起堵塞。水是用来冲洗管路的最可靠的液体。在用水冲洗管路时应采用脉冲式，进而形成湍流，从而更有效地清洗或疏通管路。尽量采用无菌水，特别是开口于十二指肠或空肠的管路，由于缺乏胃酸的消毒作用，更应保证水的清洁。

4. 冲洗时机 由于肠内给药药物配方复杂，需要准确、及时给药，通常在每次单独给药前和给药后均应以一次性快速注入的方式给药，每次给药后均冲洗，以保证肠内给药管通畅。

5. 冲洗液体体积 所需冲洗液体的体积主要由管路的内径和长度决定，需要保证药物能够顺利达到吸收位置而不是集聚于管路中。通常使用的液体量为15~30ml。

二、喂食管给药对药动学的影响

经喂食管给予各种口服剂型的药物，破坏原有剂型的完整结构，改变了药物固有的释放行为，甚至由于喂食管末端开口位置而改变药物释放的环境，使药物原有的药动学特性发生变化，从而影响药物在体内的吸收过程。

（一）吸收环境变化对药动学的影响

药物的吸收环境对药物的药动学有很大影响。大部分药物在溶液状态时以被动吸收的形式进入机体，在被吸收之前，固体剂型要经过崩解和溶出2个步骤。药物在经喂食管给药前会被研成粉末，因此不需崩解而直接进入溶出过程。药物或肠内营养物质经口进入体内后所处的环境与经不同开口位置的喂食管进入体内所处的环境是不同的。

弱酸性药物（如华法林）只在胃酸的pH条件下溶解，大部分以非游离状态动过被动转运吸收；弱碱性药物（PPI）在低pH条件下大部分是离子形态，不会被吸收。通过幽门后喂食管给药，药物直接进入中性环境，那些在酸性环境中才能溶解的药物（如伊曲康唑），通过幽门后喂食管给药可能是无效的。喂食管开口位置越靠近小肠远端，可能出现药物失效的问题越大。而那些对酸不稳定的药物，由于绕过胃，药物吸收率增高。有研究显示，经胃空肠管给予地高辛时，其剂量要相应降低。当地高辛从口服或鼻胃管给药变为幽门后给药时，应该实施治疗药物监测。

（二）胃肠动力对药动学的影响

肠内营养的用药方案由管路开口位置、患者需要营养物质的量共同决定。常用的喂食管给予肠内营养的方式有2种：连续给药和间断给药。前者鼻胃管、鼻十二指肠管及鼻空肠管均适用；而间断给药，即将一日所需肠内营养的量分顿给予，只能在鼻胃管应用。重症患者最常用的是连续给药方式，此方式下胃的排空行为与空腹相似，即胃排空速率较慢。

胃排空速率减慢，增加酸性条件下溶解的药物（如四环素）和相对不溶的药物（如卡马西平、地高辛、螺内酯）的溶解度。因此酸性条件下稳定的药物

（如卡马西平）吸收程度升高，而酸性条件下不稳定的药物（如地高辛）吸收率降低，从而降低其生物利用度。

三、不同剂型的选择和给药方式

目前我国很多药物品种缺乏适合喂食管给药的液体剂型，临床上不得不采用经口服用的剂型，处理后进行喂食管给药。因此，需要临床药师协助医护人员，分析药物原有剂型的特点，确定其是否可以用于喂食管给药；如果不能采用原用药物，替代方案如何制订等。

（一）不能研磨后给药的剂型

1. 改变药物释放特性的剂型　研磨后改变药物释放特性的剂型见表4-22。

表4-22　研磨后改变药物释放特性的剂型

制剂类型	举例	备注
控释剂型	地尔硫䓬	胶囊内的微囊可经喂食管给药
	卡左双多巴控释片、硝苯地平控释片	
缓释剂型	氯化钾缓释片、维拉帕米缓释片、单硝酸异山梨酯缓释片、硝苯地平缓释片等	研磨后失去缓释特性，药物立即释放，会出现在开始阶段“过量”，而较短时间后药效消失的现象，应调整给药剂量和间隔
肠溶剂型	奥美拉唑肠溶胶囊、艾司奥美拉唑肠溶片、阿司匹林肠溶片	在胃酸中失活或对机体产生刺激性、不良反应
舌下剂型	硝酸甘油	降低药效
微丸（肠溶、缓释）	艾司奥美拉唑肠溶片、美托洛尔缓释片、兰索拉唑口崩片等	避免研磨，采用水浸泡后喂食管注入，仍可保持原有剂型的特性

2. 包被材料的影响　薄膜衣、肠溶衣或缓释制剂的包被材料多为高分子材料所制成，经水浸泡后其黏性大大增加，容易形成团块，堵塞喂食管。即便没有发生堵塞，也很容易黏附在管壁上，很难冲洗下来。

（二）喂食管给药的药学监护

重症患者采用喂食管给予口服药物，临床药师应对口服药物医嘱进行评价，必要时进行医嘱重整，以优化给药方案，尽量简化治疗药物。

方案评价的第一步是了解所有口服药物的治疗作用，简化不必要的用药。同时根据所在医疗机构的药品目录，评价是否可以采用其他给药途径替代，如注射、栓剂等。

第二步是了解药物剂型和释放原理，尽量选择半衰期较长的药物替代缓控释制剂。如果不能替代，则需重新制订给药剂量和给药间隔。值得一提的是，重症患者的病情往往瞬息万变，采用喂食管给予半衰期较长的药物存在一定的风险，当病情发生变化时应及时终止治疗。

第三步是需要与护士密切合作，特别是一些特殊药物的给药时机、与肠内营养物质之间的相互作用等。

最后，对于一些治疗窗窄或需要保持一定血药浓度水平的药物，应提前制订好治疗药物监测方案，提醒医师按时监测血药浓度，并进行剂量调整。

（三）不同剂型喂食管给药的操作方法

1. 普通片剂　①停肠内营养，冲洗管路；②确认给药时间、与喂食间的关系；③ 50ml 注射器吸 10ml 水，溶解药片；④观察药片是否完全溶解、有没有固体颗粒，必要时振摇；⑤注入喂食管，再次用等量的水清洗注射器；⑥用推荐体积的水冲洗管路。

2. 硬胶囊　①停肠内营养，冲洗管路；②确认给药时间、与喂食间的关系；③打开胶囊，将内容物倒入适当的容器中，加入 15ml 水，搅拌至溶解；④用注射器吸取药液后注入喂食管；⑤容器内加入 15ml 水，溶解所有残留的药物，注射器吸取后注入管路；⑥用推荐体积的水冲洗管路。

3. 软胶囊　①停肠内营养，冲洗管路；②确认给药时间、与喂食间的关系；③用针刺穿软胶囊，挤出所有内容物；④用注射器吸取药液后注入喂食管；⑤容器内加入 15ml 水，溶解所有残留的药物，注射器吸取后注入管路；⑥用推荐体积的水冲洗管路。

案例：患者，老年男性，因 CPR 术后缺血缺氧性脑病入住 ICU，予以机械通气、放置鼻胃管，入 ICU 后出现肌阵挛发作。

其肠内营养方案为：

TPF	12am	6pm	24pm
TPF-HE	9am	9pm	
TPF-F	3am	6am	

口服药物方案为：

泮托拉唑肠溶片	40mg	10am	
美托洛尔片	25mg	10am	10pm
氯硝西泮片	0.5mg	10am	10pm
左乙拉西坦片	1片	10am	10pm
丙戊酸钠肠溶片	200mg	10am	
硫酸锌胶囊	220mg	12am	

红霉素薄膜衣片 400mg 6am 12am 6pm 24pm

10am，12am，6pm，24pm 所有需口服的药物一起碾碎后用 40ml 饮用水溶解，直接注入肠内营养管路中鼻饲。

分析：

(1)剂型选择不合理

泮托拉唑肠溶衣片——质子泵抑制剂在酸性环境下被破坏，降低药效。

丙戊酸钠肠溶衣片——丙戊酸钠有较大的胃肠道刺激性。

硝酸酯类缓释片——缓释结构破坏后，一方面加大作用强度，另一方面缩短作用时间。

(2)给药方法不合理

所有片剂和胶囊一起在研钵中碾碎——药物不应和肠内营养混合后注入管路，每个药物均应单独给药。

将肠溶衣碾碎——肠溶包衣难以碾碎，容易堵管。

给药前后冲洗管路不合理——指南推荐给药前后至少用 15ml 液体冲洗管路(胃管)。

稀释液体不合理——采用饮用水溶解、稀释。

药物粉末溶解不合理——病例中护士将所有药物用 40ml 饮用水溶解，溶液高渗，导致患者腹泻。

(3)药物间相互作用及与肠内营养间的相容性：硫酸锌与肠内营养同时给药，降低硫酸锌的生物利用度；2、3 价阳离子可以和磷酸盐结合，降低吸收。

四、药物与肠内营养物质间的相互作用

药物与肠内营养物质(EN)间的相互作用，从狭义上可以定义为药物与肠内营养间的直接作用，广义上可以理解为一种药物对肠内营养物质产生的任何效应。从广义角度上看药物与肠内营养间的相互作用包括理化性质、药剂学、药动学、药理学等相互作用。这几种相互作用并不各自独立，而是相互关联的。

(一)肠内营养配方相关的因素

1. 蛋白质含量 EN 复杂的蛋白质来源(整蛋白、水解蛋白、游离氨基酸等)在药物和 EN 之间的理化相互作用中扮演重要角色。蛋白质暴露于酸、盐或高温情况下，会引起蛋白质变性。不同蛋白质对变性的敏感程度有差异。酪蛋白在暴露于酸时会发生变性，是因为蛋白质的溶解度和黏稠度发生改变，成为可见的凝块或凝乳。另一方面，乳清蛋白一般不会发生变性而依然保持流质状态。蛋白质的来源决定引发变性的 pH 范围和蛋白质对各种盐类及醇

的敏感性。在常规的EN配方中，乳清蛋白是最具酸稳定性的整蛋白来源。酪蛋白很容易形成凝固的牛奶一样的凝块，而大豆蛋白则形成良好的沉淀物。引起物理不相容性的药物-EN间相互作用是引起喂食管堵塞和肠内给药造成损失的主要原因。

肝脏对药物的清除作用可能会受到EN中的蛋白质剂量的干扰。高蛋白质摄入能刺激微粒体复合功能氧化酶系统的活性，对某些药物的清除作用会升高。烟酸、维生素B_2、大剂量的维生素C也能增加微粒体复合功能氧化酶系统的活性。低蛋白摄入可能降低肾脏的血流量和肌酐清除率，从而降低肾脏对某些药物的清除作用。但目前的研究尚未明确这些相互作用是否具有临床意义。

2. 影响胃肠蠕动的成分　配方成分和特性能改变胃肠道活力。当药物的吸收发生改变时，会产生药动学相互作用。脂类，特别是长链脂肪酸，相对于蛋白质能更大程度地减少胃排空。蛋白质对胃排空的影响又大于糖类。高渗透压会使配方的黏度升高，降低胃排空速率。高热量配方（如2kcal/ml）能增加配方的黏度和配方中恒量营养物质的浓度，降低胃排空速率。

如果通过幽门后喂食管给药，配方对胃排空的影响不会干扰药物吸收，但是却可以影响小肠活力，从而改变药物吸收。高渗透压配方小肠给药，由于水快速进入肠内稀释配方，容易引起恶心、呕吐、腹泻和腹痛。腹泻缩短配方通过肠道的时间，使得药物吸收也随之降低，尤其是当药物必须在小肠内溶解后才能被吸收时，影响更为明显。

3. 维生素K的含量　维生素K含量较高的EN配方能拮抗华法林的抗凝作用，这是一个典型的营养成分干扰药物的作用机制产生的药理学相互作用。20世纪80年代EN配方中维生素K的含量比现在的多，现在大多数配方已经减少维生素K的含量。接受华法林抗凝治疗的患者，其每1 000kcal热量的配方中维生素K的含量最好不要超过100μg。患者肠道菌群产生维生素K的能力遭到破坏（如抗菌药相关性腹泻、化疗导致的腹泻等）时，继发于维生素K摄入过量产生华法林耐受的可能性很低，即使每天摄入维生素K的量达到500μg也不大可能导致华法林耐受。有证据显示，在给予华法林至少1小时前和给予华法林1小时之后的这段时间内，对接受EN治疗的患者暂停肠道喂食能降低发生华法林耐受的风险。

（二）特殊药物

1. 苯妥英钠　苯妥英钠是发现与EN配方有明显相互作用的第一个药物。目前尚无推荐的方法能保证经喂食管给予苯妥英钠的血药浓度。但是，至少发现在给予合理的药物剂量时，停止给予EN至少1小时前后的苯妥英钠显示出前后一致的药物治疗浓度。保持EN在给予苯妥英钠2小时前后给予，比给予苯妥英钠1小时前后更加有效。

即便采取各种方法，最大限度地降低苯妥英钠与EN间的相互作用，但还是需要对苯妥英钠的血药浓度进行严密监控，特别是EN喂养方式发生变化时。

2. 卡马西平　溶出是卡马西平吸收的限速过程。任何能降低胃排空速率的因素如食物，都能使溶出时间加长，增加药物吸收。但是，EN治疗会减少卡马西平的吸收，使患者处于不适当治疗的风险之中。

在临床实践中，推荐在给予卡马西平前后停止给予EN 2小时，这样能最大限度地减少EN与卡马西平之间的相互作用。有限的数据显示，如果通过幽门后喂食管给药，卡马西平与EN之间的相互作用发生的可能性更大。

3. 左甲状腺素　有研究显示，大豆蛋白和左甲状腺素之间发生药动学相互作用，使得大豆蛋白影响药物吸收。大豆蛋白配方对药物吸收的干扰，使通过排泄损耗的左甲状腺素比预期的更高。因此，在开始使用大豆蛋白配方的EN治疗后的几天内，必须对甲状腺功能进行监测。

（付　强　卜一珊　陈　凡）

参考文献

[1] 吴永佩，蒋学华，蔡卫民，等．临床药物治疗学总论．北京：人民卫生出版社，2016．

[2] 国家卫生和计划生育委员会，国家中医药管理局，解放军总后勤部卫生部．抗菌药物临床应用指导原则．北京：国家卫生和计划生育委员会，2015．

[3] 中华医学会肝病学分会药物性肝病学组．药物性肝损伤诊治指南．中华肝脏病杂志，2015，23(11)：810-820．

[4] 王质刚．血液净化学．4版．北京：北京科学技术出版社，2016．

[5] 田婷婷，王加林，宋洪涛．常见抗菌药物在肥胖人群中剂量换算及临床应用的研究进展．中国抗生素杂志，2016，41(12)：893-897．

[6] 沈中阳．肝移植手册．北京：人民卫生出版社，2007．

[7] REBECCA WHITE，VICKY BRADNAM．Handbook of drug administration via enteral feeding tubes．3rd ed．UK：Pharmaceutical Press，2015．

第五章　重症疾病常用药物的药学监护

第一节　心脑血管系统药物

一、多　巴　胺

(一)剂量

1. 短时间治疗慢性顽固性心力衰竭患者　静脉滴注，起始剂量为 0.5~2μg/(kg·min)，然后逐渐增加剂量直至尿量增加。多数患者给予 1~3μg/(kg·min)即可生效。

2. 休克患者　静脉滴注，起始剂量为 5μg/(kg·min)，逐渐增至 5~10μg/(kg·min)，最大剂量为 20μg/(kg·min)。停药时应逐渐减量，防止低血压再度发生。

3. 闭塞性血管病变患者　静脉滴注，开始时 1μg/(kg·min)，逐渐增至 5~10μg/(kg·min)，直至 20μg/(kg·min)，以达到最满意的效应。

(二)监护要点

1. 监护指标　应监测患者的血压、心电图、心排血量、尿量。

2. 用药禁忌　①对本药过敏者；②快速型心律失常如心室颤动者；③环丙烷麻醉者，可增加心肌对多巴胺的敏感性，致心律失常。

3. 重要相互作用　①与其他正性肌力药、血管扩张药、心脏活性药合用，可产生比单用本药更有益的血流动力学效应；②用本药前 2~3 周曾接受过单胺氧化酶抑制剂治疗者，使用本药时，起始剂量至少应减至常用剂量的 1/10。

4. 常见药物不良反应　常见胸痛、心悸、心律失常(尤其是大剂量时)。

5. 调配 / 输注注意事项　多巴胺不可与碱性溶液配伍，如不同浓度的乳酸钠、阿昔洛韦、茶碱；也不建议与氨苄西林、脑蛋白水解物、头孢曲松等体外配伍。

二、硝　普　钠

(一)剂量

1. 常规剂量　①降压：起始剂量为 0.5μg/(kg·min)，根据疗效逐渐以

0.5μg/(kg·min)递增,常用维持剂量为 3μg/(kg·min)。②抗心力衰竭:起始剂量宜小,一般为 25μg/min,逐渐增量。平均滴速:血压高者为 186μg/min(参考范围为 25~400μg/min),血压正常者为 71μg/min(参考范围为 25~150μg/min)。

2. 剂量调整　老年人的剂量宜酌减。

(二)监护要点

1. 监护指标　①血压、心率;②肾功能不全者应用本药超过 48~72 小时,须每日监测血浆氰化物或硫氰酸盐浓度。

2. 用药禁忌　颅内压增高、肝功能损害、甲状腺功能减退症、肺功能不全、维生素 B_{12} 缺乏、肾功能不全患者慎用。

3. 重要相互作用　避免与磷酸二酯酶Ⅴ抑制剂同用,因会增强本品的降压作用。

4. 常见药物不良反应　低血压、光敏反应(皮肤石板蓝样色素沉着)、皮疹。

5. 调配 / 输注注意事项　①输注过程应全程避光,新配的溶液为淡棕色,如变为暗棕色、橙色或蓝色,应弃去;②先用 5% 葡萄糖溶解,再用 5% 葡萄糖注射液 250~1 000ml 稀释。

6. 血液净化治疗的影响　血液透析、腹膜透析后无须调整剂量。

三、硝酸甘油

(一)剂量

1. 常规剂量　①起始剂量为 5μg/min,用于控制性降压或治疗心力衰竭时可每 3~5 分钟增加 5μg/min,以达满意的疗效。如在 20μg/min 时无效,可以 10μg/min 递增,以后可以 20μg/min 递增,一旦有效则逐渐减量和延长给药时间。②若采用普通聚氯乙烯注射器,药物浓度损失 40%~50%,需适当加量。

2. 剂量调整　65 岁以上的老年患者建议起始剂量宜小。

(二)监护要点

1. 监护指标　血压、心率及其他血流动力学参数(如肺动脉楔压等)。

2. 用药禁忌　①禁用:严重贫血(Hb < 60g/L)、青光眼、脑出血或头颅外伤、颅内压增高、严重肝肾功能不全;②慎用:低血容量、肾功能不全。

3. 重要相互作用　①阿司匹林可使本药的血药浓度增加;②本药可使阿司匹林的血小板抑制作用增强;③静脉滴注本药时合用肝素,可降低肝素的抗凝作用。

4. 常见药物不良反应　严重低血压、心动过速、心动过缓、传导阻滞。

5. 调配 / 输注注意事项　①不得直接静脉注射;②输注过程应避光;③应采用非吸附本品的输液装置,如玻璃输液瓶、不含 PVC 的塑料输液器等;④不可与其他药物混合输注。

6. 血液净化治疗的影响　血液透析、腹膜透析后无须调整剂量。

四、硝酸异山梨酯

（一）剂量

1. 常规剂量　一般有效剂量为2~7mg/h。静脉滴注的起始剂量为60μg/min，一般剂量为60~120μg/min，一日1次，10日为1个疗程；抗心肌缺血治疗时，静脉滴注1.25~5mg/h；持续静脉泵入应保证至少6小时的无药期。

2. 剂量调整　肾功能不全时无须调整剂量；肝硬化患者是否需减量尚无定论。

（二）监护要点

1. 监护指标　密切观察脉搏和血压，以便及时调整剂量。

2. 用药禁忌　青光眼、严重贫血（Hb＜60g/L）者禁用。

3. 常见药物不良反应　严重低血压、心动过速、心动过缓、传导阻滞、高铁血红蛋白血症。

4. 血液净化治疗的影响　建议在血液透析时增加10~20mg；持续性腹膜透析时不需加量。

五、乌 拉 地 尔

（一）剂量

1. 静脉注射：一日25~50mg。如用50mg，应分2次给药，间隔5分钟。

2. 持续静脉滴注或使用输液泵：250mg

3. 如使用输液泵，可将20ml注射液注入到输液泵中，再将上述液体稀释到50ml。

4. 静脉滴注的最大药物浓度为4mg/ml。

（二）监护要点

1. 监护指标　根据血压调整剂量。

2. 用药禁忌　①主动脉峡部狭窄或动静脉分流的患者禁用（肾透析时的分流除外）；②哺乳期妇女禁用。

3. 重要相互作用　西咪替丁可使本品的血药浓度上升，最高达15%。

4. 常见药物不良反应　头晕、恶心、呕吐、出汗、心律失常、呼吸困难等，多为血压降低过快所致。

5. 调配/输注注意事项　不能与碱性溶液混合，因其酸性性质可能引起溶液混浊或絮状物形成。

六、胺　碘　酮

（一）剂量

1. 常规剂量　负荷剂量按体重3~5mg/kg，一般为150mg，加入5%葡萄糖溶液250ml，在20分钟内滴入（滴入时间不得短于10分钟），然后以1~1.5mg/min维持，6小时后减至0.5~1mg/min，一日总量为1200mg，以后逐渐减量；静脉滴注胺碘酮持续不应超过3~4天。

2. 剂量调整　肾功能不全患者无须调整剂量；肝功能不全患者应调整剂量。

（二）监护要点

1. 监护指标　心电图和血压（特别注意Q-T间期）、肝功能、甲状腺功能、肺功能、眼科检查。

2. 用药禁忌　①使用本药期间不能进行^{131}I放射治疗；②甲状腺功能异常者慎用。

3. 重要相互作用　①本药增加地高辛或其他洋地黄制剂的血药浓度，甚至达中毒水平，两者合用应监测地高辛的血药浓度；②与排钾利尿药合用，增加低血钾所致的心律失常的风险；③与两性霉素B合用可致低钾血症；④与β受体拮抗剂合用应监测心率，可能会出现心动过缓；⑤本药的半衰期很长（约50天），意味着该药停药后的较长一段时间内仍有可能发生相互作用。

4. 常见药物不良反应　低血压、心动过缓、静脉炎，长期应用可见肺纤维化、角膜色素沉着。

5. 调配/输注注意事项　①调配方式：使用稀释液时只能用5%葡萄糖溶液，禁用生理盐水稀释；②输注方式：静脉给药须采用输液泵，若浓度＞2mg/ml时应采用中心静脉导管给药；③本药不得在同一注射器内与其他制剂混合。

6. 血液净化治疗的影响　血液透析不能清除本药。

七、地　高　辛

（一）剂量

1. 常规剂量　维持剂量为一次0.125~0.5mg，一日1次；为尽快达到稳态浓度，也可使用负荷剂量；肾功能正常患者达到1ng/ml的稳态浓度需要的负荷剂量约为1mg，可分2~3次给予。

计算强心苷类的剂量应按标准体重。地高辛与骨骼肌结合较多，肌肉组织较少的老年消瘦患者易出现血药浓度增高。

2. 剂量调整　①肾功能不全患者减少剂量；②肝功能不全患者不必调整剂量；③老年人减少剂量；④电解质平衡失调者减少剂量。

（二）监护要点

1. 监护指标 ①监测心电图、血压、心率及心律、心功能、电解质、肾功能；②地高辛的血药浓度为0.5~2.0ng/ml（新进展0.5~1.5ng/ml）；③监测日期为给药7天以上（肾功能正常），取血时间为服药后8小时以上。

2. 用药禁忌 ①禁忌：室性心动过速、心室颤动；②慎用：心肌梗死急性期、肾功能不全者。

3. 重要相互作用 ①胺碘酮可使本药的吸收增加，合用时应立即将本药的用量减半；② ACEI/ARB可使本药的血药浓度增加；③洋地黄化时静脉用硫酸镁应谨慎，可发生传导阻滞；④具有强心作用的苷类中药提取物可干扰血药浓度测定；⑤大环内酯类、咪唑类使其血药浓度升高。

4. 常见药物不良反应 ①出现新的心律失常、食欲缺乏或恶心、呕吐、异常无力软弱等可能是中毒；②视物模糊或黄视症；③过量的处理：低钾者补钾，心律失常者使用利多卡因、阿托品、苯妥英钠、地高辛抗体。

5. 血液净化治疗的影响 ①透析不能有效清除；②透析患者的剂量应按严重肾衰竭（Ccr低于10ml/min）估算，透析后不需增加额外的用量；③透析患者因钾丢失而造成低钾血症是导致洋地黄中毒的重要原因，故可在透析液中加入适当浓度的钾（2~3mmol/L）。

八、去乙酰毛花苷

（一）剂量

1. 常规剂量 洋地黄化的首次剂量为0.4~0.6mg，2~4小时可再给予0.2~0.4mg，直至全效量1~1.6mg。

2. 剂量调整 老年人、肝肾功能不全者、电解质平衡紊乱者需减少剂量。

（二）监护要点

1. 监护指标 监测心电图、血压、心率及心律、心功能、电解质。

2. 用药禁忌 2周内用过洋地黄毒苷或在1周内用过地高辛的患者禁用。

3. 重要相互作用 与导致低血钾的药物合用会加重不良反应。

4. 常见药物不良反应 同地高辛。

5. 调配/输注注意事项 ①不宜与酸碱类配伍；②禁与含钙注射剂合用。

6. 血液净化治疗的影响 同地高辛。

九、左西孟旦

（一）剂量

1. 常规剂量 充血性心力衰竭患者推荐负荷剂量为6μg/kg（若没有合用扩血管药可以适当增加，范围在6~12μg/kg），维持剂量一般给予0.1μg/（kg·min）。

2. 剂量调整 如果给予负荷剂量时及持续用药的起始30~60分钟内出现反应过度（如低血压、心动过速），可将滴速减至0.05μg/(kg·min)或停药；如对初始负荷剂量耐受性良好且须增强血流动力学效应，可将滴速增至0.2μg/(kg·min)。对处于急性失代偿期的严重慢性心力衰竭患者，持续用药时间通常为24小时。

（二）监护要点

1. 监护指标 ①须监测心电图、血压、心率、尿量，监测应持续至用药后3日或患者的临床症状稳定；对于轻至中度肾功能损害或轻至中度肝功能损害者，建议至少监测5日。静脉滴注结束后无创监测至少应持续4~5日，持续至血压降至最低值并开始升高，如出现血压持续下降的迹象则需监测5日以上。②用药期间应监测电解质（尤其血钾浓度）、肾功能、血液生化检查、动脉血气分析、体重、呼吸功能。

2. 用药禁忌 ①禁用于对本药过敏的患者；②禁用于有尖端扭转型室性心动过速病史者；③禁用于显著影响心室充盈和/或射血功能的机械阻塞性疾病者；④禁用于严重低血压、严重心动过速、严重肾功能损害（肌酐清除率＜30ml/min）和严重肝功能损害患者。

3. 重要相互作用 ①与其他充血性心力衰竭药合用可使血红蛋白降低、血细胞比容降低，缺血性心脏病合并贫血的患者应谨慎合用；②与单硝酸异山梨酯合用可增加直立性低血压的发生率。

4. 常见药物不良反应 ①极常见低血压、室性心动过速，常见心动过速、期前收缩、室性期前收缩、心力衰竭、心肌缺血；②常见低血钾；③极常见头痛，常见失眠、头晕；④常见恶心、便秘、腹泻、呕吐；⑤常见血红蛋白减少；⑥常见静脉滴注部位疼痛。

5. 调配/输注注意事项 与地高辛、呋塞米、脑蛋白水解物、硝酸甘油存在体外配伍禁忌，可以同时使用，但不能混合输注。

十、重组人脑利钠肽

（一）剂量

1. 常用剂量 首先以1.5μg/kg静脉冲击后，以0.007 5μg/(kg·min)的速度连续静脉滴注。负荷剂量为1.5~2μg/kg，维持剂量速度为0.007 5~0.01μg/(kg·min)，建议开始静脉滴注的维持剂量速度为0.007 5μg/(kg·min)。

2. 剂量调整 增加滴注给药速度需谨慎。如果在给药期间发生低血压，则应降低给药剂量或停止给药并开始其他恢复血压的措施（如输液、改变体位等）。由于重组人脑利钠肽引起的低血压作用的持续时间可能较长（平均为2.2小时），所以在重新给药开始前必须设置一个观察期。

（二）监护要点

1. 监护指标　①密切监测血压；②采用重组人脑利钠肽治疗可能引起高氮血症，急性肾衰竭和需要进行肾透析时需监测血液生化指标，特别是血清肌酐升高情况。

2. 用药禁忌　①禁用于对重组人脑利钠肽中的任何一种成分过敏的患者；②禁用于有心源性休克或收缩压＜ 90mmHg 的患者；③应避免在被怀疑有或已知有低心脏充盈压的患者中使用重组人脑利钠肽。

3. 重要相互作用　①可与利尿药、地高辛、口服 ACEI、抗凝血药、口服的硝酸盐类药物、他汀类药物、Ⅲ类抗心律失常药、β 受体拮抗剂、多巴酚丁胺、钙通道阻滞剂、血管紧张素Ⅱ受体拮抗剂以及多巴胺合用；②目前尚未评价过与静脉注射用扩血管药如硝酸甘油、硝普钠、米力农或静脉注射 ACERI 合用的情况。

4. 常见药物不良反应　①常见不良反应为低血压；②其他不良反应多表现为头痛、恶心、室性心动过速、血肌酐升高等。

5. 调配 / 输注注意事项　①含有偏亚硫酸氢钠的注射药物不能与重组人脑利钠肽在相同的输液管中同时使用。②重组人脑利钠肽能与肝素结合，能够与被肝素包被过的导管的内层结合，从而有时就可能降低重组人脑利钠肽进入患者体内的量。因此，禁止采用肝素包被过的导管输注重组人脑利钠肽。③不宜与胰岛素、呋塞米、布美他尼、依他尼酸等配伍。

十一、米　力　农

（一）剂量

1. 常规剂量　负荷剂量为 37.5~50μg/kg，10 分钟内缓慢静脉注入，继之以 0.375~0.75μg/（kg · min）维持滴注。男性患者为 1.13mg/kg × 70kg ≈ 80mg；女性患者为 1.13mg/kg × 50kg ≈ 60mg。一日最大剂量不超过 1.13mg/kg，疗程不超过 2 周。

2. 剂量调整（表 5-1）

表 5-1　米力农的剂量调整

肌酐清除率 /（ml/min）	输液速度 /[μg/（kg · min）]
5	0.20
10	0.23
20	0.28
30	0.33
40	0.38
50	0.43

（二）监护要点

1. 监护指标　①心功能：心率、血压、心电图；②电解质，特别是血钾；③肾功能。

2. 用药禁忌　①收缩压＜90mmHg时不应选用该药；②心肌梗死急性期、严重心律失常者禁用。

3. 重要相互作用　①可加强洋地黄的正性肌力作用，应用期间不必停用洋地黄；②与强利尿药合用时，可使左室充盈压过度下降，需注意水、电解质平衡。

4. 常见药物不良反应　消化系统可见肝损害；剂量依赖性血小板减少。

5. 调配/输注注意事项　不得与呋塞米、托拉塞米混合，可产生沉淀。

十二、华　法　林

（一）剂量

1. 常规剂量　华人的起始剂量建议为3mg q.d.，＞75岁的老年人和出血高危患者应从2mg q.d.开始，目标INR依病情而定，一般为2.0~3.0；白种人的起始剂量和维持剂量均为5mg q.d.。

2. 剂量调整　用药第3天INR＜1.5，增加0.5mg/d。INR若虽未达标，但＞1.5，可暂不增加，在7天后再测定；若INR与用药前变化不大，可增加1mg/d。5.0＜INR＜6.0，减量或停用，直至INR＜5.0。6.0＜INR＜8.0，且无出血现象，停用直至INR＜5.0，仅少量出血，也可口服维生素K_1 1~2.5mg。INR＞8.0，存在出血隐患，可静脉给予维生素K_1 500μg或口服静脉制剂2.5~5.0mg。大出血，停药，静脉注射维生素K_1 5~10mg，同时给予凝血因子或冷冻血浆（1L）。

（二）监护要点

1. 监护指标　用药前常规检测INR，第3天必须测定INR。第1周至少查3次，1周后改为每周1次，直至第4周。有文献报道，肥胖患者应用华法林相关性大出血的发生率高。

2. 用药禁忌　①禁用：出血倾向、严重肝功能不全及肝硬化、最近颅内出血、CNS或眼部手术、感染性心内膜炎、不能控制的高血压、妊娠；②慎用：黄斑变性。

3. 重要相互作用

（1）增强华法林的作用：抗菌药（头孢哌酮、头孢替坦、阿奇霉素、磺胺甲噁唑、喹诺酮类、万古霉素、甲硝唑、复方磺胺甲噁唑、氟康唑）、降脂药（辛伐他汀、氟伐他汀、吉非罗齐）、其他（阿司匹林、胺碘酮、奥美拉唑、艾司奥美拉唑、苯溴马隆、左甲状腺素、安替比林、艾塞那肽、西替利嗪、西咪替丁）。

(2)减弱华法林的作用：苯巴比妥、卡马西平、甲泼尼龙、氨基糖苷类等。

(3)有文献显示，服用复方磺胺甲噁唑、甲硝唑或氟康唑的患者 INR ＞ 4.5 的风险显著增加。

4. 常见药物不良反应　①偶见：恶心、呕吐、腹泻、出血；②罕见：皮肤坏死；③非常罕见：可逆性氨基转移酶升高、过敏等。

5. 血液净化治疗的影响　华法林具有高血浆蛋白结合率，透析不能有效清除。

十三、甘　露　醇

(一)剂量

1. 利尿　20% 溶液 250~500ml，并调整剂量使尿量维持在每小时 30~50ml。

2. 治疗脑水肿、颅内高压及青光眼　一次 1.5~2g/kg，配制为 15%~25% 的溶液，并于 30~60 分钟内滴完。

3. 减轻脊髓水肿和继发性损害　每次以 20% 溶液 250ml 滴注，一日 2 次，连用 5~7 次。

4. 预防急性肾小管坏死　先给药 12.5~25g，10 分钟内滴完；若无特殊情况，再给 50g 于 1 小时内滴完；若尿量能维持在每小时 50ml 以上，则可继续应用 5% 的溶液，若无效则立即停药。

5. 治疗药物、毒物中毒　20% 注射液 250ml 静脉滴注，调整剂量使每日尿量维持在 100~500ml。

(二)监护要点

1. 监护指标　监测血压、肾功能、电解质(尤其是 Na^+ 和 K^+)、尿量。

2. 用药禁忌　严重肾功能不全禁用。

3. 重要相互作用　①可增加利尿药及碳酸酐酶抑制剂的利尿和降低眼压作用，合用时应调整剂量；②可增加洋地黄的毒性反应(与低钾血症有关)。

4. 常见药物不良反应　可出现过敏反应表现，如皮疹、荨麻疹、呼吸困难、过敏性休克等，应立即停药。

5. 调配 / 输注注意事项　①当药物浓度高于 15% 时，应使用有过滤器的输液器；②避免与无机盐类药物(如氯化钠、氯化钾等)配伍，以免这些药物引起甘露醇结晶析出。

十四、尼莫地平注射液

(一)剂量

1. 常规剂量　①蛛网膜下腔出血所致的血管痉挛：手术后去除出血原因后，静脉滴注本药至少持续至术后第 5 日，后改为口服 60mg q4h.；②静脉给药剂量：体重＜70kg者1mg/h，体重＞70kg者2mg/h，若发生不良反应应减量或停药。

2. 剂量调整 ①肾功能不全者无须调整剂量；②肝功能不全时减量；③老年人谨慎用药。

（二）监护要点

1. 监护指标 血压、心电图。

2. 用药禁忌 严重肝功能不全者、脑水肿或颅内压明显升高者禁用。

3. 重要相互作用 ①与有酶诱导作用的抗癫痫药合用，本药的血药浓度降低，故不宜合用；②与β受体拮抗剂合用可引起低血压、心功能损害，应避免合用；③用药期间避免使用头孢哌酮等可能发生双硫仑样反应的药物[本药的乙醇含量为20%（*V/V*）]。

4. 常见药物不良反应 血压下降（与剂量有关）；头痛、易激惹；BUN或Cr升高；氨基转移酶升高；滴速过快时可出现头痛和颜面潮红；假性肠梗阻。

5. 调配/输注注意事项 ①有轻微的光敏感性，应避免在阳光直射下使用，否则应采用避光的输液器。如在散射性光下，用药10小时内无须采取特殊保护。夏季阳面床位应避免阳光直射。②本药可被聚氯乙烯吸附，输注时应使用聚乙烯输液系统并经中心静脉使用输液泵连续输注。③本药与稀释液应按约1∶4的比例混合。④应单独经深静脉通路给予。

6. 血液净化治疗的影响 血液透析后不必补充用药剂量。

第二节 抗感染药

一、万古霉素

（一）剂量

1. 常规剂量 0.5g q6h. 或1g q12h.；严重感染患者，推荐负荷剂量为25~30mg/kg，维持剂量为15~20mg/kg。

2. 剂量调整 见表5-2。

表5-2 万古霉素的剂量调整

肌酐清除率/（ml/min）	给药间隔
＞50	q12h.
10~50	q24h.~q96h.
＜10	q4d.~q7d.

(1)一般采用剂量不变，延长给药间隔的方法。

(2)肥胖患者 Ccr 的计算，不同参考文献推荐使用的体重不同。

(二)监护要点

1. 监护指标　①血肌酐、肝功能指标等。②血药浓度监测：监测时间为第 4 剂给药前 30 分钟(q8h. 或 q12h.)、第 3 剂给药前 30 分钟(q24h.)、第 2 剂给药前 30 分钟(q48h.)，也有文献为第 5 剂给药前 30 分钟；透析患者为透析结束后 6 小时。血药浓度范围为谷浓度 10~15μg/ml，耐药菌感染或重症感染为 15~20μg/ml。

2. 重要相互作用　与二甲双胍合用，减少万古霉素的清除；与华法林合用，华法林的作用增强。

3. 常见药物不良反应　肾毒性、红人综合征(滴速过快时)。

4. 调配 / 输注注意事项　①调配方式：以 10~20ml 注射用水溶解，加入相应体积的溶媒，稀释至浓度不高于 5mg/ml 的输液；在腹膜透析液易发生变化；pH 3~5 时稳定，不宜与碱性药物配伍。②输注方式：有文献报道，可采用延长输注时间或持续输注。参考给药方式为负荷剂量 15~20mg/kg 滴注 1 小时，30~40mg/kg 超过 24 小时(此方法仍有争议，见表 5-3)。

表 5-3　万古霉素的输注时间调整

剂量	最短输注时间
≤ 1g	1 小时
1.25~1.5g	1.5 小时
1.75~2g	2 小时
2.25~3g	3 小时

5. 血液净化治疗的影响　间歇血液透析，推荐日剂量为 20mg/kg；高通量血液透析后，患者的体重＜ 75kg 者透析后补充 0.5g，体重＞ 75kg 者透析后补充 0.75g。

二、替 考 拉 宁

(一)剂量

1. 常规剂量　负荷剂量为 400mg(6mg/kg)q12h. × 3 次；感染性心内膜炎、VAP、菌血症、粒细胞缺少伴发热、骨和关节感染等推荐 800mg(12mg/kg)q12h. × 3 次。维持剂量为 400mg(6mg/kg)q.d.；前述几种感染可采用 800mg(12mg/kg)q.d.；艰难梭菌相关性腹泻 10~200mg b.i.d. p.o.，连续 7~14 天。本药不能透入脂肪组织，应按标准体重给药。

2. 剂量调整　轻度肾功能不全（Ccr 10~50ml/min）者负荷剂量不变，维持剂量为 6~12mg/kg q48h.；严重肾功能不全（Ccr ＜ 10ml/min）者负荷剂量不变，维持剂量为 6~12mg/kg q72h.。

（二）监护要点

1. 监护指标　①与其他耳毒性或肾毒性药物合用时应监测听力和肾功能；②大多数感染谷浓度应＞ 10mg/L（HPLC）或＞ 15mg/L（FPIA）；感染性心内膜炎或重度感染谷浓度应为 15~30mg/L（HPLC）或 30~40mg/L（FPIA）。维持治疗期间，推荐每周至少监测血药浓度 1 次。

2. 用药禁忌　对万古霉素过敏者禁用；肾功能不全者慎用。

3. 重要相互作用　与环丙沙星合用可增加发生惊厥的风险；与茶碱合用不需减量。

4. 常见药物不良反应　皮肤反应；偶可出现艰难梭菌引起的腹泻；氨基转移酶升高；血肌酐一过性升高。

5. 调配 / 输注注意事项　①用药物所带的注射用水注入小瓶中，双手轻轻滚动小瓶至药粉完全溶解。注意避免振摇，如出现泡沫，可将溶液静置 15 分钟待其消泡。配制好的溶液为 pH 7.5 的等渗液，可直接注射，也可用生理盐水、复方乳酸钠葡萄糖注射液、5% 葡萄糖及腹透液稀释。②与氨基糖苷类呈配伍禁忌。

6. 血液净化治疗的影响　血液透析和滤过不能有效清除，只能透过腹膜透析缓慢清除。

三、利奈唑胺

（一）剂量

1. 常规剂量　成人的常用剂量为 600mg q12h.，口服或静脉滴注给药，持续 10~14 天；耐万古霉素细菌感染时疗程可能需要延至 28 天。单纯性皮肤及附属物感染，口服 400mg q12h.，持续 10~14 天。

2. 剂量调整　Ccr ＜ 30ml/min 的患者应用本品需谨慎，但无须调整剂量；肾功能不全时本药的 2 种代谢产物峰浓度增加，产生蓄积。

（二）监护要点

1. 监护指标　血常规（特别是血小板计数和血红蛋白）、乳酸水平、血压。

2. 用药禁忌　正在使用单胺氧化酶抑制剂者禁用；高血压未控制者应密切监测血压，否则不宜应用。

3. 重要相互作用　①为非选择性 MAOI，可与肾上腺素能药物和 5-HT 受体拮抗剂发生相互作用；②与多巴胺、肾上腺素等肾上腺素能药物合用会增加后者升压的作用；③与利福平合用，本品的血药浓度和 AUC 均明显下降；

④抑制酪胺代谢，与富含酪胺的食物同服可能引起显著的升压作用，应关注蛋白来源为酪蛋白的肠内营养制剂的使用。

4. 常见药物不良反应　长期应用本品可出现抑制线粒体蛋白质合成的现象，会减少高度依赖氧化磷酸化的组织器官的细胞产能，从而导致不良反应的产生，如乳酸酸中毒、视神经病变、周围神经病变。

5. 调配 / 输注注意事项　①不能将本药静脉输液袋串联在其他静脉给药通路中；尤其应注意不可通过 Y 型接口与两性霉素 B、头孢曲松联用；②在与其他药物共用同一静脉通路时，应用本药前后应用 5% GS 或 NS 冲洗通路；③本药可呈黄色，且随着时间延长加深，但不影响使用。

6. 血液净化治疗的影响　30% 的本品在血液透析 3 小时内清除，建议本品在透析后给药。

四、达托霉素

（一）剂量

1. 常规剂量　4mg/kg q.d.；国外用法为金黄色葡萄球菌菌血症 6mg/kg q.d.。

2. 剂量调整　①肾功能不全（Ccr < 30ml/min）者 4mg/kg q48h.；国外用法为金黄色葡萄球菌菌血症，肾功能不全（Ccr < 30ml/min）者 6mg/kg q48h.。②中度肝功能不全不需调整剂量。

（二）监护要点

1. 监护指标　血压、肌酸激酶、肝肾功能、电解质。

2. 用药禁忌　骨骼肌病史者慎用。

3. 重要相互作用　①与他汀类药物合用可能增加肌病的风险；②与 NSAID 合用可能升高本药的血药浓度；③可与 PT/INR 检测试剂发生反应，可使 PT/INR 检测值升高。

4. 常见药物不良反应　最常见的不良反应为恶心、呕吐等消化道症状，肌酸激酶升高，肌痛，血压异常，血糖升高，电解质紊乱，低钾血症，低镁血症，皮疹等过敏反应。

5. 调配 / 输注注意事项　①调配方式：仅可用 0.9% 氯化钠注射液稀释；②输注方式：滴注时间应持续至少 30 分钟。

6. 血液净化治疗的影响　血液透析和腹膜透析不能有效清除，剂量与 Ccr < 30ml/min 时相同，推荐透析后给药。

五、替加环素

（一）剂量

1. 常规剂量　首剂 100mg，维持剂量为 50mg q12h.；对泛耐药的鲍曼不动杆菌，可采用100~150mg q12h.的维持剂量。

2. 剂量调整 ①肾功能不全不需调整剂量；②严重肝功能不全（Child-Pugh评分C级）者首剂不变，维持剂量调整为25mg q12h.。

（二）监护要点

1. 监护指标 GPT、GOT、胆红素。

2. 用药禁忌 18岁以下的儿童、孕妇禁用。

3. 重要相互作用 可升高环孢素的血药浓度；可导致华法林的清除率降低，两者合用应密切监测INR。

4. 常见药物不良反应 恶心、呕吐；四环素类反应，如过敏反应/类过敏反应；急性胰腺炎（上市后）；肝功能异常等。

5. 调配/输注注意事项 ①调配方式：以5.3ml 0.9%氯化钠注射液、5%葡萄糖注射液或乳酸钠林格进行配制，配制的替加环素浓度为10mg/ml。抽取5ml溶液加入100ml液体中，输液的最终浓度最高为1mg/ml。配制后可在室温放置24小时。②输注方式：可通过Y型输液管与多巴酚丁胺、多巴胺、去甲肾上腺素、氯化钾、丙泊酚、茶碱等配伍；不能与两性霉素B、地西泮、艾司奥美拉唑、奥美拉唑等pH＞7的静脉注射液混合输注。

6. 血液净化治疗的影响 血液透析不能有效清除，不需进行剂量调整。

六、亚胺培南西司他丁钠

（一）剂量

1. 常规剂量 肾功能正常和体重≥70mg的成人的静脉滴注剂量（以亚胺培南计）见表5-4，体重＜70kg的患者给药剂量按比例降低。

表5-4 亚胺培南西司他丁钠的常规用法

感染程度	剂量	给药间隔	每日总剂量
轻度	0.25g	6小时	1.0g
中度	0.5g	8小时	1.5g
	1.0g	12小时	2.0g
严重敏感菌感染	0.5g	6小时	2.0g
严重耐药菌感染	1.0g	8小时	3.0g
	1.0g	6小时	4.0g

2. 剂量调整 肾功能不全的体重≥70kg的成人的静脉滴注剂量见表5-5，体重＜70kg的患者给药剂量按比例降低；Ccr＜5ml/min者除非48小时内行血液净化治疗，否则不推荐使用。

表 5-5　亚胺培南西司他丁钠的剂量调整

上表中的每日总量	肌酐清除率 /(ml/min)		
	41~70	21~40	6~20
1.0g	0.25g　q8h.	0.25g　q12h.	0.25g　q12h.
1.5g	0.25g　q6h.	0.25g　q8h.	0.25g　q12h.
2.0g	0.5g　q8h.	0.25g　q6h.	0.25g　q12h.
3.0g	0.5g　q6h.	0.5g　q8h.	0.5g　q12h.
4.0g	0.75g　q8h.	0.5g　q6h.	0.5g　q12h.

(二)监护要点

1. 用药禁忌　对青霉素或头孢菌素类有过敏性休克病史者慎用；不宜用于细菌性脑膜炎和 CNS 感染。

2. 重要相互作用　①与更昔洛韦合用可引起癫痫发作；②与环孢素合用可增加神经毒性；③与茶碱合用易发生茶碱中毒(可能的机制是增加 CNS 毒性)；④与丙戊酸合用会导致后者的血药浓度降低，增加癫痫发作的风险。

3. 常见药物不良反应　①皮疹等过敏反应；②每日用量超过 2g 以及有 CNS 病史者可出现 CNS 不良反应；③长期应用可致二重感染。

4. 调配 / 输注注意事项　①调配方式：不得与含乳酸钠的药物配伍；不得与其他碱性药液配伍；静脉滴注输注液配制后的稳定期限，室温下为 4 小时，冷藏(4℃)为 24 小时。②输注方式：给药速度不宜过快，一般给药时间不低于 30 分钟，重症感染建议延长滴注时间(2~3 小时)。

5. 血液净化治疗的影响　透析后补充 1 次剂量，如果下一次给药在 4 小时内则可不必补充用量。

七、美 罗 培 南

(一)剂量

1. 常规剂量　根据感染类型和严重程度及患者情况确定剂量。社区获得性肺炎、尿路感染、妇科感染、皮肤感染 0.5g q8h.；医院获得性肺炎、腹膜炎、粒细胞缺乏患者感染及败血症 1g q8h.；脑膜炎 2g q8h.。

2. 剂量调整　Ccr ＞ 50ml/min 的患者不需调整剂量；Ccr 为 26~50ml/min 者 1g q12h.，Ccr 为 10~25ml/min 者 0.5g q12h.，Ccr ＜ 10ml/min 者 0.5g q.d.。

(二)监护要点

1. 用药禁忌　对本药成分及其他碳青霉烯类抗生素有过敏史者禁用。

2. 重要相互作用　降低丙戊酸钠的血药浓度，不宜与丙戊酸同用。

3. 常见药物不良反应　胃肠道不良反应、皮疹等过敏反应。

4. 调配 / 输注注意事项　①调配方式：可与 NS、GS、甘露醇注射液配伍，用 NS 溶解，室温下 6 小时以内使用；与地西泮、多种维生素、葡萄糖酸钙、阿昔洛韦呈配伍禁忌。②输注方式：给药速度不宜过快，一般给药时间不低于 30 分钟，重症感染建议延长滴注时间。

5. 血液净化治疗的影响　透析完成后追加 1 次剂量。

八、厄他培南

(一)剂量

1. 常规剂量　1g q.d.。

2. 剂量调整　肌酐清除率 ≥ 30ml/min 者不需调整剂量；肌酐清除率 < 30ml/min 或终末期肾病(肌酐清除率 < 10ml/min)者推荐使用常规剂量的一半，即 0.5g q.d.。

(二)监护要点

1. 用药禁忌　对本药成分及其他碳青霉烯类抗生素有过敏史的患者禁用；对酰胺类麻醉药(如利多卡因)过敏者(国外资料)禁用。

2. 重要相互作用　有报道本药会降低丙戊酸钠的血药浓度。

3. 常见药物不良反应　同其他碳青霉烯类药物。

4. 调配 / 输注注意事项　①调配方式：避免使用含葡萄糖的稀释液，注射液配制完成后 6 小时内必须使用；②以 10ml 注射用水或 0.9% NS 溶解后，以 50ml 0.9% NS 稀释后滴注。

5. 血液净化治疗的影响　如在给药后 6 小时内进行血液透析，需补充日剂量的 30%(150mg)；如在给药后 6 小时或以上再行血液透析，透析后不需补充剂量。

九、阿米卡星

(一)剂量

1. 常规剂量　15mg/kg q.d. 静脉滴注。

2. 剂量调整　①重症感染：阿米卡星在重度脓毒症及感染性休克患者中的表观分布容积显著增加，标准剂量 15mg/kg 无法达到治疗浓度，因此，对于此类患者阿米卡星的初始静脉负荷剂量应为 25mg/kg。然而有文献报道，即使给予更高的剂量，仍有 1/3 的患者血药浓度过低，维持剂量建议建立在治疗药物监测的基础之上(《马丁代尔药物大典》)。②肾功能不全：肾功能不全患者给予标准剂量的负荷剂量，根据肌酐清除率调整维持剂量。肌酐清除率为 50~90ml/min 者，给予全量的 60%~90%；肌酐清除率为 10~50ml/min 者，每 24~48 小时给予全量的 20%~30%。

（二）监护要点

1. 监护指标　①血肌酐、听力；②血药浓度监测（特别是新生儿、老年人和肾功能减退者），谷浓度应< 1μg/ml，峰浓度应维持于 56~64μg/ml。

2. 用药禁忌　严重脱水患者、听神经损害者、重症肌无力或帕金森病患者、肾功能损害者、接受肌松药治疗的患者慎用。

3. 重要相互作用　与抗组胺药合用可能会掩盖药物的耳毒性；与克林霉素、肌松药、镇静剂合用可能导致呼吸抑制等症状；与利尿药、万古霉素等有耳、肾毒性的药物合用会增加耳、肾毒性。

4. 常见药物不良反应　①影响耳蜗神经，首先是高频听力受损，后是听力减退至耳鸣、耳聋；②主要损害肾脏近曲小管；③神经肌肉阻滞。

5. 调配 / 输注注意事项　①调配方式：与青霉素、头孢菌素、两性霉素 B 等呈配伍禁忌；②输注方式：每 0.5g 加入生理盐水或 5% 葡萄糖注射液 100~200ml，缓慢滴注，100ml 液体的滴注时间应在 30 分钟以上。

6. 血液净化治疗的影响　腹膜透析或血液透析可清除部分药物。

十、多黏菌素 B

（一）剂量

1. 常规剂量　静脉注射或静脉滴注 1.5~2.5mg/kg（1.5 万 ~2.5 万 U/kg），分 2 次给予（q12h.）。

2. 剂量调整　肾功能不全时应减量，首先给予 2.5mg/kg 的负荷剂量，维持剂量依表 5-6 进行调整。

表 5-6　多黏菌素 B 的维持剂量调整方案

Ccr（与正常值的百分比）	给药剂量
80%~100%	一日 2.5~3mg/kg
30%~80%	一日 1.0~1.5mg/kg
< 25%	每 2~3 日 1.0~1.5mg/kg
无尿	每 5~7 日 1mg/kg

（二）监护要点

1. 监护指标　①尿量、BUN、Cr 水平，包括管型、尿蛋白、血尿等情况；②电解质：血钾、血钠、血钙、血氯等；③白细胞计数。

2. 用药禁忌　对多黏菌素 B，包括其他多黏菌素过敏者禁用。

3. 重要相互作用　①与肌松药、吩噻嗪类、氨基糖苷类、肌松作用明显的麻醉药合用可增强神经肌肉阻滞作用；②与地高辛合用可增强地高辛的作用。

4. 常见药物不良反应　①肾脏毒性常见且明显，可出现血肌酐升高，严重者可出现肾小管坏死及肾衰竭。肾脏损害的发生与剂量、疗程及原发肾脏疾病有关。②可出现眩晕、嗜睡、肢体麻木、共济失调等神经系统症状。③过敏反应，可见皮肤瘙痒、皮疹、支气管哮喘和药物热，偶可发生过敏性休克。④可出现低钾血症、低钠血症、低钙血症、低氯血症等。⑤本药的神经毒性可引起呼吸抑制，尤其是存在肾脏损害的患者。使用麻醉药和肌松药后立即使用本药更易发生。

5. 调配 / 输注注意事项　①调配方式：应用 5% GS 500ml 进行稀释；与酸性液体、碱性液体、两性霉素 B、部分头孢菌素、肝素、含金属的盐溶液存在配伍禁忌。②输注方式：静脉滴注至少 1 小时。

6. 血液净化治疗的影响　腹膜透析和血液透析可少量清除。①血液 / 腹膜透析：先给予 2.5mg/kg 的负荷剂量（第 1 天），维持剂量为每 5~7 日 1mg/kg，透析后给药。② CVVHD：2.5mg/kg（第 1 天），第 4 和第 8 天给予 1mg/kg，随后 0.8mg/（kg · d）。重症患者考虑高剂量。

十一、磷　霉　素

（一）剂量

1. 常规剂量　一日 2~4g，分 3~4 次静脉注射或静脉滴注；重度感染时，静脉给药一日可达 16g。

2. 剂量调整　肾功能不全应减少给药剂量，但目前尚无关于调整药物剂量的具体方案。

（二）监护要点

1. 监护指标　本品的含钠量较高，应监测血钠指标。

2. 用药禁忌　注射剂型禁用于 5 岁以下的小儿。

3. 重要相互作用　与氨基糖苷类合用具有协同效应；与 β- 内酰胺类合用对金黄色葡萄球菌、铜绿假单胞菌有协同作用。

4. 常见药物不良反应　①高钠血症；②皮疹或皮肤瘙痒，偶可发生风疹及全身过敏反应；③本药在体外对腺苷二磷酸介导的血小板凝集有抑制作用，剂量加大时更为显著，但临床应用中尚未见引起出血的报道。

5. 调配 / 输注注意事项　①调配方式：与含钙、镁等金属盐以及抗酸药呈配伍禁忌。②输注方式：先用灭菌注射用水适量溶解，再加至 250~500ml 5% 葡萄糖注射液或生理盐水中静脉滴注。静脉滴注速度应缓慢，每次静脉滴注时间应在 1~2 小时。

6. 血液净化治疗的影响　血液透析时可清除 70%~80% 的药物，建议每次血液透析后重新给药 1 次。

十二、氟康唑注射液

（一）剂量

1. 常规剂量　念珠菌血症：负荷剂量为 800mg，维持剂量为 400mg q.d.（重症患者的经验性治疗首选棘白菌素类）；隐球菌非脑膜炎：400mg q.d. i.v.。

2. 调整剂量　Ccr 为 50~80ml/min 者应用常规剂量；Ccr 为 10~50ml/min 者应用常规剂量的 50%；Ccr < 10ml/min 者应用常规剂量的 25%~50%。

（二）监护要点

1. 监护指标　氨基转移酶、血肌酐等。

2. 用药禁忌　根据多剂量药物相互作用的研究结果，多剂量接受氟康唑每日 400mg 或更高剂量治疗的患者禁止同时服用特非那定。

3. 重要相互作用　①本药可增加苯二氮䓬类药物的浓度，合用时后者需减量或改用劳拉西泮；②本药可显著增加环孢素、他克莫司、西罗莫司的血药浓度，合用时后者需减量及监测血药浓度；③本药与华法林合用，可增强后者的作用，使 INR 上升，应密切监测 INR 变化；④接受氟康唑治疗的患者禁止同时服用可延长 Q-T 间期和经过 CYP3A4 酶代谢的药物，如西沙比利、阿斯咪唑、匹莫齐特、奎尼丁、红霉素。

4. 常见药物不良反应　偶见胃肠道反应、氨基转移酶升高、过敏反应表现为皮疹；少见严重的剥脱性皮炎。

5. 调配 / 输注注意事项　200mg/100ml 规格制剂的滴注速度不超过 10ml/min。

6. 血液净化治疗的影响　血液透析可清除约 50%，每次透析后给予 200~400mg；腹膜透析后给予常规剂量的 25%~50% q.d.。

十三、伏立康唑

（一）剂量

1. 常规剂量

（1）口服：体重 $>$ 40kg 的成年人或青少年的负荷剂量为 400mg q12h.，用药 24 小时；维持剂量为 200mg q12h.。体重 $<$ 40kg 的成年人或青少年的负荷剂量为 200mg q12h.，用药 24 小时（无论口服还是静脉滴注）；若为静脉用药后口服序贯治疗，不需负荷剂量。

（2）静脉滴注：负荷剂量为 6mg/kg q12h.，用药 24 小时；维持剂量为 4mg/kg q12h.。非粒细胞缺乏的念珠菌血症患者、深部组织念珠菌感染和不能耐受高剂量者应给予较低剂量。

2. 调整剂量　①肝功能不全：急性肝损伤患者无须调整剂量；慢性肝功

能不全患者（Child-Pugh 分级 A、B 级）的负荷剂量不变，维持剂量减半；严重肝硬化患者（Child-Pugh 分级 C 级）的给药剂量尚未确定。②肾功能不全：肾功能不全者口服伏立康唑无须调整剂量。③肥胖患者：应采用调整体重计算给药剂量。

（二）监护要点

1. 监护指标　①电解质，血钾、血镁、血钙，高危患者监护心律；②氨基转移酶、胆红素等；③应进行血药浓度监测，目标范围为 1.5~5.5mg/L。

2. 用药禁忌　具有潜在心律失常风险的患者慎用。

3. 重要相互作用　①利福平、卡马西平、苯巴比妥等会显著降低本品的血药浓度，禁止合用；②本品会使西罗莫司的血药浓度增加，禁止合用；与环孢素、他克莫司合用时，环孢素的剂量减半，他克莫司的剂量减至原 1/3；与他汀类、苯二氮䓬类合用，上述药物减量；与奥美拉唑合用，后者剂量减半；③给药后以 50ml 白开水冲管，给药 1 小时后再继续给予肠内营养；④与高脂肪餐同时服用，本药的峰浓度和 AUC 下降，因此应避免与肠内营养乳剂（TPF-T）（瑞能）同时应用。

4. 常见药物不良反应　视觉异常（应与谵妄区分）、氨基转移酶升高、皮疹；夏季靠窗患者应避免阳光直射。

5. 调配 / 输注注意事项　①调配方式：使用时先用 5ml 专用溶媒溶解，稀释后的最终浓度为 2~5mg/ml，仅可采用 0.9% NS 和 5% GS 稀释。②输注方式：静脉输注的最大给药速度为 3mg/（kg · h），输注时间应为 1~2 小时。伏立康唑禁与其他药物在同一静脉通路中滴注，特别是血液制品、TPN、碳酸氢钠注射液等。

6. 血液净化治疗的影响　药物过量时，可采用血液透析有效清除，但接受血液透析的患者不需调整剂量。

十四、泊沙康唑口服混悬液

（一）剂量

1. 常规剂量　预防侵袭性真菌感染：200mg（5ml）q8h.。治疗侵袭性真菌感染：200mg q8h. 或 q6h.；400mg q12h.。

2. 调整剂量　Ccr 为 50~80ml/min 者可应用常规剂量；Ccr 为 10~50ml/min 者应用标准剂量（因药动学参数变异度大，Ccr ＜ 20ml/min 时建议密切监测）；Ccr ＜ 10ml/min 者应用常规剂量，建议密切监测。

（二）监护要点

1. 监护指标　ECG、氨基转移酶。

2. 用药禁忌　肝功能不全患者慎用。

3. 重要相互作用　①与奥美拉唑、艾司奥美拉唑、兰索拉唑、泮托拉唑、雷贝拉唑合用，可减少本药的浓度，应谨慎合用；②与地高辛合用，后者的血药浓度升高，合用时应监测地高辛的血药浓度；③与维拉帕米、地尔硫䓬、胺碘酮合用，可使后者的血药浓度升高；④与环孢素合用，后者的剂量减少25%，并进行浓度监测；⑤与地西泮等合用，后者的血药浓度升高，考虑改为劳拉西泮、奥沙西泮。

4. 常见药物不良反应　偶见胃肠道反应，氨基转移酶、胆红素升高；罕见肾上腺功能不全、超敏反应、Q-T间期延长；可见高血糖症、低钙血症、低钾血症、低镁血症。

5. 注意事项　应餐后服用；酸性饮料可使本品的AUC升高70%。

6. 血液净化治疗的影响　暂无数据，可考虑常规剂量，血液透析日在透析后给药。

十五、卡泊芬净

（一）剂量

1. 常规剂量　负荷剂量为70mg，维持剂量为50mg q.d.；体重超过80kg的成人维持剂量为70mg。

2. 剂量调整　轻度肝功能不全（Child-Pugh评分5~6分）无须调整剂量；中度肝功能不全（Child-Pugh评分7~9分）的负荷剂量不变，维持剂量减量至35mg q.d.；重度肝功能不全（Child-Pugh评分＞9分）尚无临床经验，不推荐应用。

（二）监护要点

1. 监护指标　肝功能指标。

2. 用药禁忌　对本品中任何成份过敏的患者禁用。

3. 重要相互作用　①与环孢素合用，可使本药的AUC增加约35%，并可能出现氨基转移酶一过性升高；②本药与肝药酶诱导剂（利福平、地塞米松、苯妥英钠、卡马西平等）合用，本药的血药浓度可能产生有临床意义的下降，合用时维持剂量可加至70mg；③本药与他克莫司合用时，后者的血药浓度可下降，建议监测后者的血药浓度并适当调整剂量。

4. 常见药物不良反应　可见氨基转移酶水平升高；用药后可见头痛、感觉异常；可致血钾降低、皮疹；还可能发生过敏反应。

5. 调配/输注注意事项　①调配方式：除生理盐水与乳酸钠林格注射液外，不得与其他药物配伍；溶解后本药在4℃下可存放48小时；②输注方式：1小时内缓慢静脉滴注。

6. 血液净化治疗的影响　不能经透析清除，透析后无须补充剂量。

十六、米卡芬净

（一）剂量

1. 常规剂量　曲霉菌病：50~150mg q.d.，严重或难治性曲霉菌病可增加至300mg q.d.；侵袭性念珠菌感染：100mg q.d.，严重或难治性念珠菌病可增加至200mg q.d.；体重≤50kg者的剂量不超过6mg/（kg·d）。

2. 剂量调整　肝、肾功能不全无须调整剂量。

（二）监护要点

1. 监护指标　氨基转移酶、血清肌酐等。

2. 用药禁忌　对本品中任何成分过敏的患者禁用。

3. 重要相互作用　本药能增加两性霉素B、伊曲康唑、硝苯地平、西罗莫司的AUC。

4. 常见药物不良反应　可能发生休克或过敏反应；可能出现氨基转移酶上升等肝功能异常；可发生急性肾功能损害。

5. 调配/输注注意事项　①调配方式：配制时避免用力摇晃，本药容易起泡且泡沫不易消失；本药与其他药物一起溶解时容易产生沉淀；本药在碱性溶液中不稳定。②输注方式：剂量为75mg以下时输注时间不少于30分钟，剂量为75mg以上时输注时间不少于1小时。本药在光线下可慢慢分解，应避免阳光直射。如从配制到输液结束需要时间超过6小时，应遮光，但不必将输液管遮光。

6. 血液净化治疗的影响　透析不能清除，透析后无须补充剂量。

十七、两性霉素B（脂质体）

（一）剂量

1. 常规剂量　起始剂量为0.1mg/（kg·d），第2日开始剂量增加0.25~0.5mg/（kg·d），再逐日递增至1~3mg/（kg·d）的维持剂量（锋克松）；10分钟内静脉输注1~2mg后，1mg/（kg·d），必要时逐渐增加至3.0~4.0mg/（kg·d），最大可加至6mg/（kg·d）（安浮特克）。中枢神经系统感染的最大日剂量为1mg/kg（锋克松）。

2. 剂量调整　两性霉素B在肾功能不全时的建议剂量：肾小球滤过率＞10ml/min时给药间隔为24小时；肾小球滤过率＜10ml/min时给药间隔为24~36小时。

（二）监护要点

1. 监护指标　血压，心率，血钾、血钠及血镁等电解质，肝、肾功能，血常规。

2. 用药禁忌　对两性霉素 B 过敏者；严重的肝病患者（不同厂家说明书有所不同）。

3. 重要相互作用　合用其他肾毒性药物可增加本药的肾毒性；与洋地黄类合用可引起低血钾而增加洋地黄的毒性。

4. 常见药物不良反应　超敏反应（可事先使用抗组胺药和糖皮质激素预防）；肾功能损害（累积剂量至 5g 时肾毒性明显）；对钾平衡的影响（低钾血症或高钾血症）。有文献示，纠正低钠血症可能逆转其引起的肾损害，但不建议常规补钠。

5. 调配 / 输注注意事项

（1）调配方式：①不能用 NS 溶解，应以 5% 葡萄糖注射液溶解后于 6 小时内静脉滴注；②与多种药物不相溶，不推荐与其他药物配伍；③在重症疾病常见的肝素氯化钠溶液与之存在配伍禁忌，同一静脉通路先后使用时应使用 5% 葡萄糖注射液冲洗管路。

（2）输注方式：滴注速度不得超过 30 滴 /min，滴注浓度不宜 > 0.15mg/ml（锋克松）；避免药液滴至血管外发生静脉炎；应严格避光输注。

6. 血液净化治疗的影响　血液透析不能有效清除。

十八、注射用阿昔洛韦

（一）剂量

1. 常规剂量　5~10mg/kg q8h.；单纯疱疹性脑炎：10mg/kg q8h.。一日最大剂量为 30mg/kg（肥胖患者应按标准体重计算）。

2. 剂量调整　Ccr 25~50ml/min 者给药间隔调整为 q12h.；Ccr 10~25ml/min 者给药间隔调整为 q24h.；Ccr < 10ml/min。

（二）监护要点

1. 监护指标　血常规、血肌酐变化、每日入液量及尿量。

2. 用药禁忌　脱水者用药应减量。

3. 重要相互作用　避免与其他肾毒性药物联用；与大剂量哌替啶合用可发生哌替啶中毒；可抑制茶碱的代谢。

4. 常见药物不良反应　①血液系统：贫血、血小板减少性紫癜、DIC、中性粒细胞减少等；②神经精神系统：谵妄、过度兴奋、嗜睡等；③泌尿系统：肾衰竭、血尿、血肌酐升高；④皮肤：史 - 约综合征、多形红斑等；⑤肾损害：常发生于老年人、血容量不足、有基础肾病、用药至发生血尿时间短、滴速过快浓度过大的患者。急性肾衰竭的病理特征为急性肾小管坏死或急性间质性肾炎，预后一般较好。

5. 调配 / 输注注意事项　①调配方式：本品呈碱性，不宜与其他药物配伍；最后药物浓度不超过 7g/L，否则易引起静脉炎。②输注方式：静脉制剂专供静脉滴注，不宜肌内注射和静脉注射；滴注时间不少于 1 小时，以免引起肾小管内药物结晶沉积，损害肾功能；静脉给药经肾脏清除的比例明显升高，肾功能不全者不宜应用静脉滴注。

6. 血液净化治疗的影响　血液透析 6 小时约清除血中 60% 的药物，透析后应补 1 次剂量；腹膜透析的清除量很少。腹膜透析：常规剂量的一半，q24h.；血液透析：常规剂量的一半，q24h.，透析后加半量。

十九、更昔洛韦

（一）剂量

1. 常规剂量　诱导期：5mg/kg q12h.，14~21 天；维持期：5mg/kg q.d.。

2. 剂量调整　肾功能不全时应进行剂量调整（诱导期）。Ccr 为 50~69ml/min 者 2.5mg/kg q12h.；Ccr 为 25~49ml/min 者 2.5mg/kg q24h.；Ccr 为 10~24ml/min 者 1.25mg/kg q24h.；Ccr < 10ml/min 者 1.25mg/kg 每周 3 次。

（二）监护要点

1. 监护指标　全血细胞分类计数、血小板计数、血肌酐。

2. 用药禁忌　中性粒细胞计数< 500 个 /ml 或血小板计数< 25 000 个 /ml，或 HGB < 8g/dl，不应开始应用更昔洛韦治疗。

3. 重要相互作用　与口服吗替麦考酚酯合用会增加两者的血药浓度（竞争肾小管排泄）；与亚胺培南合用会增加 CNS 不良反应，易发生惊厥。

4. 常见药物不良反应　中性粒细胞减少、腹泻、发热、静脉炎等。

5. 调配 / 输注注意事项　①调配方式：本药的 pH 为 11，不能经过 Y 型管路与氨曲南、哌拉西林他唑巴坦、膦甲酸钠等同时输注。②输注方式：不推荐肌内注射、皮下注射和快速静脉滴注，滴注时间应在 1 小时以上，滴速过快可增加毒性；给药前后应用生理盐水冲洗管路。

6. 血液净化治疗的影响　血液透析可降低 50% 的更昔洛韦浓度。

二十、膦甲酸钠

（一）剂量

1. 常规剂量　单纯疱疹病毒皮肤感染：40mg/kg q8h. 或 q12h.；巨细胞病毒视网膜炎：60mg/kg q8h.。

2. 剂量调整

（1）美国建议延长给药间隔来调整剂量。

（2）英国建议方案

1）单纯疱疹病毒皮肤感染：Ccr 1.4~1.6ml/（kg · min）者 37mg/kg；Ccr 1.2~

1.4ml/（kg · min）者 33mg/kg；Ccr 1.0~1.2ml/（kg · min）者 28mg/kg；Ccr 0.8~1.0ml/（kg · min）者 24mg/kg；Ccr 0.6~0.8ml/（kg · min）者 19mg/kg；Ccr 0.4~0.6ml/（kg · min）者 14mg/kg。

2）CMV 视网膜炎：Ccr 1.4~1.6ml/（kg · min）者 55mg/kg；Ccr 1.2~1.4ml/（kg · min）者 49mg/kg；Ccr 1.0~1.2ml/（kg · min）者 42mg/kg；Ccr 0.8~1.0ml/（kg · min）者 35mg/kg；Ccr 0.6~0.8ml/（kg · min）者 28mg/kg；Ccr 0.4~0.6ml/（kg · min）者 21mg/kg。

（二）监护要点

1. 监护指标　①血肌酐，诱导治疗期至少隔日监测（《马丁代尔药物大典》）；电解质（尤其是钙和镁）。②用药期间应水化，静脉输液量一日应不少于 2500ml。

2. 用药禁忌　严重肾功能不全者禁用；避免与其他可导致肾损害的药物（如万古霉素、两性霉素 B、氨基糖苷类）合用。

3. 重要相互作用　有报道本药与环丙沙星合用后，发生全身强直阵挛性癫痫发作。

4. 常见药物不良反应　肾损害、骨髓抑制、电解质紊乱，特别是低钙血症（本品可螯合 2 价金属离子，此现象不能由监测总钙量反映，且与静脉输注相关）。

5. 调配 / 输注注意事项　①调配方式：不得与其他药物配伍。②输注方式：不可快速静脉注射，必须采用输液泵恒速静脉滴注，滴速不得＞ 1mg/（kg · min），滴速过快可导致急性低钙血症或其他中毒症状。一次剂量不超过 60mg/kg 可于 1 小时内滴入，较大剂量则滴注时间不少于 2 小时。中心静脉输注的注射液浓度可至 24mg/ml，周围静脉输注时浓度不超过 12mg/ml。

6. 血液净化治疗的影响　血液透析可清除，3 小时透析后血药浓度降低 50%，透析后应补充 1 次剂量。

（卜一珊　徐彦贵）

第六章　重症疾病常用治疗药物监测

第一节　抗　菌　药

一、庆大霉素

（一）适应证

1. 用于治疗敏感菌所致的败血症、下呼吸道感染、肠道感染、盆腔感染、腹腔感染、皮肤软组织感染、复杂性尿路感染等。

2. 鞘内及脑室内注射可作为敏感菌所致的严重中枢神经系统感染（如脑膜炎、脑室炎）的辅助治疗。

3. 口服给药可用于治疗细菌性痢疾或其他细菌性肠道感染、慢性胃炎、幽门螺杆菌所致的消化性溃疡（与抗溃疡药合用），亦可用于结肠手术前准备。

（二）常规剂量范围

1. 成人　i.m./i.v.：一次 80mg 或一次 1.0~1.7mg/kg q8h.；或一次 5mg/kg q.d.。疗程为 7~14 天。

2. 小儿　i.m./i.v.：一次 2.5mg/kg q12h.；或一次 1.7mg/kg q8h.。疗程为 7~14 天。

3. 鞘内及脑室内给药　剂量为成人一次 4~8mg，小儿（3 个月以上）一次 1~2mg，每 2~3 日 1 次。

（三）治疗药物监测

1. 监测指征　氨基糖苷类抗菌药是浓度依赖性药物，药动学的个体差异较大，临床需较高的峰浓度以提高抗菌活性及较低的谷浓度以减少毒性。

推荐监测人群包括所有使用庆大霉素的患者，尤其是药动学参数可能发生变化的患者（新生儿、脓毒症、烧伤、机械通气的 ICU 患者等）。

2. 治疗窗

（1）临床疗效靶值：C_{max}/MIC ≥ 8~10，$AUC_{0\sim24h}$/MIC ≥ 50~100。

（2）血药浓度治疗窗

1）监测时机：静脉输注后 30 分钟或肌内注射后 1 小时测定峰浓度。在下一剂给药前30分钟测定谷浓度（3~5个半衰期后测定）。

2）间歇给药的血药浓度：危及生命的感染者推荐峰浓度为8~10μg/ml，严重感染者推荐峰浓度为6~8μg/ml，尿路感染者推荐峰浓度为4~6μg/ml，协同治疗革兰氏阳性菌感染时推荐峰浓度为3~5μg/ml。危及生命的感染者推荐谷浓度为1~2μg/ml，严重感染者推荐谷浓度为0.5~1μg/ml，协同治疗革兰氏阳性菌感染时推荐谷浓度为＜1μg/ml。

3）延长间隔给药：峰浓度为15~25μg/ml或C_{max}/MIC比值＞10；谷浓度＜1μg/ml。

3. 测定方法　微生物法、荧光偏振免疫分析法、酶放大免疫分析法、放射免疫法、高效液相色谱法等。

（四）血药浓度的影响因素

1. 药动学

（1）吸收：肌内注射时t_{max}为30~60分钟。口服生物利用度＜1%，局部用药生物利用度为5%。经眼给药极少吸收进入眼内组织，不进入全身循环。

（2）分布：血浆蛋白结合率为0~30%。药物吸收后主要分布于细胞外液，其中5%~15%再分布到组织中，并在肾皮质细胞中积蓄。V_d为0.2~0.25L/kg，水肿、腹水、液体超负荷等可使V_d增加。药物在尿液中的浓度较高，支气管分泌物、蛛网膜下腔、眼组织以及房水中的浓度较低。脑脊液/血药浓度的比值正常情况下＜10%，罹患脑膜炎时该比值≤25%。本药物可透过胎盘屏障。

（3）代谢：本药物在体内不代谢。

（4）排泄：经尿液排泄（原型药物＞70%），尿中的浓度可超过100μg/ml。消除半衰期成人为2~3小时，小儿为3~11.5小时；肾功能减退者为40~50小时。

（5）透析：可通过血液透析或腹膜透析。

2. 特殊人群

（1）肾功能不全：药物主要经肾排泄，肾功能不全患者的药物清除减慢，血药浓度下降减缓而致C_{min}升高。

（2）年龄：儿童与成年人相比，氨基糖苷类抗菌药在其体内的$t_{1/2}$较长，清除率较低，C_{min}较高。老年人的分布容积低于成年人，肾功能减退，氨基糖苷类抗菌药的消除速率较慢，C_{min}较高。

3. 药物相互作用　见表6-1。

表6-1　影响庆大霉素血药浓度的药物相互作用

药物	相互作用	处理对策
青霉素类	氨基糖苷类↓	建议监测氨基糖苷类的血药浓度
替诺福韦	替诺福韦↑；氨基糖苷类↑	建议监测氨基糖苷类的血药浓度

二、阿 米 卡 星

（一）适应证

本药适用于敏感菌所致的下列感染：下呼吸道感染，腹腔感染，胆道感染，骨、关节、皮肤及软组织感染（包括烧伤、术后感染等），复杂性和迁延性尿路感染，中枢神经系统感染（包括脑膜炎），细菌性心内膜炎，菌血症。

（二）常规剂量范围

1. 成人　单纯性尿路感染，i.m./i.v.：对常用抗菌药耐药者每 12 小时 200mg；其他全身性感染，i.m./i.v.：每 12 小时 7.5mg/kg 或每 24 小时 15mg/kg。一日总剂量不得超过 1.5g，疗程不得超过 10 天。

2. 儿童　i.m./i.v.：首剂 10mg/kg，随后每 12 小时 7.5mg/kg 或每 24 小时 15mg/kg。

（三）治疗药物监测

1. 监测指征　氨基糖苷类抗菌药是浓度依赖性药物，药动学的个体差异较大，临床需较高的峰浓度以提高抗菌活性及较低的谷浓度以减少毒性。

推荐监测人群包括所有使用阿米卡星的患者，尤其是药动学参数可能发生变化的患者（肾功能不全、脓毒症、烧伤、机械通气的 ICU 患者等）。

2. 治疗窗

（1）临床疗效靶值：C_{max}/MIC ≥ 8~10，$AUC_{0\sim24h}$/MIC ≥ 50~100。

（2）血药浓度治疗窗

1）监测时机：静脉输注后 30 分钟或肌内注射后 1 小时测定峰浓度；在下一剂给药前 30 分钟测定谷浓度（3~5 个半衰期后测定）。

2）间歇给药的血药浓度：危及生命的感染者推荐峰浓度为 25~40μg/ml；严重感染者推荐峰浓度为 20~25μg/ml；尿路感染者推荐峰浓度为 15~20μg/ml。推荐谷浓度范围为＜ 8μg/ml。

3）延长间隔给药：一日 1 次给药 15mg/kg 者血药峰浓度为 55~65μg/ml；谷浓度＜ 1μg/ml。

3. 测定方法　荧光偏振免疫分析法、酶放大免疫分析法、放射免疫法、高效液相色谱法等。

（四）血药浓度的影响因素

1. 药动学

（1）吸收：肌内注射，t_{max} 为 0.75~1.5 小时；静脉滴注，t_{max} 为 15~30 分钟。

（2）分布：V_d 为（0.21 ± 0.08）L/kg，主要进入细胞外液（高亲水性）；新生儿、水肿、腹水、体液超负荷患者的 V_d 增加；脱水患者的 V_d 降低。婴儿脑脊液 / 血药浓度的比值正常范围为 10%~20%，罹患脑膜炎时该比值高达 50%。本药可透过胎盘。血浆蛋白结合率为0~11%。

(3)代谢:药物在体内不代谢。

(4)排泄:主要经肾小球滤过随尿液排出,9小时内可排出给药量的84%~92%,24小时内可排出94%~98%,10~20日内可完全排泄。成人的半衰期为2~2.5小时,小儿为1~9小时;无尿/终末期肾病为17~150小时。

(5)透析:可通过血液透析或腹膜透析。

2. 特殊人群 同庆大霉素。

3. 药物相互作用 同庆大霉素。

三、亚胺培南西司他丁钠

(一)适应证

用于治疗敏感菌所致的感染(如败血症、感染性心内膜炎、下呼吸道感染、腹腔感染、妇科感染、皮肤软组织感染、骨关节感染、泌尿生殖道感染)以及多种细菌所致的混合感染。

(二)常规剂量范围

用量以亚胺培南计,具体剂量见表6-2。

表6-2 肾功能正常且体重≥70kg者的用药剂量表

感染程度	一般用法用量
轻度	一次0.25g,每6小时1次,日剂量为1g
中度	一次0.5g,每8小时1次,日剂量为1.5g 一次1g,每12小时1次,日剂量为2g
严重的敏感菌感染	一次0.5g,每6小时1次,日剂量为2g
不太敏感菌引起的严重和/或威胁生命的感染	一次1g,每8小时1次,日剂量为3g 一次1g,每6小时1次,日剂量为4g;或一日总剂量为50mg/kg,两者中选择较低剂量使用

对肾功能不全、体重<70kg的患者,给药剂量须进一步按比例降低。

(三)治疗药物监测

1. 监测指征 碳青霉烯类抗菌药属于时间依赖性抗菌药,其给药方案的制定和优化应根据PK/PD综合参数表中的$T>$ MIC(%)值来确定。重症患者存在高代谢或低代谢、脏器高灌注或灌注不足、水钠潴留、血流再分布等现象,如按照常规经验性治疗方案给药可能导致患者的血浆药物浓度过高或不达标,继而引起药物不良反应或导致亚胺培南的药动学参数达标率低,因此对于重症患者更应该监测亚胺培南的浓度。

推荐监测人群包括重症感染、耐药菌感染患者。

2. 治疗窗　杀菌靶值为 $\%fT>\text{MIC}\geqslant 40\%$，临床疗效靶值为 $\%fT>\text{MIC}\geqslant 50\%\sim 70\%$。重症患者的杀菌靶值为 $\%fT>\text{MIC}=100\%$，$\%fT>4\text{MIC}=100\%$ 时效果较好。

3. 测定方法　高效液相色谱法、微生物法、琼脂扩散法等。

（四）血药浓度的影响因素

1. 药动学

（1）吸收：亚胺培南肌内注射，t_{max} 为 2 小时，生物利用度为 75%；西司他丁肌内注射，t_{max} 为 1 小时，生物利用度为 95%。

（2）分布：血浆蛋白结合率亚胺培南约 20%，西司他丁约 40%。本药可透过胎盘，但较难透过血 - 脑屏障。

（3）代谢：亚胺培南在肾脏中经脱氢肽酶 -1 代谢。约 10% 的西司他丁给药量可形成 *N*- 乙酰基代谢物（与母体活性相当）。

（4）排泄：静脉注射后经肾脏排泄，亚胺培南、西司他丁原型药物均约占给药量的 70%。亚胺培南和西司他丁的消除半衰期均为 1 小时。

2. 特殊人群

（1）肾功能不全：药物主要经肾排泄，对于存在肾功能不全的患者，亚胺培南的半衰期可延长 3~4 倍，西司他丁的半衰期可延长至 13.3~17.1 小时。药物在体内停留的时间长，相应地引起其药动学参数达标率高于肾功能正常患者。

（2）疾病：重症感染患者由于低蛋白血症致毛细血管通透性增加、组织水肿，同时大量的液体复苏导致液体外渗、细胞外间隙液体含量增加，引起亚胺培南的表观分布容积大于健康人，亚胺培南在组织液中的分布广泛，血液中的药物浓度相对减低。

3. 药物相互作用　见表 6-3。

表 6-3　与药物浓度相关的亚胺培南西司他丁钠的药物相互作用

药物	相互作用	处理对策
丙磺舒	亚胺培南↑	不推荐合用
丙戊酸、双丙戊酸钠	丙戊酸、双丙戊酸钠↓	不推荐合用。经丙戊酸或双丙戊酸钠良好控制的癫痫患者，可使用非碳青霉烯类抗菌药治疗感染；若必须使用本药，应考虑合用抗惊厥药

四、万 古 霉 素

（一）适应证

治疗耐甲氧西林葡萄球菌所致的感染，亦用于不能使用其他抗菌药（包括青霉素类、头孢菌素类）或使用其他抗菌药无效的葡萄球菌、肠球菌、棒状杆菌、类白喉杆菌属等所致的感染（如心内膜炎、骨髓炎、败血症或软组织感染等）。

（二）常规剂量范围

1. 成人　i.v.：一日 2g，分次给药，每 6 小时 0.5g 或每 12 小时 1g，可根据年龄、体重、症状适量增减。

2. 儿童　i.v.：新生儿及婴儿的起始单次剂量为一次 15mg/kg，随后为一次 10mg/kg。出生 1 周者采用上述单次剂量，每 12 小时 1 次，1 周 ~1 个月者采用上述单次剂量，每 8 小时 1 次。儿童一次 10mg/kg，每 6 小时 1 次。

（三）治疗药物监测

1. 监测指征　有研究表明，万古霉素较高的 AUC/MIC 与降低感染治疗失败率和死亡率相关，但监测 AUC/MIC 临床实践较困难。系统评价结果表明，万古霉素的谷浓度与感染治疗失败率和肾毒性相关性较强，且谷浓度与 AUC 的相关性良好，因此推荐监测万古霉素的血药谷浓度以提高疗效和降低肾毒性。

推荐监测人群包括合用肾损害药物的患者、重症患者、肥胖患者、烧伤患者、肾功能不全患者、老年人等。

2. 治疗窗

（1）临床疗效靶值：AUC/MIC ≥ 400。

（2）血药浓度治疗窗

1）监测时机：对于肾功能正常的患者，建议第 3 天（首次给药 48 小时后）开始监测万古霉素的血药谷浓度；对于肾功能不全的患者，推荐首次给药 72 小时后开始监测万古霉素的血药谷浓度。

2）目标值：对于一般成人患者，推荐万古霉素的目标谷浓度维持在 10~15mg/L；对于严重 MRSA 感染的成人患者，建议万古霉素的目标谷浓度维持在 10~20mg/L。

3. 测定方法　高效液相色谱法、荧光偏振免疫法、酶放大免疫法检测、化学发光微粒子免疫检测法等。

（四）血药浓度的影响因素

1. 药动学

（1）吸收：口服给药难以吸收，生物利用度可忽略。

（2）分布：分布广泛，分布容积为 0.43~1.25L/kg。在血浆、心包、胸膜、腹膜、腹水和滑膜液中均可达有效抗菌浓度。药物可透过胎盘，但不易迅速穿过正常的血 - 脑屏障，在脑膜发炎时则可渗入脑脊液。血浆蛋白结合率约为 55%。

（3）代谢：在体内不代谢。

（4）排泄：静脉注射后主要通过肾小球滤过，在最初的 24 小时内，75% 的原型药物经尿排出；口服主要经粪便排出。消除半衰期成人平均为 6 小时

（4~11 小时）；肾功能不全者可延长，终末期肾病为 7.5 天。

（5）透析：不可通过血液透析；腹膜透析未知。

2. 特殊人群

（1）肾功能不全：万古霉素以原型经肾小球滤过清除。肾功能正常者的半衰期为 4~6 小时；肾功能不全者的半衰期平均为 7.5 天，半衰期显著延长会导致其血药浓度升高和肾毒性增加。

（2）疾病：万古霉素是一种水溶性大分子物质，肥胖、水肿、合并药物、肾功能损伤、肾脏替代治疗、特殊疾病如败血症等均可使万古霉素的表观分布容积（V_d）和清除率（Cl）发生变化，从而导致 PK 方面的个体差异。

3. 药物相互作用　见表 6-4。

表 6-4　与药物浓度相关的万古霉素的药物相互作用

药物	相互作用	处理对策
非甾体抗炎药	万古霉素↑	建议监测万古霉素的血药浓度
胆汁酸螯合剂	万古霉素↓	建议监测万古霉素的血药浓度

五、替 考 拉 宁

（一）适应证

本品可用于治疗各种严重的革兰氏阳性菌感染，包括不能用青霉素类和头孢菌素类其他抗菌药者，或用上述抗菌药治疗失败的严重葡萄球菌感染，或对其他抗菌药耐药的葡萄球菌感染。

（二）常规剂量范围

1. 复杂性皮肤和软组织感染、肺炎、复杂性泌尿系统感染　i.v., i.m.：负荷剂量为第 1 天 400mg q12h.，给药 3 次；维持剂量为 400mg q.d.。

2. 严重感染，如骨和关节感染、感染性心内膜炎　负荷剂量为静脉注射 800mg q12h.，给药 3~5 次；维持剂量为静脉注射或肌内注射 800mg q.d.。

（三）治疗药物监测

1. 监测指征　替考拉宁的血药谷浓度可反映给药间隔期间的药物暴露量是否高于细菌的 MIC 与持续时间，与临床疗效相关。

推荐监测人群包括肾功能不全的成人、老年人、重症患者等。

2. 治疗窗

（1）临床疗效靶值：治疗一般感染时 AUC/MIC ≥ 125；治疗重症感染时 AUC/MIC ≥ 345。

（2）血药浓度治疗窗

1)监测时机：用药或者改变剂量5天后测定谷浓度。

2)目标值：对于大多数革兰氏阳性菌感染，替考拉宁的谷浓度≥ 10mg/L(HPLC)或15mg/L(FPIA)；对于心内膜炎或其他重度感染，替考拉宁的谷浓度≥15~30mg/L(HPLC)或30~40mg/L(FPIA)。

3. 测定方法　高效液相色谱法、荧光偏振免疫法、均相免疫比浊定量微球系统、液相色谱-串联质谱联用法等。

(四)血药浓度的影响因素

1. 药动学

(1)吸收：肌内注射的生物利用度为94%；口服不吸收。

(2)分布：血浆蛋白结合率为90%~95%(与人血清白蛋白结合)，稳态时的 V_d 为0.7~1.4L/kg。组织穿透性好，可以进入白细胞内，不进入红细胞、脑脊液和脂肪。在肺、心肌和骨组织中的组织/血清比率≥1；在疱液、滑膜液和腹膜液中的组织/血清比率在0.5~1；在胸膜液和皮下脂肪组织中的组织/血清比率在0.2~0.5。

(3)代谢：很少被代谢，主要通过羟基化生成2种代谢物，占给药剂量的2%~3%。

(4)排泄：口服给药后血清或尿液中未检测到替考拉宁，仅在粪便中检测到原型替考拉宁(约为给药剂量的45%)。静脉注射或肌内注射主要通过尿液排泄(16天内排泄80%)，在给药后8天内粪便(胆汁排泄)中仅回收给药剂量的2.7%。消除半衰期为100~170小时，肾功能不全者的消除半衰期进一步延长。

(5)透析：不可透过血液透析和腹膜透析。

2. 特殊人群

(1)年龄：老年人由于肾功能的个体差异很大，药动学参数的变异系数达125%~694%，故需要进行替考拉宁的血药浓度监测。

(2)疾病：低蛋白血症对替考拉宁的药动学、药效学影响较大。替考拉宁的血浆蛋白结合率高，血浆蛋白结合率下降使游离型药物浓度增加，从而引起游离型药物的清除率增加。有研究报道替考拉宁在重症监护病房患者体内的清除率增加36%。

六、利奈唑胺

(一)适应证

用于治疗由特定微生物敏感株引起的下列感染：万古霉素耐药的屎肠球菌引起的感染(包括伴发的菌血症)，由金黄色葡萄球菌(甲氧西林敏感或耐药株)或肺炎链球菌(包括多药耐药株)引起的肺炎，由金黄色葡萄球菌(甲氧西林敏感或耐药株)、化脓性链球菌或无乳链球菌引起的皮肤和皮肤软组织感染（包括未并发骨髓炎的糖尿病足部感染）。

（二）常规剂量范围

1. 成人 一次600mg，每12小时1次。

2. 儿童 11岁以下的儿童一次10mg/kg，每8小时1次；12岁及12岁以上的儿童同成人的用法用量。

（三）治疗药物监测

1. 监测指征 利奈唑胺在重症患者中由于病理状态下机体代谢能力的改变，体内分布产生变化。对重症患者开展利奈唑胺的血药浓度监测可提高疗效，减少耐药菌的产生和不良反应的发生。

推荐监测人群包括重症患者。

2. 治疗窗

（1）临床疗效靶值：$AUC_{0\sim24h}/MIC \geqslant 100$。

（2）血药浓度治疗窗

1）监测时机：用药或者改变剂量24小时后测定谷浓度。

2）目标值：成人患者的谷浓度范围推荐为2~8mg/L。

3. 测定方法 高效液相色谱法、液相色谱-串联质谱联用法等。

（四）血药浓度的影响因素

1. 药动学

（1）吸收：t_{max} 分别为口服时成人为1~1.5小时；i.v. 时成人为0.51小时，儿童为0.54小时。生物利用度为100%。

（2）分布：血浆蛋白结合率为31%；V_d 成年人为40~50L，早产儿~11岁为0.66~0.81L/kg，青少年为0.61L/kg。

（3）代谢：50%~70%的药物在肝脏代谢为吗啉环氧化代谢物（无活性），不经过肝脏P450酶代谢。

（4）排泄：肾清除率为40ml/min。非肾消除占其总消除率的65%，稳态时30%的原型和50%的代谢物随尿排泄。经粪便排泄7%~12%。消除半衰期成年人为4.7~5.4小时，青少年为4.1小时，婴儿和儿童为1.8~2.9小时，新生儿（足月）为1.5~3小时，早产新生儿为5.6小时。

（5）透析：可通过血液透析，给药后3小时开始透析，约3小时的透析期内约30%的药物剂量可清除；腹膜透析未知。

2. 特殊人群

（1）肾功能不全：有研究表明，在肾功能不全患者中，利奈唑胺的暴露增加，代谢产物也会蓄积，但目前这种蓄积的意义尚不清楚。

（2）年龄：老年人与年轻人之间的药动学几无差异。儿童患者的清除率高于成人，导致其与成人相比，单剂量给药后的AUC降低、$t_{1/2}$ 缩短，且药动学参数在各年龄层的儿童患者中相似。

3. 相互作用

（1）食物：①食物使利奈唑胺的 C_{max} 延迟 1.5~2.2 小时，高脂肪食物使 C_{max} 减少约 17%；$AUC_{0\sim\infty}$ 不受影响。②与富含酪胺的食物或饮料同时服用时可能引起显著的升压反应，使用本药应避免服用富含酪胺的食物或饮料。如需使用，每餐摄入的酪胺量应低于 100mg。

（2）药物：利福平可使利奈唑胺的血药浓度下降，合用时建议监测利奈唑胺的血药浓度。

七、伏立康唑

（一）适应证

本药主要用于治疗进展性、可能威胁生命的真菌感染，包括侵袭性曲霉病、对氟康唑耐药的念珠菌（包括克柔念珠菌）引起的严重侵袭性感染、由足放线病菌属和镰刀菌属引起的严重感染、非中性粒细胞减少患者的念珠菌血症。

（二）常规剂量范围

1. 成人　i.v.：负荷剂量（第 1 个 24 小时给予）为一次 6mg/kg q12h.；维持剂量为一次 4mg/kg q12h.。口服：体重≥ 40kg 的患者负荷剂量（第 1 个 24 小时给予）为一次 400mg q12h.；维持剂量（开始用药 24 小时后给予）为一次 200mg q12h.。如应答欠佳，可增量至一次 300mg q12h.；如不耐受，可一次减 50mg，逐渐减至初始维持剂量。体重＜ 40kg 的患者负荷剂量（第 1 个 24 小时给予）为一次 200mg q12h.；维持剂量（开始用药 24 小时后给予）为一次 100mg q12h.。

2. 儿童　12 岁及 12 岁以上的儿童同成人的用法与用量。2~12 岁（不包括 2 岁）的儿童 i.v.，7mg/kg（不应高于口服剂量）q12h.；口服，一次 200mg q12h.。

（三）治疗药物监测

1. 监测指征　伏立康唑给药后的个体差异大，呈非线性药动学特征。其血药浓度低影响临床疗效，而浓度过高时则使其不良反应（如中枢神经系统毒性、视觉障碍、肝功能异常等）发生率增高。

推荐监测人群包括肝功能不全患者、联合使用影响伏立康唑药动学的药物的患者、细胞色素 P450 2C19 因突变患者、发生不良事件或疗效欠佳的患者、重症真菌感染危及生命的患者等。

2. 治疗窗

（1）临床疗效靶值：治疗念珠菌病的临床研究结果显示，$fAUC_{0\sim24h}/MIC=20$ 可为预测临床疗效的 PK/PD 靶值，当 $fAUC_{0\sim24h}/MIC > 20$ 时临床治愈率可达 72%~92%；对于侵袭性曲霉感染，伏立康唑的药效与谷浓度密切相关，当谷浓度约为 2mg/L 时临床疗效最佳。

（2）血药浓度监测

1）监测时机：基于药动学理论，在首日给予负荷剂量的情况下，血药浓度在给药后第 2 天即可达稳。考虑到证据情况及患者个体差异，给药后第 3 天首次取血测定血药浓度更为稳妥。有文献报道，在不给予负荷剂量的情况下，对于一般状况的成人患者，伏立康唑血药浓度在第 4-7 天达稳。由于极低的证据质量和较大的个体差异，《伏立康唑个体化用药指南》专家组未对不给予负荷剂量下的首次监测时机形成推荐意见。

2）治疗窗：国内推荐为谷浓度下限 0.5mg/ml，上限为 5mg/L。国外推荐为侵袭性曲霉菌病，谷浓度下限＞ 1~1.5mg/L，上限＜ 5~6mg/L；真菌性眼内炎，目标谷浓度 2~5mg/L；明脐菌属脑膜炎或骨关节感染，2~5mg/L；其他感染，谷浓度下限＞ 1.0mg/ml，上限＜ 4.0mg/L。

3. 测定方法　高效液相色谱法、液相色谱 - 串联质谱联用法等。

（四）血药浓度的影响因素

1. 药动学

（1）吸收：口服 1~2 小时达峰，免疫功能低下的儿童（2~12 岁）1.00~2.84 小时达峰，肥胖的成人 1.16~1.79 小时达峰。生物利用度口服成人为 96%，免疫功能低下的儿童（2~12 岁）为 65%~66%。

（2）分布：血浆蛋白结合率为 58%，伏立康唑在体内分布广泛，脑脊液浓度为血浆浓度的 50%。成人的 V_d 为 4.6L/kg，肥胖者 V_d 与此差别不大，免疫功能低下儿童（2~12 岁）的 V_d 为 1.852L/kg。

（3）代谢：通过肝脏 CYP2C19（主要途径）以及 CYP2C9 和 CYP3A4 代谢，代谢具有饱和性，主要代谢产物为 *N*- 氧化物代谢物（活性较弱）。

（4）排泄：仅有少于 2% 的药物以原型经尿排出。

（5）透析：可通过血液透析，清除率为 121ml/min；注射剂中的辅料 β- 环糊精钠（SBECD）可通过血液透析，清除率为 55ml/min。

2. 特殊人群

（1）年龄：在儿科患者中，伏立康唑的药动学很复杂。在 14 岁以上的青少年和 12~14 岁且体重＞ 50kg 的儿科患者中，数据表明药动学与成人相似。在 2~12 岁的儿童中，目前的数据表明伏立康唑在暴露时具有高度的变异性，在低剂量下呈线性消除，在高剂量呈非线性消除。因此，为了达到与成人相似的 AUC，儿童需要更高的剂量。

（2）肝功能不全：肝功能异常者的伏立康唑消除半衰期延长，清除率下降，AUC 升高。

3. 相互作用

（1）食物：食物可能会降低伏立康唑的吸收，应在饭前 1 小时或饭后 1 小时口服伏立康唑。

（2）药物：伏立康唑不仅是细胞色素 P450 的底物，也是其抑制剂。凡是与伏立康唑有相同代谢途径的药物均有可能影响伏立康唑的代谢，导致其血浆水平的变化，具体见表 6-5。

表 6-5 与药物浓度相关的伏立康唑的药物相互作用

药物	相互作用	处理对策
抗结核药：利福平、利福布汀	伏立康唑↓	禁止联用
利托那韦	伏立康唑↓	禁止与高剂量的利托那韦（400mg q12h.）联用，联用低剂量（100mg q12h.）时监测伏立康唑的浓度
依非韦伦	伏立康唑↓，依非韦伦↑	禁止与高剂量（400mg q.d.）的依非韦伦合用；与低剂量合用时应将本药的口服给药维持剂量增加至 400mg q12h.
蛋白酶抑制剂：沙奎那韦、安普那韦、奈非那韦（茚地那韦除外）	伏立康唑↑，蛋白酶抑制剂↑	慎用，监测两者的不良反应
圣约翰草	伏立康唑↓	禁止联用
CYP 诱导剂（利福平、卡马西平、长效巴比妥类药物）	伏立康唑↓	禁止联用
苯妥英钠	伏立康唑↓，苯妥英钠↑	合用时推荐本药口服给药，维持剂量增至一次 400mg（体重≥ 40kg）或 200mg（体重＜ 40kg）q12h.。监测苯妥英钠的血药浓度
苯二氮䓬类药物（如咪达唑仑、三唑仑、阿普唑仑）	苯二氮䓬类药物↑	合用时应频繁监测苯二氮䓬类药物的不良反应和毒性（如镇静时间延长），可能需调整其剂量
长效阿片类药物（如芬太尼、阿芬太尼、羟考酮）	长效阿片类药↑	合用时应考虑减少上述药物的剂量，必要时应增加对此类药物不良反应监测的时间和频率
美沙酮	美沙酮↑	慎用，美沙酮可能需要减量
环孢素	环孢素↑	慎用，环孢素减量 50%，监测环孢素的血药浓度

续表

药物	相互作用	处理对策
他克莫司	他克莫司↑	慎用，他克莫司减量 1/3，监测他克莫司的血药浓度
西罗莫司	西罗莫司↑	禁止联用
依维莫司	依维莫司↑	不推荐合用
羟甲基戊二酸单酰辅酶 A（HMG-CoA）还原酶抑制剂（他汀类药）	他汀类降脂药↑	慎用，他汀类可能需要减量或选用普伐他汀
二氢吡啶类钙通道阻滞剂	伏立康唑↑，钙通道阻滞剂↑	慎用，钙通道阻滞剂可能需要减量
奥美拉唑	伏立康唑↑，奥美拉唑↑	已接受奥美拉唑（40mg 或 40mg 以上剂量）治疗的患者合用本药时奥美拉唑的剂量应减半
磺酰脲类药物	磺酰脲类药物↑	慎用，磺酰脲类药物可能需要减量
华法林	华法林↑	慎用，华法林减量及监测凝血酶原时间
长春花生物碱	长春花生物碱↑	慎用，监测长春花生物碱的不良反应和毒性
口服避孕药	伏立康唑↑，避孕药↑	监测药物疗效及安全性

4. 药物基因组学　伏立康唑主要经肝脏 CYP450 同工酶 CYP2C19 代谢，部分由 CYP3A4 代谢，少部分由 CYP2C9 代谢。CYP2C19 具有基因多态性，见表 6-6。

表 6-6　伏立康唑的 CYP2C19 基因多态性

基因	基因型	暴露量
超快代谢型	CYP2C19*17	较纯合子快代谢型降低 50%
纯合子快代谢型	CYP2C19*1/*1	
杂合子快代谢型	CYP2C19*1/*2，*1/*3	纯合子快代谢型的 1.5~2 倍
慢代谢型	CYP2C19*2/*2，*2/*3，*3/*3	纯合子快代谢型的 3~4 倍

伏立康唑的代谢具有人种差异，与白色人种（2%~3%）相比，12%~23% 的亚洲人属于弱代谢型。我国弱代谢型的人群比例高达 25%，研究我国人群中 CYP2C19 对伏立康唑 PK 的影响具有重要意义。

第二节　神经系统药物

一、卡马西平

（一）适应证

广谱抗癫痫药物。①抗癫痫作用：是单纯及复杂部分性发作的首选药，对复杂部分性发作的疗效优于其他抗癫痫药，对典型或不典型失神发作、肌阵挛发作无效；②治疗三叉神经痛及舌咽神经痛；③治疗神经源性尿崩症；④预防或治疗躁狂抑郁症；⑤镇痛。

（二）常规剂量范围

1. 成人

（1）癫痫、三叉神经痛：片剂的起始剂量为一次 0.1~0.2g，一日 1~2 次，以后可逐渐增量直至出现最佳疗效。胶囊的起始剂量为一次 0.1g，一日 2~3 次，第 2 日起每日增加 0.1g，直至出现疗效。维持剂量为最低有效剂量，分次服用，最大日剂量为 1.2g。缓释胶囊的起始剂量为一次 0.1~0.2g，一日 1~2 次，以后可逐渐增量直至出现最佳疗效（通常为一次 0.4g，一日 2~3 次），部分患者日剂量可达 1.6g 或 2.0g。

（2）尿崩症：片剂、胶囊单用时一日 0.3~0.6g，如与其他抗利尿药联用时一日 0.2~0.4g，分 3 次服用。

（3）抗躁狂症：片剂、胶囊的起始剂量为一日 0.2~0.4g，分 3~4 次服用，以后每周逐渐增量直至最大日剂量 1.6g。

（4）镇痛：片剂、胶囊的起始剂量为一次 0.1g，一日 2 次，第 2 日起隔日增加 0.1~0.2g，直至疼痛缓解；维持剂量为一日 0.4~0.8g，分次服用；最大日剂量为 1.2g。

2. 儿童　癫痫的具体剂量见表 6-7。

表 6-7　卡马西平治疗儿童癫痫的常规剂量

剂型	常规剂量
片剂、缓释胶囊	以 10~20mg/kg 计算：12 个月以下的儿童一日 100~200mg；1~5 岁的儿童一日 200~400mg；6~10 岁的儿童一日 400~600mg；11~15 岁的儿童一日 600~1 000mg，分次服用
胶囊	6 岁以下儿童的起始剂量为一日 5mg/kg，每 5~7 日增加 1 次剂量，直至一日 10mg/kg，必要时可增至一日 20mg/kg，常用量为 10~20mg/kg（250~300mg），日剂量不应超过 400mg 6~12 岁的儿童第 1 日 100mg，分 2 次服用，隔周增量 100mg，直至出现疗效，维持剂量为最低有效剂量，常用量为一日 400~800mg，日剂量不应超过 1 000mg，分 3~4 次服用

（三）治疗药物监测

1. 监测指征 卡马西平的治疗有效浓度与中毒浓度接近甚至重叠，> 12mg/L 的浓度可致中毒反应，包括骨髓抑制、过敏性肝损害、心律失常、幻觉、系统性红斑狼疮样综合征，< 4mg/L 时临床疗效较差。

推荐监测人群包括服用卡马西平的患者。

2. 治疗窗

（1）监测时机：用药或者改变剂量 7 天后测定谷浓度。

（2）目标值：治疗癫痫的谷浓度为 4~12mg/L，合并其他抗癫痫用药时为 4~8mg/L；稳定情绪时谷浓度为 4~10mg/L；中毒浓度> 15mg/L。

3. 测定方法 高效液相色谱法、液相色谱 - 串联质谱联用法、高效毛细管电泳法、均相酶免疫分析法、放射免疫分析法、化学发光免疫测定法、荧光偏振免疫测定法。

（四）血药浓度的影响因素

1. 药动学

（1）吸收：普通片在单剂量服药后，12 小时内达平均血浆峰值浓度。单剂量口服 400mg 卡马西平后，平均峰值血浆浓度约为 4.5μg/ml。卡马西平在 1~2 周内达稳态血浆浓度，但这分别受卡马西平的自身诱导或被其他酶诱导剂物诱导，同时也依赖于患者治疗前的状况、剂量和治疗周期影响。

（2）分布：V_d 为 0.8~2L/kg，血浆蛋白结合率为 70%~80%。

（3）代谢：经肝脏代谢，活性代谢物 10，11- 环氧卡马西平是 CYP3A4 底物，诱导 CYP3A4 和 CYP1A2。本品为肝药酶诱导剂，可加速自身代谢，长期应用其半衰期可下降 2~3 倍。一般服药 2 周达稳态，服用 3~4 周自身诱导会达最大程度，血药浓度可能会有所下降，此时须再次监测血药浓度，重新确定给药剂量。

（4）排泄：单剂口服 400mg，经粪便排泄 28%，肾脏排泄 72%（原型药物约占 2%，10，11- 环氧化物约占 1%）。本药的平均消除半衰期为 36 小时，因肝脏单胺氧化酶系统自身诱导作用，重复给药后的消除半衰期为 16~24 小时。

（5）透析：可通过血液透析。

2. 特殊人群 儿童、孕妇的药物代谢能力较强，血药浓度低。

3. 相互作用

（1）食物和葡萄柚汁：食物不影响本药的吸收速率和吸收程度。与葡萄柚汁合用可升高本药的血药浓度水平，合用时应监测本药的血药浓度水平并相应调整剂量。

（2）药物：见表 6-8。

表 6-8 与药物浓度相关的卡马西平的药物相互作用

药物	相互作用	处理对策
细胞色素 P450(CYP)3A4 抑制剂(如西咪替丁、环丙沙星、达那唑、地尔硫䓬、大环内酯类抗菌药、奥氮平、氯雷他定、特非那定、奥美拉唑、异烟肼、布洛芬、唑类抗真菌药等)	卡马西平↑	监测本药的血药浓度水平,可能需调整剂量
人类微粒体环氧化物水解酶抑制剂(如洛沙平、喹硫平、丙戊酸)	10,11-环氧卡马西平↑	监测本药的血药浓度水平,可能需调整剂量
CYP3A4 诱导剂(如顺铂、多柔比星、非氨酯、磷苯妥英、利福平、苯巴比妥、苯妥英、扑米酮、甲琥胺、茶碱、氨茶碱)	卡马西平↓	监测本药的血药浓度水平,可能需调整剂量
CYP1A2、CYP2B6、CYP2C9/19、CYP3A4 底物(如阿立哌唑、他克莫司、替西罗莫司、拉帕替尼)	上述药物↓	监测上述药物的血药浓度水平,可能需调整剂量
环磷酰胺	环磷酰胺活性代谢产物↑	慎用,环磷酰胺可能需调整剂量
异维A酸	卡马西平↓	监测本药的血药浓度水平,可能需调整剂量
香豆素类	香豆素类↓	慎用,上述药物加量及监测凝血酶
抗抑郁药:安非他酮、西酞普兰、曲唑酮、三环抗抑郁药(如丙米嗪、阿米替林、去甲替林、氯米帕明)	上述药物↓	禁止联用,停用 MAOI 至少 2 周后方可使用本药
免疫抑制剂:环孢素、依维莫司、西罗莫司	上述药物↓	监测上述药物的浓度

4. 药物基因组学 HLA 等位基因与卡马西平的不良反应相关,可引起 Stevens-Johnson 综合征及中毒性表皮坏死松解症。卡马西平的 HLA 基因多态性见表 6-9。

除此之外,卡马西平在体内主要通过 CYP 代谢,也有部分通过鸟苷二磷酸葡糖醛酸转移酶(UGT)代谢。目前有研究发现卡马西平的血药浓度受多种基因多态性的影响,如 CYP3A4、CYP3A5、UGT2B7、ABCB1 等。但部分研究出现相悖的结论,还需要大数据研究支持。

表 6-9 卡马西平的 HLA 基因多态性

基因	人群
HLA-B*1502	发生率约为 5%，几乎全部发生在亚洲血统患者，包括南亚印第安人
HLA-A*3101	在更多的族群中普遍存在，但数据更加有限（北欧、日本、美洲原住民和拉丁美洲血统均有报道）
HLA-A*2402	在中国南方汉族中 HLA-A*2402 是卡马西平导致 Stevens-Johnson 综合征及中毒性表皮坏死松解症的独立危险因素，但仍需进行进一步研究

二、丙戊酸钠

（一）适应证

用于治疗癫痫。

（二）常规剂量范围

丙戊酸钠的常规剂量见表 6-10。

表 6-10 丙戊酸钠的常规剂量

剂型	成人	儿童
片剂	起始剂量为一日 5~10mg/kg，1 周后递增，直至癫痫发作得以控制。常规剂量为一日 15mg/kg 或 600~1200mg，分 2~3 次服用。最大日剂量为 30mg/kg 或 1800~2400mg。日剂量超过 250mg 时应分次服用	按体重计同成人；亦可一日 20~30mg/kg，分 2~3 次服用；或一日 15mg/kg，按需每周增量 5~10mg/kg，直至取得有效应答或不能耐受
缓释片	起始剂量通常为一日 10~15mg/kg，分 2 次服用；随后调整剂量至最佳剂量，最佳剂量根据临床疗效确定，通常为 20~30mg/kg；如该剂量仍不能控制癫痫发作，可进一步增量，但应对患者进行密切监测	用法用量同成人，常规剂量为 30mg/kg
口服液	起始剂量为一日 600mg，每 3 日增量 200mg，直至症状得以控制。常用剂量为一日 1 000~2 000mg（即 20~30mg/kg），分 2 次服用，必要时可增量至一日 2500mg	体重＞20kg 者起始剂量为一日 400mg，分 2 次服用，以后可逐渐增量至症状得以控制。常规剂量为一日 20~30mg/kg，必要时可增量至一日 35mg/kg

续表

剂型	成人	儿童
		体重 < 20kg 者常规剂量为一日 20mg/kg，病情严重者可增量（仅限于可监测血药浓度时）。若日剂量高于 40mg/kg，必须监测临床生化指标及血液学指标
静脉剂型	临时替代口服给药（如等待手术时）：于口服给药后 4~6 小时开始静脉给药，平均剂量范围为一日 20~30mg/kg，分 4 次静脉滴注（每次滴注时间约为 1 小时）或持续滴注 24 小时 需迅速达到有效血药浓度并维持时：以 15mg/kg 的剂量缓慢静脉注射，注射时间至少为 5 分钟；随后以 1mg/（kg · h）的速度静脉滴注，使血药浓度达 75mg/L，此后应根据临床情况调整滴注速度	

（三）治疗药物监测

1. 监测指征　丙戊酸存在治疗指数低、安全范围窄、体内过程和疗效个体差异较大等特点，其不良反应与血药浓度密切相关。丙戊酸与蛋白结合存在饱和现象，游离浓度存在较大的波动，游离分数为 10%~55%。即使患者已达稳态，每次服药后，游离丙戊酸浓度仍可发生变化，因此根据游离浓度调节剂量更合理。

推荐监测人群包括使用丙戊酸的患者。

2. 治疗窗

（1）监测时机：用药或者改变剂量 5 天后测定谷浓度。

（2）目标值：癫痫为 50~100mg/L，躁狂症为 50~125mg/L；游离丙戊酸谷浓度为 5~15mg/L。

3. 测定方法　高效液相色谱法、液相色谱 - 串联质谱联用法、均相酶免疫分析法、荧光偏振免疫测定法等。

（四）血药浓度的影响因素

1. 药动学

（1）吸收：口服后吸收迅速而完全，口服普通片剂后 t_{max} 为 1~4 小时。静脉注射后数分钟达稳态血药浓度，之后通过静脉滴注维持。生物利用度近 100%。

（2）分布：V_d 为 11L/1.73m^2；血浆蛋白结合率为 73.9%~92.7%，可饱和，个体差异大；主要与白蛋白结合；主要分布在细胞外液和肝、肾、肠和脑组织等。随着血药浓度升高，游离部分增加，从而增加进入脑组织的量（脑脊液内的浓度为血浆中浓度的 10%~20%）。

（3）代谢：大部分经肝脏代谢，包括与葡糖醛酸结合和某些氧化过程。

（4）排泄：主要随尿液排出（葡糖醛酸结合物占 30%~50%，原型占 3%），少量随粪便排出；本药可通过胎盘屏障，亦可随乳汁排泄。本药普通片剂的半衰期为 7~10 小时，口服溶液的半衰期为 8~20 小时，注射剂的半衰期为 15~17 小时。

（5）血液透析：约 20% 可通过血液透析。

2. 特殊人群　丙戊酸在儿童体内的清除率较成年人高，随着年龄增大，清除率下降。丙戊酸在老年人体内的清除率与剂量、年龄、合并用药有关，老年人的丙戊酸清除率低，但当与酶诱导剂合并用药时其清除率可增加 20% 左右。

3. 相互作用

（1）食物：食物可能会延迟但不会影响丙戊酸的吸收程度。如果发生胃肠不适，可以与食物同服。

（2）乙醇：合用可增强镇静作用，用药期间应避免饮酒。

（3）药物：见表 6-11。

表 6-11　与药物浓度相关的丙戊酸的药物相互作用

药物	相互作用	处理对策
美尔奎宁	丙戊酸↓	禁止联用
圣约翰草	丙戊酸↓	禁止联用
血浆蛋白结合率高的药物（如阿司匹林）	丙戊酸↑	监测本药的血药浓度水平，可能需调整剂量
西咪替丁、红霉素	丙戊酸↑	监测本药的血药浓度水平，可能需调整剂量
碳青霉烯类（帕尼培南、美罗培南、亚胺培南等）、氨曲南	丙戊酸↓	监测本药的血药浓度水平，可能需调整剂量
卡马西平	卡马西平↑，丙戊酸↓	监测两药的血药浓度水平，可能需调整剂量
苯巴比妥	苯巴比妥↑	联用时需降低苯巴比妥剂量，并适时监测苯巴比妥的血药浓度
苯妥英钠	游离苯妥英钠↑，丙戊酸↓	苯妥英钠的浓度变化较大，合用时需频繁监测，并根据临床情况与血药浓度决定是否调整剂量
拉莫三嗪	拉莫三嗪↑	合用时应密切监测，并根据需要减少拉莫三嗪的剂量
扑米酮	扑米酮↑	合用时建议进行临床监控，适时调整剂量（特别是在联合治疗的初期）

续表

药物	相互作用	处理对策
尼莫地平	尼莫地平↑	慎用，监测尼莫地平的临床疗效
利福平	丙戊酸↓	监测本药的血药浓度水平，可能需调整剂量
激素类避孕药	丙戊酸↓	监测本药的血药浓度水平，可能需调整剂量

4. 药物基因组学　丙戊酸在体内主要由细胞色素 P450 酶和鸟苷二磷酸葡糖醛酸转移酶介导代谢，目前已有多项研究表明 CYP2C9、CYP2C19、CYP2A6、UGT1A6、UGT1A3 等基因型会影响丙戊酸的个体代谢差异，但如何影响、影响多大现仍存在异议。

第三节　免疫抑制剂

一、他克莫司

（一）适应证

1. 用于预防肝、肾、心、胰腺移植排斥反应。

2. 用于治疗肝、肾移植术后应用其他免疫抑制剂物无法控制的排斥反应。

（二）常规剂量范围

1. 成人　起始剂量为 0.05~0.1mg/（kg · d）（肾移植）、0.01~0.05mg/（kg · d）（肝移植）、0.01~0.02mg/（kg · d）（心脏移植）持续静脉滴注。能进行口服时改为口服胶囊，起始剂量为 0.15~0.3mg/（kg · d），分 2 次口服；再逐渐减至维持剂量 0.1mg/（kg · d），分 2 次口服；亦可根据实际情况调整，通常低于首次免疫抑制剂量。

2. 儿童　对儿童患者，通常需用成人推荐量的 1.5~2 倍才能达到与成人相同的血药浓度（肝肾功能受损者情况除外）。儿童患者口服剂量通常为 0.3mg/（kg · d），随后根据排斥程度和耐受性进行剂量调整，维持治疗期剂量应逐渐减少。

（三）治疗药物监测

1. 监测指征　他克莫司的治疗窗窄，其治疗剂量接近中毒剂量，不同个体的药动学特征和生物利用度存在较大差异。他克莫司的谷浓度和药物暴露量的相关性较好，因此监测他克莫司的血药浓度，并根据监测结果进行给药剂量调整，可在一定时间内尽快达到目标血药浓度。

推荐监测人群包括使用他克莫司的患者。

2. 治疗窗

（1）监测时机：监测服药后 12 小时谷浓度。移植术后短期内应隔日监测，直到达到目标浓度；更改药物剂量、合并用药、患者状况出现变化（肾功能下降提示有肾毒性或排斥反应）时应立即测定。

（2）药物治疗浓度：为降低他克莫司的毒性反应，应尽可能使其谷浓度低于 20ng/ml。

1）对于成人，肝脏移植：移植后的第 1 个月，目标血药浓度为 10~15ng/ml，第 2、3 个月为 7~11ng/ml，3 个月以后为 5~8ng/ml，并维持在该水平；肾脏移植：他克莫司 + 霉酚酸类药物 + 激素的三联方案中，移植术后的 1 个月内为 10~15ng/ml，1~3 个月为 8~15ng/ml，3~12 个月为 5~12ng/ml，1 年以上为 5~10ng/ml；心脏移植：移植后的 1~3 个月血药谷浓度为 10~20ng/ml，4 个月及 4 个月以后的血药谷浓度为 5~15ng/ml。

2）对于儿童，肝移植术后的目标血药浓度在第 1 个月内为 8~12ng/ml，第 2~6 个月为 7~10ng/ml，第 7~12 个月为 5~8ng/ml，12 个月以后根据肝功能情况酌情维持在 5ng/ml 左右。

3. 测定方法　高效液相色谱法、液相色谱 - 串联质谱联用法、放射免疫分析法、化学发光免疫测定法、酶联免疫吸附法等。

（四）血药浓度的影响因素

1. 药动学

（1）吸收：口服给药后 1~3 小时达峰，口服吸收不完全，生物利用度为 20%~25%，缓释剂型的生物利用度为 50%。

（2）分布：进入血液后主要与红细胞结合（85%~95%），血浆蛋白结合率为 99%（主要为血清白蛋白、α_1- 酸性糖蛋白）。V_d 成人为 0.85~1.41L/kg，小儿为 2.6L/kg；肝功能损害者为 3.1~3.9L/kg，肾功能损害者为 1.07L/kg。

（3）代谢：主要由肝脏代谢（98%~99%），肠道和肾脏也有代谢，其主要代谢酶为 CYP3A4。

（4）排泄：80%~95% 通过粪便排泄，不足 1% 以原型药物随粪便和尿液排泄。健康受试者的平均总机体清除率约 2.25L/h，成人肝、肾和心脏移植患者中的平均总机体清除率分别为 4.1、6.7 和 3.9L/h。半衰期的个体差异大，成人为 8.7~37.9 小时，儿童为 10.2~11.5 小时，老年人为 13.1 小时；轻度肝功能损害者为 60.6~66.1 小时，严重者为 119~198 小时。

（5）透析：不可通过血液透析。

2. 特殊人群

（1）年龄：儿童对他克莫司的代谢和清除较快，因此需要给予较高的单位体重剂量才能达到与成人相同的血药浓度。

（2）肝功能不全：他克莫司主要经肝脏代谢，因此肝癌、CMV 感染、自身免疫性肝病、乙肝感染、丙型病毒性肝炎感染等均会影响他克莫司的血药浓度，使用应监测血药浓度。

3. 相互作用

（1）食物和葡萄柚汁：禁食状态下本药的吸收速率和程度最大。进食可降低本药的吸收速率和程度，在高脂饮食（848kcal，脂肪含量为 46%）下这种降低作用最为明显。本药需固定地伴或不伴食物服用。与葡萄柚或葡萄柚汁合用可升高本药的全血谷浓度，增加严重不良反应（如神经毒性、Q-T 间期延长）的发生风险，所以用药期间避免食用葡萄柚或饮用葡萄柚汁。

（2）乙醇：可能会增加本药缓释胶囊的释放速率，增加严重不良反应（如神经毒性、Q-T 间期延长）的发生风险，所以用药期间避免饮用含乙醇的饮料。

（3）药物：见表 6-12。

表 6-12　与药物浓度相关的他克莫司的药物相互作用

药物	相互作用	处理对策
强效细胞色素 P450（CYP）3A 抑制剂：蛋白酶抑制剂（如奈非那韦、替拉瑞韦、波普瑞韦、利托那韦）、唑类抗真菌药（如伏立康唑、泊沙康唑、伊曲康唑）、抗菌药（如克拉霉素、氯霉素）、华中五味子提取物	他克莫司↑	合用应减少本药的剂量（合用伏立康唑或泊沙康唑时，将本药的剂量降为原剂量的 1/3），后续剂量根据本药的全血谷浓度调整
弱效或中效 CYP3A 抑制剂：抗菌药（如红霉素、氟康唑）、钙通道阻滞剂（如维拉帕米、地尔硫草、硝苯地平、尼卡地平）、胺碘酮、炔雌醇、西咪替丁、兰索拉唑、奥美拉唑	他克莫司↑	合用时应监测本药的全血谷浓度，必要时减少本药的剂量
氢氧化铝、氢氧化镁、甲氧氯普胺	他克莫司↑	合用时应监测本药的全血谷浓度，必要时减少本药的剂量
强效 CYP3A 诱导剂：抗结核分枝杆菌药（如利福平、利福布汀）、抗癫痫药（如苯妥英钠、卡马西平、苯巴比妥）、圣约翰草	他克莫司↓，苯妥英钠↑，苯巴比妥↑	合用时应监测本药的全血谷浓度，必要时增加本药的剂量

续表

药物	相互作用	处理对策
弱效或中效 CYP3A 诱导剂：甲泼尼龙、泼尼松	他克莫司↓	合用时应监测本药的全血谷浓度，必要时增加本药的剂量
环孢素	环孢素的半衰期延长，他克莫司↑	不建议合用
激素类避孕药	激素类避孕药↑	选择避孕措施时需注意

4. 药物基因多态性　他克莫司主要经细胞色素 P450（CYP3A）酶代谢，吸收和转运与 CYP3A4 和 CYP3A5、多药耐药基因 1（MDR1）的编码产物 P 糖蛋白（P-gp）有关。CYP3A5、CYP3A4、P-pg 的基因表现呈高度多态性，不同的基因型对他克莫司的药动学和药效学具有重要影响。

CYP3A5*3 基因多态性与他克莫司的血药浓度有较强的相关性，是目前研究最成熟的他克莫司体内代谢相关基因。研究证明服用相同剂量的他克莫司时，携带 *1 等位基因的患者的血药浓度明显低于携带 *3 等位基因的患者。在中国人中，CYP3A5*1/*1 型、*1/*3 型、*3/*3 型占人群的比例分别约 5%、36% 和 59%。他克莫司的 CYP3A5 基因多态性见表 6-13。

表 6-13　他克莫司的 CYP3A5 基因多态性

代谢表型	基因型
快代谢型（CYP3A5 表达者）	*1/*1
中间代谢型（CYP3A5 表达者）	*1/*3、*1/*6、*1/*7
慢代谢型（CYP3A5 不表达者）	*3/*3、*6/*6、*7/*7、*3/*6、*3/*7、*6/*7

除了 CYP3A5 的基因多态性能够影响他克莫司的代谢外，CYP3A4*18B、CYP 氧化还原酶（POR）*28、多耐药基因 1（MDR1）等相关基因多态性也被证实与他克莫司的血药浓度个体差异有关。中国人的 CYP3A4 基因变异率非常低（0.5%~2%），该突变不可能成为我国人群他克莫司血药浓度个体差异大的原因。POR*28 和 MDR1 基因对他克莫司的血药浓度有影响，但研究结果并不一致，存在较大的争议。

二、环　孢　素

（一）适应证

预防异体移植物（包括肾、肝、胰、心、肺、心肺联合、角膜）排斥反应；治疗曾接受其他免疫抑制剂的患者所发生的移植物排斥反应；预防骨髓移植排斥反应；预防和治疗移植物抗宿主病，以及内源性葡萄膜炎、类风湿关节炎、系统性红斑狼疮、肾病型慢性肾炎、自身免疫性溶血性贫血、银屑病等自身免疫病。

（二）常规剂量范围

1. 成人

（1）实体器官移植：①口服，于移植前12小时10~15mg/（kg·d），分2次给药，服用1~2周，根据血药浓度减至2~6mg/（kg·d）的维持剂量。如与其他免疫抑制剂合用，则起始剂量应为3~6mg/（kg·d），分两次服用。②静脉滴注，仅用于不能口服的患者，于移植前4~12小时开始每日给予3~5mg/kg。如与其他免疫抑制剂合用，应给予较低剂量，如1~2mg/（kg·d）。

（2）骨髓移植：①口服，于移植前1日给药，12.5~15mg/（kg·d），分2次服用。维持剂量约为12.5mg/（kg·d），连用3~6个月。随后逐渐减量，直至移植1年后停药。若停药后发生GVHD，则应重新用药，首剂给予10~12.5mg/kg的负荷剂量，随后再给予先前的维持剂量。治疗慢性轻度GVHD时，宜使用较低剂量。②静脉滴注，于移植前1日给药，3~5mg/（kg·d），用药时间应不超过2周。随后改为口服给药，剂量约为12.5mg/（kg·d）。

（3）自身免疫病：口服，起始剂量为2.5~5mg/（kg·d），分两次服用；症状缓解后改为最小有效量维持，但成人不应超过5mg/（kg·d）。

2. 儿童　用于器官移植时，口服、静脉给药的剂量同成人；用于自身免疫病时，口服不应超过6mg/kg。

（三）治疗药物监测

1. 监测指征　环孢素的治疗窗较窄；一方面若血药浓度过低，易引起排斥反应；另一方面环孢素具有神经毒性和肾毒性，若血药浓度过高，容易引起肾损伤。故建议监测环孢素的血药浓度。

推荐监测人群包括使用环孢素的患者。

2. 治疗窗

（1）监测时机：给药后12小时测定谷浓度C_0；给药后2小时测定峰浓度C_2。

（2）药物治疗浓度：谷浓度治疗窗尚不明确，取决于移植器官种类、距离移植手术的时间、器官功能和本药的毒性。一般范围为100~400ng/ml。

我国指南推荐：

1）成人：肾移植，谷浓度术后1个月内为200~350ng/ml，1~3个月为150~300ng/ml，3~12个月为100~250ng/ml，1年以上＞50ng/ml；峰浓度术后1个月内为1 000~1 500ng/ml，1~3个月为800~1 200ng/ml，3~12个月为600~1 000ng/ml，1年以上＞400ng/ml。

2）儿童：肝移植，谷浓度在第 1 个月内 C_0 为 150~200ng/ml，第 2~6 个月 C_0 为 120~150ng/ml，第 7~12 个月 C_0 为 100~120ng/ml，12 个月以后根据肝功能情况酌情将 C_0 维持在 100ng/ml 左右；峰浓度在第 1 个月 C_2 为 1 000~1 200ng/ml，第 2~6 个月 C_2 为 800~1 000ng/ml，第 7~12 个月 C_2 为 500~800ng/ml，12 个月以后根据肝功能将 C_2 维持在 500ng/ml 左右。

3. 测定方法　高效液相色谱法、液相色谱 - 串联质谱联用法、放射免疫分析法、化学发光免疫测定法、荧光偏振免疫测定法等。

（四）血药浓度的影响因素

1. 药动学

（1）吸收：口服吸收慢且吸收不完全。非微乳化型的 t_{max} 为 3.5 小时，生物利用度约达 30%；微乳剂型的 t_{max} 为 1.5~2 小时，生物利用度约 40%。

（2）分布：分布广泛，主要分布于血管外的各组织中，表观分布容积为 3.5L/kg，可透过胎盘屏障，也可分布到乳汁中；在血液中有 41%~58% 与红细胞结合，10%~20% 与白细胞结合，血浆蛋白结合率为 90%（主要为脂蛋白）。

（3）代谢：在肝脏中代谢，主要经 CYP3A4 代谢，部分代谢物具有免疫抑制活性；环孢素是 CYP3A4 和 P 糖蛋白的抑制剂和底物。

（4）排泄：主要经胆汁通过粪便排泄，有肠肝循环，6% 经肾脏排泄，约 0.1% 以原型排出。清除 $t_{1/2}$ 为 6~30 小时，肝功能损伤时 $t_{1/2}$ 可能延长。

（5）透析：不可通过透析。

2. 特殊人群

（1）年龄：老年患者肝细胞萎缩，肝细胞数减少，门脉和胆管周围纤维变性，肝血流量减少，P450 酶活性下降，使环孢素的代谢降低、浓度增加。

（2）肝功能不全：CsA 主要在肝内代谢后消除，故有肝功能减退时 CsA 在体内的消除减慢，血药浓度上升。

（3）胃肠道功能异常：CsA 主要在小肠被吸收，胃肠道功能可影响 CsA 的吸收。腹泻者（72 小时排泄量＞500ml）CsA 的吸收会较非腹泻者下降一半左右；反之，便秘患者由于 CsA 在消化道内停留的时间延长而使其吸收增加。

3. 相互作用

（1）食物：葡萄柚、葡萄柚汁可抑制 CYP3A4 介导的代谢，合用可升高环孢素的血药浓度。

（2）药物：见表 6-14。

4. 基因多态性　文献表明影响 CsA 血药浓度个体间差异的基因型较多，如 CYP3A4*18B、CYP3A5*3、ABCB1 以及 NR1I2 基因型。但其对环孢素血药浓度的影响结论不一，至今临床上未有以药物基因组学为基础的环孢素用药推荐方案。

表 6-14 与药物浓度相关的环孢素的药物相互作用

药物	相互作用	处理对策
阿奇霉素、克拉霉素、红霉素、奎奴普丁、达福普汀、氟康唑、伊曲康唑、伏立康唑、地尔硫䓬、尼卡地平、维拉帕米、别嘌醇、胺碘酮、溴隐亭、达那唑、伊马替尼、甲氧氯普胺、萘法唑酮、口服避孕药、波普瑞韦、替拉瑞韦	环孢素↑	监测本药的血药浓度水平，可能需调整剂量
HIV 蛋白酶抑制剂（如茚地那韦、奈非那韦、利托那韦、沙奎那韦）	环孢素↑	监测本药的血药浓度水平，可能需调整剂量
甲泼尼龙	环孢素↑	监测本药的血药浓度水平，可能需调整剂量
秋水仙碱	环孢素↑，秋水仙碱↑	监测本药的血药浓度水平，可能需调整剂量，监测秋水仙碱的毒性反应
西罗莫司	西罗莫司↑	给予本药 4 小时后再给予西罗莫司
地高辛	地高辛↑	监测地高辛的血药浓度水平
蒽环类抗菌药（如多柔比星、米托蒽醌、柔红霉素）	该类药物↑	监测相关不良反应
达比加群酯	达比加群酯↑	避免合用
瑞格列奈	瑞格列奈↑	监测血糖
羟甲基戊二酸单酰辅酶 A（HMG-CoA）还原酶抑制剂［他汀类（如洛伐他汀、辛伐他汀、阿托伐他汀、普伐他汀、氟伐他汀）］	此类药物↑	合用时应减少此类药物的剂量。若出现肌病的症状和体征或具严重的肾损害危险因素，应停用此类药物
萘夫西林、利福平、卡马西平、奥卡西平、苯巴比妥、苯妥英钠、奥曲肽、磺吡酮、特比萘芬、噻氯匹定、圣约翰草、利福布汀	环孢素↓	监测本药的血药浓度水平，可能需调整剂量

第四节　其　　他

一、地　高　辛

(一)适应证

1. 用于高血压、瓣膜性心脏病、先天性心脏病等急、慢性心功能不全，尤其适用于伴有快速心室率的心房颤动；对于肺源性心脏病、心肌严重缺血、活动性心肌炎及心外因素(如严重贫血、甲状腺功能减退、维生素 B_1 缺乏症)所致的心功能不全疗效差。

2. 用于控制快速性心房颤动、心房扑动患者的心室率及室上性心动过速。

(二)常规剂量范围

1. 成人　口服，常用剂量为一次 0.125~0.5mg，一日 1 次。若需快速洋地黄化，一次 0.25mg，每 6~8 小时 1 次，总剂量为 0.75~1.25mg。维持剂量为一次 0.125~0.5mg，一日 1 次。

2. 儿童　口服，洋地黄化总量为早产儿 0.02~0.03mg/kg，1 个月以下的新生儿 0.03~0.04mg/kg，1 个月 ~2 岁的儿童 0.05~0.06mg/kg，2~5 岁的儿童 0.03~0.04mg/kg，5~10 岁的儿童 0.02~0.035mg/kg，10 岁及 10 岁以上的儿童同成人的常用量；总剂量分 3 次给予或每 6~8 小时 1 次。维持剂量为洋地黄化总量的 1/5~1/3，分 2 次给予(每 12 小时 1 次或每日 1 次)。

(三)治疗药物监测

1. 监测指征　地高辛的临床用药安全范围较窄，个体差异较大，治疗量与中毒量相互重叠，因此建议监测其血药浓度。

推荐监测人群包括使用地高辛的患者。

2. 治疗窗

(1)监测时机：如果给予负荷剂量，可以在给予初始负荷剂量后的 12~24 小时内监测地高辛的血药浓度。如果未给予负荷剂量，应在治疗 5~7 天后监测地高辛的血药浓度。

(2)治疗窗：药物治疗浓度为 0.8~2.0ng/ml，中毒浓度＞2.0ng/ml。

3. 测定方法　高效液相色谱法、液相色谱 - 串联质谱联用法、酶联免疫吸附分析、克隆酶免疫测定、放射免疫分析法、化学发光免疫测定法、荧光偏振免疫测定法等。

(四)血药浓度的影响因素

1. 药动学

(1)吸收：主要经小肠上部吸收，吸收不完全且不规则，片剂的生物利用度为60%~80%，口服起效时间为0.5~2小时，血浆浓度达峰时间为2~3小时，获最大效应时间为4~6小时。

（2）分布：吸收后广泛分布至各组织，部分经胆道吸收入血，形成肠肝循环。血浆蛋白结合率为20%~25%，表观分布容积为6~10L/kg。

（3）代谢：体内转化代谢较少，13%经肝脏代谢（不经过P450酶），是P糖蛋白的底物。

（4）排泄：主要以原型药物经肾脏排泄（占给药量的50%~70%），粪便排泄3%~5%，胆汁排泄6%~8%，本药排泄较快而蓄积性较小，消除半衰期平均为36小时。

（5）透析：不可通过透析（血液透析、腹膜透析）清除。

2. 特殊人群

（1）年龄：老年人的肾功能减退，药物半衰期延长，地高辛的血药浓度增高。约65%的地高辛分布于骨骼肌中，老年人的肌肉组织减少，与地高辛的结合相对减少，从而也导致其血药浓度升高。

（2）肾功能不全：地高辛主要经肾小球滤过和肾小管分泌排泄，肾功能减退时地高辛的排泄减少、消除半衰期延长。

（3）低血钾：能降低地高辛的清除率，延长半衰期，当血钾低至2~3mmol/L时，肾小管几乎停止排泄地高辛。且低钾血症时心肌细胞的Na^{+}，K^{+}-ATP酶受抑制，更易促发强心苷的毒性反应。

（4）地高辛样免疫活性物质（DLIS）的影响：有研究报道，某些心功能不全患者在用地高辛之前血清中已含有一定量的DLIS，其血浆蛋白结合率高于地高辛，可使患者的血清地高辛浓度假性增高。

3. 相互作用

（1）食物：与食物一起服用，地高辛的血清峰值浓度可能会降低。含有增加的纤维（麸皮）或富含果胶的食物可能会降低地高辛的口服吸收率。

（2）药物：见表6-15。

表6-15 与药物浓度相关的地高辛的药物相互作用

药物	相互作用	处理对策
奎尼丁	地高辛↑	合用时本药的剂量应减少1/3~1/2，监测本药的血药浓度水平
血管紧张素转换酶抑制药、血管紧张素受体拮抗剂、非甾体抗炎药	地高辛↑	监测本药的血药浓度水平，可能需调整剂量
红霉素、四环素	地高辛↑	监测本药的血药浓度水平，可能需调整剂量

续表

药物	相互作用	处理对策
螺内酯	地高辛↑	合用时需调整给药剂量或频率，并监测本药的血药浓度
维拉帕米、地尔硫䓬、胺碘酮	地高辛↑	监测本药的血药浓度水平，可能需调整剂量
制酸药（尤其是三硅酸镁）、止泻吸附药（如白陶土、果胶）、阴离子交换树脂（如考来烯胺）、柳氮磺吡啶、新霉素、对氨基水杨酸	地高辛↓	监测本药的血药浓度水平，可能需调整剂量
溴丙胺太林	地高辛↑	监测本药的血药浓度水平，可能需调整剂量
P 糖蛋白抑制剂（大环内酯类抗菌药、伊曲康唑、卡维地洛）	地高辛↑	监测本药的血药浓度水平，可能需调整剂量

二、胺　碘　酮

（一）适应证

1. 口服制剂　用于下述心律失常，包括房性心律失常（心房扑动、心房颤动转律、转律后窦性心律的维持）；结性心律失常；室性心律失常（治疗危及生命的室性期前收缩、室性心动过速；预防室性心动过速、心室颤动）；伴预激综合征（WPW 综合征）的心律失常。

2. 注射剂　用于不宜口服的严重心律失常，尤其适用于房性心律失常伴快速室性心律；WPW 综合征的心动过速；严重室性心律失常；体外电除颤无效的室颤相关心脏停搏的心肺复苏。

（二）常规剂量范围

1. 口服给药　负荷剂量通常为一日 600mg，可以连续应用 8~10 日；维持剂量宜应用最小有效剂量。根据个体反应，可给予一日 100~400mg。由于胺碘酮的延长治疗作用，可给予隔日 200mg 或一日 100mg。

2. 静脉滴注

（1）第 1 个 24 小时的剂量可根据患者进行个体化给药，但初始滴注速度不得超过 30mg/min。推荐方案为①负荷滴注：开始的 10 分钟给药 150mg（滴速为 15mg/min，滴注液的浓度为 1.5mg/ml），随后的 6 小时给药 360mg（滴速为 1mg/min，滴注液的浓度为 1.8mg/ml）；②维持滴注：第 1 日剩余的 18 小时给药

540mg（滴速为 0.5mg/min）。

（2）之后每 24 小时给药 720mg（滴速为 0.5mg/min，滴注液的浓度为 1~6mg/ml），可连用 2~3 周。若发生心室颤动或血流动力学不稳定的室性心动过速，可追加 150mg，持续滴注 10 分钟，可增加维持滴注速率以抑制心律失常。

（三）治疗药物监测

1. 监测指征　胺碘酮临床应用的个体差异较大，血药浓度范围较窄，具有半衰期较长、起效缓慢等独特的药动学特点及潜在的不良反应，因此建议监测其血药浓度。

推荐监测人群包括长期使用胺碘酮的患者。

2. 治疗窗

（1）监测时机：胺碘酮的半衰期长，达峰时间的个体差异大。因此，临床治疗无效时建议测定谷浓度，怀疑胺碘酮中毒时建议测定峰浓度。

（2）药物治疗浓度：0.5~2.5mg/L。胺碘酮的代谢产物去乙基胺碘酮具有与胺碘酮相似的药理活性，建议应该也测定该代谢产物的浓度，但对于其浓度范围目前未有定论。有研究认为胺碘酮和去乙基胺碘酮两者的血药浓度之和与临床疗效之间的相关性较好。

3. 测定方法　高效液相色谱法、液相色谱-串联质谱联用法等。

（四）血药浓度的影响因素

1. 药动学

（1）吸收：口服，达峰值浓度时间为 3~7 小时，生物利用度约 50%（35%~65%），约 1 个月可达稳态血药浓度。给药后 4~5 日开始起效，5~7 日达最大作用，停药后作用可持续 8~10 日，偶可持续达 45 日。本药注射后约 15 分钟作用达到最大，并在 4 小时内消失。

（2）分布：62.1% 的本药与白蛋白结合，33.5% 可能与 β-脂蛋白结合。表观分布容积为 60L/kg，主要分布于脂肪组织及富含脂肪的器官，其次为心、肾、肺、肝及淋巴结，脑、甲状腺、肌肉最低。

（3）代谢：在肝脏主要经 CYP3A4 及 CYP2C8 代谢为去乙基胺碘酮（具有活性）。当胺碘酮在肝内浓度较低时，代谢酶主要为 CYP2C8；在肝内浓度较高时，则为 CPY3A4。肝药酶 CYP1A2、CYP2C19、CYP2D6 亦参与代谢，但活性较小。

（4）排泄：胆汁为初级排泄部位。肾脏排泄原型药物或去乙基胺碘酮（少于 1%）。消除半衰期：胺碘酮 i.v./单剂量为 9~36 天，口服/长期给药为 26~107 天；*N*-去乙基胺碘酮，i.v./单剂量为 9~30 天，口服/长期给药为 61 天。

（5）透析：不可通过透析（血液透析、腹膜透析）清除。

2. 特殊人群　胺碘酮主要分布于脂肪组织及富含脂肪的器官，因此肥胖、皮下大量脂肪沉积者、老年人等脂肪含量不同，其血药浓度也不同。

3. 相互作用

（1）食物和葡萄柚汁：食物可增加本药的吸收率和程度，使 t_{max} 降低 37%、C_{max} 和 AUC 分别增加 3.8 倍（2.7~44 倍）和 2.3 倍（1.7~3.6 倍）。服用本药时与或不与食物同服每次应保持一致。与葡萄柚汁合用可导致本药口服制剂的血药浓度升高，服用本药口服制剂期间不应饮用葡萄柚汁。

（2）药物：胺碘酮是 CYP3A4（主要）、CYP2C8（主要）、CYP2D6（次要）、CYP1A2（次要）、CYP2C19（次要）、P 糖蛋白 /ABCB1 的底物，具有抑制 CYP2C9（弱）、CYP2D6（弱）、CYP3A4（弱）、P 糖蛋白 /ABCB1 的作用。具体见表 6-16。

表 6-16　与药物浓度相关的胺碘酮的药物相互作用

药物	相互作用	处理对策
经细胞色素 P450（CYP）3A4 代谢的他汀类药物（如辛伐他汀、阿托伐他汀、洛伐他汀）	他汀类药物↑	合用时辛伐他汀的剂量不宜超过一日 20mg。如使用此剂量无法达到治疗目的，可改用不经 CYP3A4 代谢的他汀类药物
芬太尼	芬太尼↑	合用监测血压、心率等
环孢素	环孢素↑	监测环孢素的血药浓度，可能需调整环孢素的剂量
利多卡因	利多卡因↑	慎用，合用时根据临床调整利多卡因的剂量
苯妥英钠	苯妥英钠↑	监测苯妥英钠的血药浓度水平，可能需调整剂量
华法林	华法林↑	慎用，合用应频繁监测凝血酶原水平、国际标准化比值（INR），必要时需调整华法林的剂量
地高辛	地高辛↑	监测地高辛的血药浓度水平，可能需调整剂量
奥利司他	胺碘酮及其代谢产物↓	监测本药的血药浓度水平，可能需调整剂量
氯吡格雷	氯吡格雷的活性代谢物↓	慎用，合用时根据临床调整氯吡格雷的剂量

4. 药物基因多态性　胺碘酮及其代谢产物经细胞色素 P450（CYP3A）多种酶代谢。目前有研究在细胞内证实 CYP2C8 的多态性可能对胺碘酮的代谢具有影响。与 CYP2C8*1 相比，变体 CYP2C8 P404A 而非 CYP2C8*3 具有较低的去乙基胺碘酮内在清除率。

（张　弋　张瑞霞）

参 考 文 献

[1] 中国医药教育协会感染疾病专业委员会. 抗菌药物药动学 / 药效学理论临床应用专家共识. 中华结核和呼吸杂志，2018，41（6）：409-446.

[2] 中华医学会器官移植学分会. 他克莫司在临床肝移植中的应用指南. 临床肝胆病杂志，2015，31（9）：1372-1374.

[3] 中华医学会器官移植学分会肾移植学组. 他克莫司在临床肾移植中的应用指南. 中华器官移植杂志，2010，31（11）：565-566.

[4] 中华医学会器官移植学分会，中国医师协会器官移植医师分会. 中国儿童肝移植临床诊疗指南（2015 版）. 临床肝胆病杂志，2016，32（7）：1235-1244.

[5] 中华医学会器官移植学分会，中国医师协会器官移植医师分会. 中国肾移植受者免疫抑制治疗指南（2016 版）. 器官移植，2016，7（5）：327-331.

28检